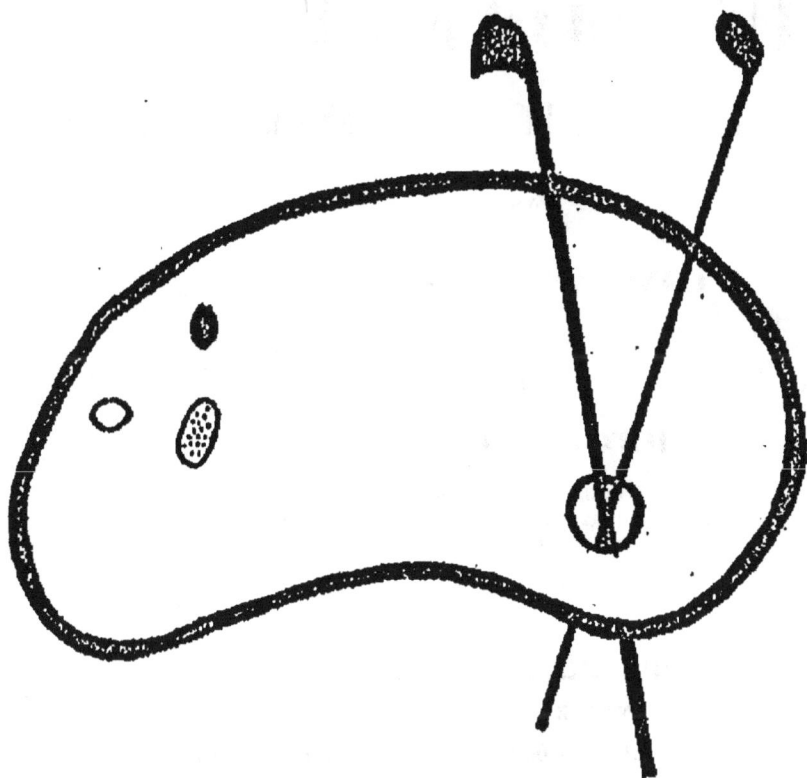

DEBUT D'UNE SERIE DE DOCUMENTS
EN COULEUR

GUIDE PRATIQUE

AUX

EAUX MINÉRALES

DE LA FRANCE ET DE L'ÉTRANGER

PAR

CONSTANTIN JAMES

CHEVALIER DE LA LÉGION D'HONNEUR, ETC.

ET

VICTOR AUD'HOUI

MÉDECIN DE L'HOTEL-DIEU ET DES EAUX DE VICHY
MÉDECIN DU MINISTÈRE DES AFFAIRES ÉTRANGÈRES, ETC.

QUINZIÈME ÉDITION

ORNÉE DE VIGNETTES ET DE CARTES

Revue, corrigée et mise au courant des derniers progrés.

PARIS

LIBRAIRIE BLOUD ET BARRAL

4, RUE MADAME, ET RUE DE RENNES, 59

—

1895

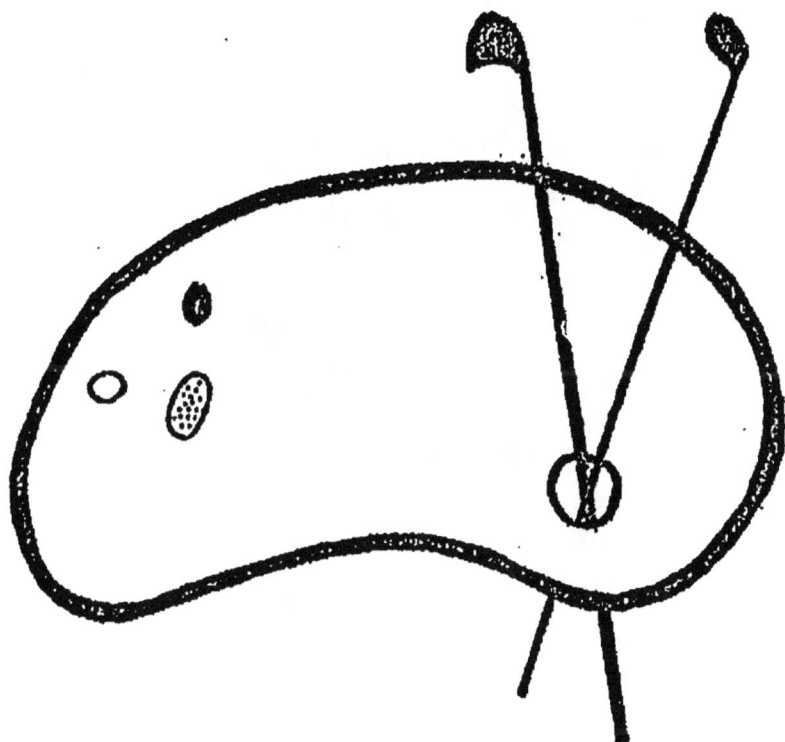

FIN D'UNE SERIE DE DOCUMENTS
EN COULEUR

EAUX MINÉRALES

DE LA FRANCE ET DE L'ÉTRANGER

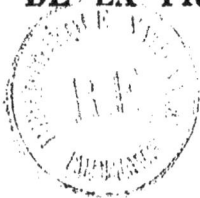

OUVRAGES DU Dr CONSTANTIN JAMES

A L'USAGE DES PERSONNES DU MONDE

Moïse et Darwin, ou l'Homme de la Genèse comparé à l'Homme-Singe. — C'est une justification complète des récits de la Genèse. C'est de plus une réfutation scientifique et humoristique des théories de Darwin sur les prétendues TRANSFORMATIONS de l'homme en poisson d'abord, puis en oiseau, puis en singe. C'est enfin le meilleur manuel d'enseignement spiritualiste à opposer à l'enseignement athée. DESCLÉ, de BROUWER et Cie, éditeurs-imprimeurs des facultés catholiques. Lille. Rue Saint-Sulpice, Paris. 1 vol. in-8º broché.. **4 fr.**

Médecine pratique des familles, comprenant : Premiers soins à donner avant l'arrivée du médecin. — Conseils à une jeune Mère — Guide pharmaceutique des familles et Manuel de la garde-malade. BLOUD et BARRAL, éditeurs. 1 vol. in-18 broché...... **4 fr.**

Toilette d'une Romaine au temps d'Auguste et Conseils à une Parisienne sur les cosmétiques. — Ce livre, dont la lecture a l'attrait d'un roman, comprend la description de tout ce que faisait une élégante de Rome dans un but de coquetterie, et de tout ce que doit faire une Parisienne dans un but d'hygiène. C'est, à vrai dire, le *Guide de la toilette d'une femme* jalouse de conserver tout à la fois sa santé et sa beauté. Paris. GARNIER frères, éditeurs. 1 vol. in-18 broché.............................. **3 fr.**

OUVRAGE DU Dr V. AUD'HOUI

Traité du nettoiement des voies digestives, suivi des *Polémiques et Méditations* et du *Livre des Préceptes,* chez A. CHARLES, libraire-éditeur, rue Monsieur-le-Prince, 8, Paris. 1 vol. in-18 br. **3 fr. 50**

Une nouvelle édition du *Traité du nettoiement des voies digestives* était impatiemment attendue. L'auteur, malgré ses grandes occupations, cédant aux instances du public et de ses confrères, s'est enfin décidé à la donner. On trouvera toujours, dans cet ouvrage devenu classique, mais qui avait besoin d'être remanié, la même clarté d'exposition, la même sûreté de diagnostic, la même précision dans la méthode thérapeutique, qui ont fait son grand succès.

M. le Dr Victor Aud'houi, désirant publier ses *Œuvres choisies,* à joint, pour commencer, au *Traité du nettoiement des voies digestives,* ses *Polémiques et Méditations* réunies ici pour la première fois; et son *Livre des Préceptes :* œuvres magistrales fort intéressantes, où se trouvent associés et combinés, avec une science profonde, les résultats d'une observation des plus étendues, et d'une expérimentation non moins sûre que variée.

9596-95. — CORBEIL. Imprimerie CRÉTÉ.

GUIDE PRATIQUE

AUX

EAUX MINÉRALES

DE LA FRANCE ET DE L'ÉTRANGER

PAR

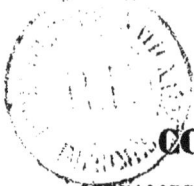

CONSTANTIN JAMES

CHEVALIER DE LA LÉGION D'HONNEUR, ETC.

ET

VICTOR AUD'HOUI

MÉDECIN DE L'HOTEL-DIEU ET DES EAUX DE VICHY
MÉDECIN DU MINISTÈRE DES AFFAIRES ÉTRANGÈRES, ETC.

QUINZIÈME ÉDITION

ORNÉE DE VIGNETTES ET DE CARTES

Revue, corrigée et mise au courant des derniers progrès.

PARIS

LIBRAIRIE BLOUD ET BARRAL

4, RUE MADAME, ET RUE DE RENNES, 59

1895

PRÉFACE

J'ai développé principalement dans cette nouvelle édition du Guide aux Eaux Minérales, la
partie abstraite de l'œuvre que l'on trouvera écrite
sous la forme d'une introduction et d'une table
nosologique. Cette partie abstraite, dogmatique ou
scientifique, a été tirée des leçons longtemps pro-
fessées, à Paris, par moi, sur l'Hydrologie médicale (1).

Dans l'Introduction j'ai donné un essai de l'action physiologique générale des eaux minérales ;
et, pour ce qui est de la nature des eaux, j'ai eu
soin de rendre le résultat des analyses plus pratique pour les médecins, en séparant l'étude de
leur constitution chimique de celle qui a rapport à
leur classification pharmacologique. C'est, en effet,

_____

(1) On parle de nouveau, avec une certaine insistance, de la
création d'une chaire d'hydrologie médicale en la Faculté de médecine de Paris. Je crois devoir faire remarquer que déjà, depuis bien
longtemps, dans l'intérêt du public et de l'instruction des élèves, j'ai
proposé de rendre officiel, mon enseignement sur cette matière :
enseignement qui, d'ailleurs, a été le seul convenablement organisé jusqu'ici en France, avec toute la compétence voulue.

sous ce dernier point de vue, exclusivement médicinal, qu'il convient de considérer les analogies
qui ont porté à établir, de tout temps, des classes
d'eaux minérales. N'oublions pas que nous ne
sommes pas des chimistes, nous médecins, mais
des biologistes, des physiologistes ; et que nos
classifications de matière médicale, chimiques en
apparence, n'ont rien à voir pourtant avec la
science de l'Affinité. D'ailleurs, ces classifications
à étiquettes chimiques, je ne cesserai de le répéter,
sont d'un intérêt secondaire. Et l'on remarquera
que j'ai suivi les plus anciennes, qui sont encore
les meilleures et les plus exactes, n'étant pas faites de parti pris.

De tous ces principes chimiques si variés, qui
entrent dans la constitution des eaux minérales,
le plus important et de beaucoup, je tiens à fixer
l'attention sur ce point, le plus important est l'eau
même. Et voilà ! les hydrologistes de carrière semblent ignorer ce fait capital, que je rappelle dans la
science : de même que j'y ai rappelé cet autre fait
de l'action universelle et commune des eaux minérales, due aux trois parties élémentaires constitutives de toute eau terrestre, l'eau, la minéralisation,
la thermalité.

J'ai pensé, contrairement à l'usage, qu'il ne convenait pas de décrire les modes d'administration des
eaux minérales. Vous trouverez, en son lieu, les

raisons de cette détermination. Toutefois, j'ai parlé
succinctement de la balnéation gastrique artificielle. Qu'il me soit permis de signaler, en passant, l'inscience de certains auteurs qui, traitant
de ce sujet sous le nom de lavage de l'estomac,
citent à tort, à travers, des écrivains, ou étrangers,
ou qui n'ont débité sur la question que des erreurs ;
et qui ne connaissent même pas ce que, chez nous,
des hommes sérieux en ont dit.

J'ai nettement séparé de l'hydrologie proprement
dite ce que je nomme des agents médicinaux et des
moyens hygiéniques divers qui ont du rapport aux
eaux minérales. Il m'a paru nécessaire de faire
observer que des inhalations d'un gaz quelconque,
ou de brouillards médicamentaires, quoique provenant d'eaux minérales et admistrés dans un établissement thermal, n'ont point de rapport direct à la
théorie générale de l'hydrologie. Je me propose,
d'ailleurs, d'accentuer de plus en plus cette distinction. Enfin, j'ai maintenu, pour la partie descriptive,
pour l'histoire particulière des eaux minérales et
des stations, l'ancienne division de l'ouvrage par
contrées : la France et les Pays étrangers. Et, dans
ces contrées, j'ai suivi la distribution par grandes
régions territoriales, poussant, pour la France, jusqu'aux départements mêmes ; et jusqu'aux provin-
ces, pour l'Étranger. Cette manière d'exposer les
faits d'hydrologie est très naturelle. Elle ne prête

pas à l'arbitraire, comme celle qui repose sur des idées chimiques ou sur des classifications pharmacologiques. Il y a, d'ailleurs, entre les eaux minérales et les établissements thermaux d'une même région, des rapports nécessaires, qui ne peuvent que prêter à d'utiles considérations.

J'ai placé à la fin de l'ouvrage la Table nosologique, sur laquelle j'appelle tout particulièrement l'attention des connaisseurs. Ils trouveront, sans doute, que la méthode dont je me sers est simple, facile et fort aisée à manier. En tous cas, elle est dans l'esprit même de la nosologie nouvelle que j'ai enseignée ; et qui m'a servi, avec avantage, pour étudier et perfectionner les applications variées de l'art de guérir.

VICTOR AUD'HOUI.

GUIDE PRATIQUE

AUX

EAUX MINÉRALES

DE LA FRANCE ET DE L'ÉTRANGER

I

CARACTÈRES PHYSIQUES DES EAUX MINÉRALES

Définition. — On donne, en matière médicale, le nom d'eaux minérales, à des eaux, ou froides, ou tièdes, ou chaudes, mais d'une température le plus souvent élevée, gazeuses ou non gazeuses, d'une saveur et d'une odeur variables, qui jaillissent du sol, entraînant avec elles certains principes fixes ou volatiles, et dont l'expérience a fait connaître les vertus médicinales.

Origine. — Les principes fixes ou volatils dissous dans ces eaux proviennent évidemment des couches terrestres que les eaux minérales traversent. Mais l'endroit précis où s'opèrent les combinaisons et mutations minérales, ainsi que la dissolution aqueuse des sels et des gaz qui résultent de ces réactions chimiques, est souvent impossible à indiquer, par rapport aux griffons mêmes des sources; d'autant qu'une source peut dériver, dans la profondeur, d'une formation géologique différente de celle à travers laquelle elle jaillit au dehors.

Il ne faudrait donc pas prendre trop à la lettre ces paroles de Pline le Naturaliste : « *Tales sunt aquæ, qualis terra per quam fluunt;* » les eaux sont ce qu'est le sol à

1

travers lequel elles coulent. Toutefois, lorsqu'on ne limite
pas ses regards au lieu même où l'on considère l'eau, on
peut, en général, établir, avec Pline et les géologues modernes, des relations assez précises entre la constitution
du sol d'une contrée déterminée, par exemple, et la nature
des eaux terrestres jaillissantes, courantes ou stagnantes,
que l'on y rencontre.

Thermalité. — La température des eaux minérales
varie de 7° C. environ (Forges-les-Eaux), à 81° (Chaudes-
Aigues). Entre ces deux limites extrêmes, on rencontre
toutes les températures ; et il y a, par rapport à l'impression que nous pouvons en ressentir, des eaux minérales
chaudes ou froides, des tièdes et des eaux qui sont sans
fraîcheur. On divise généralement ces eaux en thermales
et en froides. Les thermales sont dites chaudes à partir
de 33°, température qui représente à peu près celle que
nous communiquons artificiellement au bain ordinaire pris
en baignoire, le plus attiédi. On leur donne le nom de
tempérées au-dessous de ce degré. Les eaux froides sont
celles dont le degré est généralement au niveau ou au-
dessous de la température moyenne atmosphérique de la
localité où elles jaillissent ; mais comme cette mesure n'a
rien de fixe et donne aux eaux tempérées une amplitude
trop grande, nous préférons arrêter la limite supérieure
des eaux froides au vingtième degré. Toutes ces limites
thermométriques sont, d'ailleurs, entièrement arbitraires,
et n'ont rien à voir avec les impressions tactiles que les
eaux sont susceptibles de provoquer.

On attribue à l'influence du feu central du globe le
calorique des eaux minérales ; et l'on se fonde, pour expliquer la température plus ou moins élevée des eaux thermales, sur cette loi, confirmée par les forages artésiens,
que la chaleur augmente de un degré centigrade environ
par 30 à 40 mètres, à mesure qu'on creuse le sol. Il suf-
firait, par conséquent, que l'eau arrivât à une profondeur
d'une demi-lieue, pour acquérir la température de l'eau
bouillante. Il résulte de ce fait, que les eaux minérales seront d'autant plus exposées à ressentir l'influence des
grandes commotions souterraines, que leur température
sera plus élevée, puisque cette élévation de température est
en rapport avec le degré de profondeur où l'eau a pénétré.
Et, en effet, tandis que les eaux minérales froides ne subissent, en pareil cas, aucun changement appréciable, les

chaudes, au contraire, accusent parfois de très notables perturbations. Voyez ce qui s'est passé lors du tremblement de terre de Lisbonne (1er novembre 1755) : à Bagnères-de-Luchon, de même qu'à Bourbon-l'Archambault, les sources prirent subitement un accroissement considérable de température. On observa un phénomène inverse à Bagnères-de-Bigorre, dont les sources devinrent tout d'un coup presque complètement froides ; à Aix-en-Savoie les sources se refroidirent également et déposèrent un sédiment bleuâtre. A Tœplitz, les eaux de la source principale cessèrent entièrement de couler pendant plusieurs minutes, puis elles firent irruption de nouveau avec une telle violence, qu'elles débordèrent au dehors de leur bassin. Carlsbad, Gastein, Canstadt, Néris et beaucoup d'autres sources encore éprouvèrent dans la température et le jaillissement de leurs eaux des troubles non moins extraordinaires, et cela le même jour et à la même heure que la catastrophe de Lisbonne, sans que le sol environnant les sources parût avoir ressenti le moindre ébranlement. Or, comment expliquer autrement que par des communications souterraines très profondes une semblable solidarité, se manifestant tout à coup à de pareilles distances et sous des latitudes si diverses ?

Il ne faut pas, du reste, confondre ces graves perturbations, signalées déjà par les anciens auteurs, avec les changements qui surviennent quelquefois dans les sources à l'approche des orages et qui consistent en un bouillonnement plus considérable. Ce bouillonnement est dû à un dégagement de gaz plus grand que d'habitude, par suite de la diminution de la pression atmosphérique.

Homogénéité. — Les eaux minérales pures sont, en général, incolores, limpides et ne tiennent aucun corps solide en suspension. Quelques-unes, cependant, blanchissent à l'air par une précipitation du soufre qu'elles tiennent en dissolution : telles sont les eaux blanchissantes d'Ax, de Luchon. D'autres entraînent des matières organiques ou organisées sous forme de glaires, de filaments, de particules ténues, diversement colorées, et sont plus ou moins chargées d'algues, d'infusoires et d'êtres microscopiques, comme à Barèges, à Cauterets, à Néris, etc. Beaucoup laissent échapper une quantité variable de bulles qui viennent pétiller à la surface, qui se fixent aux parois du verre, ou à la périphérie des corps qu'on y plonge. La plupart, enfin, en venant au contact de l'air, laissent déposer des sédiments, des couches limoneuses et des matières incrustantes.

Propriétés organoleptiques. — L'odeur des eaux minérales est, en général, peu accusée : ainsi, lorsque les sources sont bien captées, on n'en distingue qu'une qui leur soit propre ; c'est l'odeur sulfureuse ou hépatique, rappelant les œufs non frais cuits, les œufs couvis et gâtés, enfin l'odeur de l'hydrogène sulfuré.

La saveur est plus variée ; à part l'hépatique, on en distingue au moins deux autres : la piquante, due à l'acide carbonique, et la saline, comprenant l'amer, le salé, le lixiviel, etc., suivant la nature des principes dominants. L'atramentaire, due à la présence du fer, est bien rarement appréciable.

La plupart des eaux minérales ne donnent, en dehors de la température, aucune sensation tactile. Certaines, en petit nombre, sont âpres aux doigts. D'autres, assez nombreuses, ont de l'onctuosité : ce sont les plus intéressantes. Cette onctuosité est due aux matières alcalines ; et aussi aux matières organiques dissoutes ou figurées et répandues dans l'eau, qui ont une consistance gélatineuse, par exemple, les conferves des eaux sulfurées.

Nature et proportions relatives des principes minéralisateurs. — Les médecins de l'antiquité ne nous ont transmis que très peu de documents sur les eaux minérales. Hippocrate, il est vrai, parle d'eaux chaudes imprégnées de cuivre, d'argent, d'or, de soufre, de bitume, de nitre, et les interdit comme boisson ordinaire. Aristote enseigne que certaines vapeurs se mêlent aux eaux pour leur communiquer des vertus médicinales. Galien fait l'éloge d'une source martiale et bitumineuse, utile contre la gravelle. Pline mentionne des eaux acidules, alumineuses, salées, nitreuses, sulfureuses, etc., et leur attribue certaines propriétés physiologiques. Mais ce sont là de vagues aperçus, beaucoup plus que des indications exactes et positives. Cherche-t-on un corps de doctrine, on ne trouve plus que nymphes, naïades, inscriptions votives, et invocations poétiques au dieu d'Épidaure.

Il faut arriver jusqu'à notre époque pour obtenir des notions réellement scientifiques. Nous allons, pour fixer les idées, réunir dans un tableau schématique les principales substances qui minéralisent les eaux. Nous mettrons de côté les matières organiques, pour nous en tenir exclusivement aux principes fixes et aux gaz dissous, qui présentent dans leur détermination la partie la plus précise des analyses chimiques.

Eau minérale. — Type abstrait.

Eau : quantité indéterminée.

Gaz dissous.....
- Communs.. :
  - Acide carbonique.
  - Azote.
  - Oxygène.
- Spéciaux... :
  - Hydrogène sulfuré.

Substances fixes.
- Communes.
  - Carbonates et sulfates de.. :
    - Soude.
    - Chaux.
    - Magnésie.
    - Potasse, etc.
  - Chlorures de.. :
    - Sodium.
    - Magnésium.
    - Potassium.
    - Calcium.
  - Azotates divers.
  - Fer oxydé et manganèse.
  - Silice, alumine, etc.
- Spéciales ....
  - Soufre et ses dérivés sulfurés, sulfités, hyposulfités.
  - Phosphore.
  - Iode.
  - Brome.
  - Arsenic.
  - Lithine, etc.

Attachons-nous à fixer le poids relatif de tous ces principes, en le rapportant, comme dans les analyses ordinaires, à un litre d'eau.

Le poids total des substances fixes oscille, dans nos eaux minérales de France, que nous prendrons pour exemple, entre les 0 gr. 138 de l'eau de La Preste et les 298 gr. qui représentent le poids des principes fixes de l'eau de La Mouillère-Besançon. Cependant la proportion de ces principes à l'état sec, dans l'immense majorité des eaux minérales, ne s'élève guère au-dessus de 30 gr., avec une moyenne générale de 3 gr. par litre d'eau.

Voici, maintenant, une idée du poids maximum de chacun des principes fixes et volatils les plus remarquables :

Principes qui se dosent par milligrammes.

Le principe sulfuré, qui s'élève rarement jusqu'à 0 gr. 01. A Challes, très exceptionnellement, jusqu'à 0 gr. 30. — L'iode. — L'arsenic. On le trouve exceptionnellement, à La Bourboule, au poids de 0 gr. 014; mais il ne s'élève pas d'habitude au-dessus de 0 gr. 001. — L'alumine.

Principes qui peuvent se doser par centigrammes.

Les composés de fer, dont le poids ne dépasse guère 0 gr. 12. — Le manganèse, dont le poids est toujours un peu au-dessous de celui du fer. — Le soufre non combiné, les sulfites et les hyposulfites. — Le brome, la lithine, les silicates. — Les phosphates, dont la dose ne dépasse guère 0 gr. 20. — L'acide carbonique, l'azote, l'oxygène, les sels de potasse. — Enfin toutes les matières minérales, qui se dosent, dans certaines eaux, par grammes, et par décagrammes.

Principes qui peuvent se doser par grammes.

La plupart des composés de soude, de chaux, de magnésie : carbonates, sulfates, chlorures, et l'acide carbonique libre, dont le poids peut s'élever de quelques centigrammes jusqu'à 4 gr., ou deux volumes environ, par rapport à celui de l'eau.

Principes qui peuvent se doser par décagrammes.

Le chlorure de sodium. — Les sulfates de soude et de magnésie.

Les matières organiques dissoutes ou combinées, qui se rencontrent dans les eaux minérales, y sont toujours en proportions extrêmement faibles. Les plus remarquables de ces matières, en dehors des substances azotées, sont les acides crénique et apocrénique, très voisins de l'acide carbonique ; et, dans quelques eaux rares, les matières bitumineuses.

Enfin, pour compléter ces études analytiques, nous signalerons, dans les eaux minérales, l'existence de matières inorganiques fixes impondérables, les unes décelées par les réactifs chimiques : la strontiane, le zinc, le cuivre, le nickel, l'antimoine, etc. ; les autres, par le spectroscope, telles que : le césium, le rubidium, etc.

De la médecine thermale. — En considérant l'eau, par rapport à sa température et à son mode d'administration, abstraction faite des éléments chimiques qui la constituent, on a distingué et classé les médications qu'elle forme, suivant qu'elle représente un remède interne ou externe.

L'eau comme remède externe, est employée à une température froide, et c'est alors l'hydrothérapie, ou à une température chaude, et c'est alors ce qu'on nomme vulgairement la médecine thermale. Nous n'ignorons certes pas qu'on appelle également hydrothérapie l'usage, dans les maladies, de l'eau froide en boisson et à l'extérieur, à l'exclusion de tout autre médicament, mais alors, pour être logique, il faudrait étendre l'expression de médecine thermale même à la boisson d'eau tiède et d'eau chaude. De même, nous savons qu'on a confondu l'hydrothérapie avec l'hydrologie médicale, et qu'on parle d'hydrothérapie froide et chaude. Toutes ces déviations de la langue médicale sont à rejeter : et si l'on veut se servir d'un langage précis et correct, il faut s'en tenir, pour la signification de ces mots de médecine thermale et d'hydrothérapie, aux définitions que nous en avons données.

La médecine thermale, dont le degré d'énergie se mesure d'après la chaleur plus ou moins élevée de l'eau et aussi d'après la densité et la force physiologique concordante de ses principes minéralisateurs, la médecine thermale est d'une application en quelque sorte universelle, dans tous les états morbides où domine la faiblesse, la fatigue accidentelle ou morbide, l'amoindrissement de la force calorifique vitale dans lequel sont troublées, perverties, les fonctions régulatrices de la peau et de la muqueuse des organes respiratoires. A ce dernier point de vue, on peut dire que la médecine thermale, pratiquée avec n'importe quelle eau chaude minérale, est la vraie méthode de traitement de toutes les affections rhumatismales et catarrhales.

II

ACTION PHYSIOLOGIQUE DES EAUX MINÉRALES

Action universelle et commune des eaux minérales.
— L'action des eaux minérales est excessivement complexe, et composée des effets simultanés de l'eau même,
de son degré de température et de la forme de sa minéralisation.

La plupart des eaux minérales, pour ne point dire toutes,
agissent d'une façon commune, analogue, sur l'organisme
en déterminant une excitation, variable quant au degré,
quelquefois si douce qu'elle peut passer pour une action
calmante ou parégorique, excitation qui a pour effet immé-
diat de réveiller la sensibilité et l'irritabilité et de produire,
comme s'exprimait Bordeu, un remontement général, et,
comme nous disons aujourd'hui, une action médicinale
fortifiante. Elles font donc passer les forces sensitives et
motrices, lorsqu'elles sont amoindries, et partant le jeu
affaibli des organes et de l'ensemble des fonctions, de l'i-
nertie à l'activité.

Quelques-unes de ces eaux, par suite de leur température et du genre de leur minéralisation, exercent sur les
parties vivantes une action stimulante plus ou moins profonde et qui peut même devenir pathologique, lorsqu'elles
sont mal administrées ou le sont mal à propos. Au bout de
peu de jours, les sujets éprouvent de l'insomnie, de la tristesse, de l'abattement, de l'inappétence ; les douleurs actuellement existantes s'exaspèrent, les anciennes se réveillent, des exanthèmes apparaissent : c'est une véritable
fièvre, ou même une fébri-phlegmasie thermo-minérale.
Traitée avec tact et habileté, cette affection accidentelle
évoluera et se dissipera, sans mettre obstacle à l'action curative des eaux. Toutefois, il est aisé de comprendre
qu'une pareille perturbation, toujours inutile d'ailleurs,
doive être surtout évitée aux personnes atteintes de maladies du cœur, des reins, des vaisseaux, à celles qui sont
sujettes aux hémorrhagies graves et qui paraissent être
prédisposées aux congestions viscérales et particulièrement

aux fluxions vers le cerveau. L'activité fébrile et inflammatoire imprimée inopinément à la circulation du sang pourrait avoir dans de tels cas, en effet, des conséquences funestes. En supposant même que la nature de la maladie soit telle que ces désordres ne soient pas dangereux : encore faut-il que le malade ait assez de forces pour traverser, sans trop d'encombre, cette affection intercurrente qui se développe, parfois, sans cause bien appréciable ; car s'il était trop faible, non seulement l'effet curatif des eaux ne se produirait pas, mais l'état morbide en serait sûrement aggravé.

Lorsque les eaux sont fort actives et le sujet très impressionnable, la fièvre et la fébri-phlegmasie hydrominérales deviennent quelquefois très intenses et singulièrement persistantes. Il faut alors diminuer le nombre des bains, leur durée, abaisser leur température, affaiblir l'eau minérale par un mélange d'eau douce. Enfin, vous pourrez être obligés de suspendre pour quelques jours, ou tout à fait même, la médication : les eaux ne pouvant être supportées, à quelque dose ou sous quelque forme que ce soit. De tels cas sont, du reste, infiniment rares. Et, en sens contraire, vous pourrez, quoique rarement, observer des personnes sur lesquelles les eaux minérales, quelles qu'elles soient, n'ont pour ainsi dire pas de prise : elles peuvent en faire usage, même avec excès, tant à l'intérieur qu'à l'extérieur, sans en éprouver la moindre modification, apparente.

On a comparé avec raison l'action stimulante locale, ou métasyncritique stimulante et détersive de certaines eaux minérales, à celle de l'azotate d'argent et autres agents thérapeutiques fluxionnants et phlegmasiants de la matière médicale. Vous touchez, par exemple, avec la pierre infernale la conjonctive enflammée, un ulcère ancien, une plaie à cicatrisation nulle ou lente, etc. ; la partie s'anime momentanément, sa sensibilité et son irritabilité augmentent ; il y survient un mouvement fluxionnaire plus ou moins intense qui amène à sa suite, par la destruction des causes occasionnelles qui empêchaient la guérison, le rétablissement et la récorporation de la partie. Il en est de même, dans l'emploi des eaux minérales, susceptibles de provoquer une action équivalente. Cependant il importe de rappeler ici ce que nous venons de dire de la fièvre et de la fébri-phlegmasie thermo-minérale : on ne

1.

doit déterminer cette action métasyncritique stimulante, que lorsque la lésion est essentiellement résoluble, et non dans les cas de lésions incurables dangereuses, où la cause occasionnelle est susceptible de se propager, de s'accroître sous le coup de la fièvre et de l'inflammation. Car, alors, la fluxion provoquée, au lieu de demeurer curative, pourrait bien amener rapidement une aggravation du mal extrêmement dangereuse.

On a dit que les eaux minérales ne convenaient point aux maladies aiguës, et on le répète sans cesse ; mais c'est une erreur grave que relève l'expérience. C'est la médecine thermale administrée dans des établissements spéciaux qui, en général, ne leur est point applicable : non parce que cette médecine ne leur convient pas, mais parce qu'elle ne peut pas être mise commodément en usage, à cause de l'éloignement habituel des sources, et de leur aménagement ordinaire, qui n'a jamais été fait en vue du traitement de ces maladies.

Un des effets généraux communs les plus constants des eaux minérales est d'imprimer aux fonctions de la peau et des reins, c'est-à-dire aux fonctions des organes excrétoires essentiels, une nouvelle activité. Et, de même, elles accroissent communément l'action des organes digestifs, lorsque vraiment elles sont potables. Remarquez bien cette action concordante et synergique des eaux sur le jeu des fonctions d'absorption et d'excrétion, qui sont physiologiquement solidaires ; et quoique son importance soit extrême, elle n'a jamais, cependant, été indiquée que par nous.

Nous avons dit que l'action de quelques eaux minérales, et il s'agit des eaux prises en bains, était si douce, qu'elle pouvait passer pour calmante ou parégorique. Mais cette action ne s'observe réellement que dans les états morbides avec surexcitation nerveuse, ou dans les lésions cutanées douloureuses et aisément irritables. On l'observerait plus fréquemment, sans doute, si l'on se servait de bains d'eaux minérales de ce genre, dans le traitement des maladies fébriles aiguës, comme on se sert du bain domestique. Toutefois, sous cette action calmante, nous ne disons pas débilitante, il faut toujours discerner l'excitation universelle des fonctions organiques, pour si légère qu'elle soit, et aussi l'action corroborante définitive qui est le fond même de l'emploi des eaux minérales.

Actions particulières distinctes et spéciales. — Voilà ce qu'apprennent l'observation et l'expérience sur les effets physiologiques généraux communs des eaux minérales. Mais ces eaux, par suite de leur composition variée, sont encore susceptibles d'exercer des actions distinctes, particulières et spéciales. Comment admettre, en effet, ainsi qu'on a voulu le soutenir à différentes reprises, que les substances si diverses et dont quelques-unes sont fort actives, qui entrent dans la composition de ces eaux, par exemple le fer, l'arsenic, le chlorure de sodium, l'acide carbonique, le soufre, les sels alcalins et tant d'autres principes, n'agissent que d'une seule et unique manière, en élevant simplement le degré de vitalité de l'organisme ? N'est-ce pas vouloir qu'un agent thérapeutique, par cela seul qu'il se trouve dissous naturellement dans une eau minérale, soit complètement déshérité de ses propriétés curatives propres, ou même qu'il en ait acquis de tout à fait opposées ? videmment, c'est tout confondre, sous prétexte de tout simplifier.

Nous ne sommes pas si éloignés de l'époque où une école plus bruyante que sérieuse voulut également ramener toutes les maladies à un élément unique, l'inflammation. Pourquoi, au sujet des eaux minérales, tomber dans les mêmes errements, et prétendre aussi que la médication thermale n'a qu'une forme, une nature, une essence ? C'est que malheureusement on étudie beaucoup plus l'hydrologie chez soi qu'aux sources mêmes ; ou bien que, se plaçant à nous ne savons quel point de vue philosophique, on s'empresse d'appliquer à la généralité des eaux l'observation faite sur une seule. Allez visiter Saint-Sauveur, Vichy, Néris, Bourbonne, Luxeuil, Bex, Weilbach, Schlangenbad, Dax, la Bourboule et tant d'autres stations thermales qu'il nous serait facile de nommer, et vous y verrez autant d'exceptions à ces idées de simplification beaucoup trop exclusives.

Les phénomènes généraux sur lesquels nous avons cru devoir insister ne constituent pas seuls l'effet curatif des eaux minérales. Parmi celles-ci, il en est plusieurs qui, semblables en cela à quelques médicaments, exercent sur certains organes une action propre, déterminée, spécifique. Vichy affectera surtout les organes digestifs, Loëche la peau, Bonnes la poitrine, Contrexéville les sécrétions urinaires, Barèges modifiera heureusement les plaies d'armes à feu, Wildbad et Gastein, les désordres de la moelle épinière. Si le mode d'action de toutes les eaux était uniforme, si, par exemple, les eaux ferrugineuses ne guérissaient la chlorose qu'à titre d'excitants généraux, pourquoi les sources sulfureuses, qui sont plus excitantes encore, ne pourraient-elles pas aussi la guérir? La vérité de ces distinctions ressortira mieux encore de l'étude isolée de chaque source, et nous reconnaîtrons qu'il en est peu qui ne jouisse plus ou moins d'une sorte de spécificité d'action, soit sur tel ou tel organe, soit sur telle ou telle maladie.

Théorie de l'action médicale des eaux. — Il est extrêmement difficile d'expliquer le mécanisme précis de l'action physiologique des eaux médicinales ; car cette action, déjà très compliquée par elle-même, devient encore plus complexe lorsqu'on la considère par rapport aux influences si variables au milieu desquelles les eaux minérales doivent agir. La constitution chimique des eaux est évidemment la première chose à considérer dans l'établissement de la théorie de leur action médicinale, et c'est sur elle que vont porter nos observations. Les principes minéralisateurs, en effet, par quelque voie qu'ils soient absorbés, la peau, l'intestin ou la surface pulmonaire, se mêlent au sang, circulent avec cette humeur, apparaissent dans les produits excrétés; et dans cette circulation, ils impressionnent toutes les parties organiques. Rencontrent-ils des principes chimiques, formant au sein des tissus, dans les cavités et les canaux excrétoires, des corps étrangers, très certainement ils les attaquent, s'en emparent, les décomposent, aident à leur dissolution et favorisent leur élimination même. Et à côté de l'impression ressentie par les organes vivants, cette action chimique est bien importante. Le corps de l'homme, sous certains rapports, représente, dans ces circonstances, un milieu où s'effectuent des mutations chimiques variées qu'influencent, sans doute, la sensibilité et l'irritabilité, mais qui, en tant que phénomènes directement liés aux lois de l'affinité, n'en exercent pas moins une action très réelle sur la marche et sur l'issue d'un grand nombre d'états morbides. Évidemment, nos connaissances relatives à ces phénomènes de chimie organique hydrominérale sont encore bien incomplètes et peu positives, malgré les théoriciens. Et c'est un motif de plus pour y attacher fermement nos regards, pour multiplier nos procédés d'investigation, pour les varier sans cesse, et surtout pour ne négliger aucun des éléments d'un problème si intéressant.

En général, dans l'établissement de la théorie de l'action médicinale des eaux, on porte une attention trop exclusive sur les agents minéralisateurs qui dominent ou paraissent dominer dans les eaux ; et l'on ne se préoccupe pas assez des autres substances qui les accompagnent, et que nous considérons comme accessoires et d'importance secondaire. On oublie que ces principes pourraient bien agir à la manière de ces correctifs et de ces adjuvants que nous introduisons tous les jours dans les compositions pharmaceutiques. On paraît oublier, enfin, que les gaz et les différents sels qui entrent dans la composition des eaux minérales n'agissent pas isolément, qu'ils sont certainement entre eux dans des combinaisons déterminées, et que de leur action réciproque doivent résulter des effets physiologiques et médicinaux, qu'on ne saurait pressentir en considérant isolément et en additionnant simplement leurs vertus respectives pharmacologiques.

Tous les médecins, par exemple, ont depuis longtemps signalé la disproportion très réelle qui existe entre les propriétés curatives des eaux et ce qu'on sait de leur constitution chimique. Presque toujours la proportion des principes minéralisateurs paraît insuffisante pour rendre raison des résultats obtenus. Toutefois il est probable que si l'on tenait plus de compte des éléments que nous considérons comme accessoires et surtout de l'eau elle-même, abstraction faite des autres substances minéralisantes, ce désaccord cesserait souvent.

La température des eaux minérales joue aussi son rôle, et un rôle qui n'est pas sans importance, dans les effets immédiats et consécutifs que provoque leur application. Il importe donc d'en tenir compte dans la théorie de leur action médicinale. Tantôt elle agit à titre de simple adjuvant en forçant l'action des principes minéralisateurs, tantôt, comme dans les eaux très faiblement minéralisées par des sels, dont l'importance physiologique est à peu près nulle, quand on les considère en eux-mêmes, tantôt elle constitue l'agent principal de la médication.

Enfin, la manière dont on combine l'administration des eaux, prises en boisson, en bains, en douches, a certainement une influence variée et majeure sur leurs effets. On sait qu'il faut, de la part du médecin, une surveillance

attentive, afin d'approprier les eaux, en variant leur mode
d'application, à la susceptibilité du malade, ainsi qu'à la
nature de la maladie qui l'affecte. Et c'est encore un des
éléments qui doit entrer en ligne de compte, lorsqu'on se
propose d'établir la théorie de l'action curative d'une eau
minérale déterminée, en vue des indications à remplir,
dans tel ou tel cas morbide convenablement défini.

III

CLASSIFICATION PHARMACOLOGIQUE DES EAUX MINÉRALES

Idée sommaire de cette classification. — Les médecins ont reconnu de tout temps la nécessité d'une classification pharmacologique des eaux minérales, destinée à
isoler et à distinguer les eaux dont les propriétés diffèrent,
et à rapprocher, au contraire, celles qui offrent entre elles,
sous le rapport de leurs caractères, tant physiques et chimiques que physiologiques et médicinaux, une analogie
plus ou moins marquée. Et certainement, un pareil travail,
fait avec mesure, ne peut que faciliter l'étude de l'hydrologie.

La classification des eaux minérales, considérées en
elles-mêmes et comme formant des objets de matière médicale, ne pouvait reposer que sur la dominance absolue ou
relative de leur température, ou des principes chimiques
qu'elles renferment et dont on supposait connue l'action
physiologique et curative. Ces principes, en effet, sont,
pour la plupart, semblables ou identiques aux remèdes
ordinaires. Or il était naturel d'attribuer aux eaux minérales, dans lesquelles ils sont vraiment dominants ou
paraissent dominer, l'action médicinale de ces remèdes
vulgaires, que nous sommes habitués à manier, et de faire,
à la médecine pratique, de ces eaux, ainsi déterminées au
point de vue pharmacologique, des applications analogues.
C'est sur cette idée que les genres d'eaux minérales ont
été fondés ; et parmi ces divisions pharmacologiques qui
ont été proposées, nous prendrons celles qui nous paraissent les plus manifestes, les plus naturelles, les moins

arbitraires, sans négliger, toutefois, celles qui sont universellement adoptées, quoique plusieurs soient douteuses et trop vaguement déterminées.

Les plus anciennes classifications divisent les eaux minérales en *sulfureuses, gazeuses, salines*. Les premières sont caractérisées par leur odeur si frappante ; les secondes, par le gaz qui s'en dégage spontanément à la source ou dès qu'on les expose à l'air ; les troisièmes, par une saveur ou une température qui permettent de les distinguer de l'eau potable ordinaire, que nous qualifions d'eau douce. A ces trois classes, il convient d'en ajouter une quatrième d'origine non moins antique, c'est la classe des eaux *ferrugineuses*, généralement confondue avec les gazeuses, et caractérisée par un dépôt de rouille ou de matière dite ocracée. Ces quatre classes d'eaux minérales sont encore admises, et représentent comme le fondement de toutes les divisions actuellement acceptées.

EAUX SULFUREUSES.

Ce qui les caractérise immédiatement, c'est leur odeur spéciale, due au dégagement du gaz hydrogène sulfuré ; et qui s'accompagne habituellement de la saveur hépatique. Fontan les a divisées en naturelles et accidentelles. Les premières sont plus connues sous le nom d'*eaux sulfurées sodiques*, et les secondes sous celui d'*eaux sulfurées calciques*.

Fontan appelle eaux sulfureuses naturelles, les eaux qui se chargent de leurs principes sulfureux à l'instant où elles se minéralisent, pour les distinguer de celles qu'il nomme accidentelles, qui, n'étant pas primitivement sulfureuses, ne le deviennent que par suite des décompositions qui s'y opèrent pendant leur trajet souterrain. Voici les caractères différentiels et particuliers qu'il applique à chacune d'elles.

Les eaux sulfureuses naturelles naissent de terrains primitifs. Elles ont rarement des sources salines dans leur voisinage. Le gaz qui s'en échappe est de l'azote pur. Elles contiennent à peine des traces de sels calcaires, et le soufre s'y trouve, en général, à l'état de sulfure de sodium. Presque toutes sont thermales. Leur saveur est franchement sulfureuse. Enfin, elles tiennent en dissolution des quantités notables d'une substance gélatineuse et azotée : la glairine ou barégine.

Les eaux sulfureuses accidentelles naissent, au contraire, des terrains de transition, ou des terrains secondaires et tertiaires. Elles sont toujours placées à côté de sources salines. Elles laissent dégager de l'acide carbonique mêlé de gaz sulfhydrique, à peine de l'azote. Les sels calcaires y abondent, et le soufre s'y rencontre habituellement combiné avec la chaux. La plupart sont froides. Leur saveur a quelque chose d'âcre et de marécageux. Enfin elles renferment seulement des traces de barégine, ou plutôt de la sulfuraire.

Par quelles transformations des eaux, salines et séléniteuses dans leur principe, deviennent-elles accidentellement sulfureuses ? Fontan l'attribue à la décomposition du sulfate de chaux par les matières végétales ou organiques que renferment les terrains que ces eaux traversent.

Comme type d'eaux sulfureuses naturelles ou sulfurées sodiques on peut citer les eaux sulfureuses des Pyrénées, Barèges, Eaux-Bonnes, Luchon, Cauterets, etc., etc. Comme type des accidentelles ou calciques sulfurées, Pierrefonds, Enghien, Schinznach.

Toutes ces eaux sulfureuses laissent certainement dégager de l'hydrogène sulfuré ; mais elles sont essentiellement minéralisées par un sulfure ou un sulfhydrate de sulfure. Or, il en est d'autres qui, étant séléniteuses d'ailleurs, ou simplement salines, ne renferment que du gaz hydrogène sulfuré en dissolution, et on les a distinguées des précédentes sous le nom d'*eaux sulfhydriquées*. On peut citer comme type de telles eaux, les eaux minérales d'Allevard, de Weilbach et de Viterbe ; celles d'Euzèt et des Fumades qui sont, en outre, pétroliennes et bitumeuses.

On peut admettre, sans doute, que les eaux sulfhydriquées représentent déjà une certaine dégénérescence des eaux sulfurées sodiques. Mais, en poussant plus loin la théorie de la dégénérescence des eaux sulfureuses, on arrive à rattacher à cette classe, au point de vue chimique, des eaux qui n'affectent plus bien sensiblement l'odorat, mais qui renferment des sulfites et des hyposulfites alcalins et même terreux. Anglada, qui a créé l'ordre des eaux sulfureuses dégénérées, suppose que ces *eaux sulfitées et hyposulfitées*, dont on trouve des types parfaits dans les Pyrénées-Orientales, étaient primitivement sulfurées aux

mêmes doses que celles qui développent l'odeur et la saveur hépatiques, et qu'elles ont dégénéré de leur origine,
en venant au contact de l'air, par la réduction secondaire
des sulfures qui d'abord les minéralisaient. Au point de
vue pharmacologique, ces eaux se rapportent plutôt aux
eaux salines légères qu'aux eaux vraiment sulfureuses.

La plupart des eaux sulfureuses sont très faiblement ou
à peine minéralisées ; quelques-unes, rares d'ailleurs, le
sont assez fortement : Uriage, Aix-la-Chapelle, Saint-Gervais, la Poretta, par exemple ; où l'on voit dominer d'une
façon notable, au milieu des principes fixes, le chlorure de
sodium et le sulfate de soude, qui en font, pour ainsi dire,
des *eaux salines sulfurées.*

Les principales eaux sulfureuses sont : Acqui, Aix-en-
Savoie, Aix-la-Chapelle, Allevard, Amélie-les-Bains, Ax,
Bagnères-de-Luchon, Barèges, Cauterets, Eaux-Bonnes,
Eaux-Chaudes, Enghien, Gazost, Gréoux, Hélouan d'E-
gypte, Labassère, Lavey, Molitg, Pierrefonds, La Preste,
Pietrapola, Puzzichello, Saint-Gervais, Saint-Honoré, Saint-
Sauveur, Schinznach, Uriage, Le Vernet, Weilbach, etc.
Toutes ces eaux, à l'exception de celles qui ne représentent qu'un élément de la médecine thermale, comme Aix-
en-Savoie, et Aix-la-Chapelle, par exemple, ont une action
générale sur la complexion molle et torpide, sur le lymphatisme et les plaies. Elles excitent toutes les excrétions,
tarissent les catarrhes de la vessie et des bronches. On
les a vantées, à juste titre, contre les dartres rebelles, les
infiltrations ou engorgements inflammatoires pulmonaires
simples ou tuberculeux, les phlegmasies chroniques de la
muqueuse du pharynx et des voies aériennes.

EAUX GAZEUSES.

Ce sont des eaux minérales qui bouillonnent et jettent
du gaz à l'émergence, en jaillissant, ou qui laissent échapper, au repos, dans le verre, des bulles de gaz. Nous pouvons, d'après ce caractère physique, diviser les eaux minérales en deux grandes classes, suivant qu'elles sont
gazeuses ou qu'elles ne le sont pas. Et cette division, très
naturelle, est fort importante, surtout au point de vue de
l'ingestion des eaux minérales et de leur absorption, car
ces eaux seront d'autant plus digestibles qu'elles seront

plus gazeuses, plus spiritueuses, plus aérées, quelle que soit, d'ailleurs, la nature de leur minéralisation. Ce gaz qui s'échappe des eaux minérales est formé, ordinairement, par un mélange fort inégal et très variable des éléments de l'air : de l'azote, de l'oxygène et de l'acide carbonique.

Les eaux gazeuses les plus répandues, les plus remarquables, sont chargées plus ou moins d'acide carbonique libre, avec des proportions relativement très faibles d'azote et d'oxygène. Viennent ensuite, mais en petit nombre, des eaux où domine sensiblement le gaz azote mêlé à de petites quantités d'oxygène et d'acide carbonique : dans quelques-unes même, on rencontre ce gaz presque pur.

Les eaux gazeuses carboniques représentent les eaux gazeuses proprement dites, qu'on nomme encore acidules, à cause de leur réaction et de leur saveur aigrelette, piquante, d'autant plus prononcée qu'elles sont chargées de plus fortes proportions de gaz. Elles pétillent alors dans le verre ; et si l'on y plonge un corps quelconque, il se recouvre de bulles, en amas parfois si pressé, que l'eau ne le touche plus. Tout l'acide carbonique des eaux gazeuses n'est point à l'état de liberté : une partie plus ou moins forte s'y trouve combinée à des bases alcalines et terreuses, la soude, la potasse, la chaux, la magnésie, et même à de vrais métaux, comme le fer. Les carbonates, qui en résultent, sont sursaturés, et maintenus en dissolution, s'ils ne sont point solubles, par l'excès de l'acide carbonique libre.

Prenons ce gaz dégagé et amenons-le au contact de la peau et des muqueuses accessibles, la conjonctive, la pituitaire, par exemple, ou la muqueuse buccale. Il produit, sur ces parties, les effets d'une légère sinapisation : sentiment de chaleur et de piqûre, animation. Cette action sur la peau de la zone génitale est fort remarquable : elle peut aller jusqu'à la cuisson. En même temps, les glandes s'affectent, les yeux coulent, la peau se couvre de sueur, etc. Des effets semblables s'observent sur les parties de la peau dépouillée d'épiderme, sur les plaies, où l'on constate, en outre, après quelque temps d'application du gaz, un certain degré d'anesthésie ou plutôt d'analgésie. C'est, sans doute, à quelque affection de ce dernier genre, que l'on doit rapporter les vertiges, l'étourdissement, enfin l'espèce d'ivresse fugace et bénigne qui survient, quoique rarement, aux personnes qui ont absorbé rapidement d'une manière quelconque, une quantité relativement élevée d'acide carbonique.

On peut, par analogie, transporter ces effets de sinapisation légère à la muqueuse gastrique et duodénale, soumise à l'action directe de l'acide carbonique qui se dégage des eaux gazeuses ingérées, et même, après absorption, à toutes les parties de l'organisme susceptibles d'être impressionnées par ce gaz. Il rend, d'ailleurs, les eaux minérales qui en sont chargées, sapides, agréables, légères. Elles traversent aisément l'estomac et le duodénum en excitant modérément leur sensibilité et leur irritabilité.

Considérons maintenant les eaux gazeuses carboniques, par rapport à la nature des principes fixes et basiques qui les minéralisent. Les unes sont calcaires, les autres sodiques, d'autres simplement salines : nous traiterons à part de ces dernières; enfin, d'autres ferrugineuses. Les eaux de Lamalou, peut-être, classées, généralement, parmi les ferrugineuses, avec l'épithète de thermales, nous paraissent devoir être rangées au nombre des gazeuses ; et comme aucun des principes fixes n'y domine sensiblement, que, semblables en cela aux eaux de Couzan, elles ne sont pas plus sodiques que calcaires, et que tous s'y trouvent en de très faibles proportions, on pourrait, ce semble, les appeler des *eaux gazeuses carbonatées*, ou des *salines communes gazeuses*. Leur action en bains est, d'ailleurs, la même que celle de toutes les eaux gazeuses et de l'acide carbonique.

Eaux de chaux gazeuses. — Les eaux de chaux carbonatées saturées, calcaires bicarbonatées ou *bicarbonatées calciques*, sont les eaux gazeuses par excellence. Froides, médiocrement ou faiblement minéralisées, légères à l'estomac, rafraîchissantes, diurétiques, ouvrant l'appétit et facilitant la digestion : bonnes dans tous les états de langueur gastrique ou de dyspepsie simple et commune, par paresse gastrique estivale, ou suite d'excès dans le boire et dans le manger; utiles dans tous les états d'insuffisance urinaire, par affaiblissement de la sensibilité et de l'irritabilité des reins, ou par excès d'action de la peau comme dans les chaleurs de l'été et la fièvre. On les emploie encore, à titre de boisson ordinaire, pour remplacer les eaux douces de nature suspecte et par fantaisie. Sous ce dernier point de vue, elles représentent, à peu d'exceptions près, ce qu'on nomme des *eaux de table*. Nous disons à peu d'exceptions près, car dans certaines eaux dites de table, pour bien indiquer leur usage vulgaire, la soude carbonatée et chlorurée, le carbonate de chaux, par exemple, dans les eaux de Bussang, de Pougues, de Chateldon, de Saint-Alban, etc., sont en proportions à peu près équivalentes. Les principales eaux calcaires bicarbonatées sont celles de Condillac, de Schwalleim, de Renaison, de Châteauneuf, de Saint-Pardoux, de Saint-Galmier, de Garzi près de Tunis, etc.

A côté de ces eaux calcaires carbonatées saturées et vraiment gazeuses, nous croyons devoir ranger les eaux simplement calcaires carbonatées, c'est-à-dire celles dans lesquelles l'acide carbonique est presque tout entier combiné avec la chaux, mais d'où le gaz carbonique se dégage en d'assez fortes proportions, sous l'influence des acides du vin, lorsqu'on les boit aux repas, et, en tout cas, sous l'influence de l'acide gastrique au cours de la chymification. Ces eaux calcaires se rapprochent assez des précédentes sous le rapport de la digestibilité ; et il convient d'observer que la présence de la chaux carbonatée rend les eaux salines phosphatées, comme celles de Viry-d'Aiguemont, et les salines séléniteuses de Contrexéville, si puissamment diurétiques et même laxatives, non seulement potables, mais franchement médicinales. Enfin, certaines eaux calcaires carbonatées saturées, Kissingen, par exemple, contiennent une proportion chimiquement dominante de sel marin ; et ces eaux, potables d'ailleurs, se rapprochent par leurs effets médicinaux des eaux de soude que nous allons étudier.

Eaux de soude gazeuses. — Venons à l'eau de soude naturelle carbonatée saturée qui forme les eaux dites alcalines et *bicarbonatées sodiques*, et qu'on pourrait nommer encore sodiques composées gazeuses, car elles peuvent contenir, en proportions importantes, non seulement du bicarbonate de soude, comme à Vichy, à Vals, à Sauxillanges où jaillit la source de La Réveille, etc., mais encore des quantités sensiblement équivalentes, ou même chimiquement supérieures, de soude à la fois chlorurée ou sulfatée, comme dans les eaux de Selters, de Vic-sur-Cère, du Boulou, de Royat, de Saint-Nectaire, de Gurgitello et de Citara, d'Ems, de Carlsbad, de Hombourg, etc. Nous croyons cependant que le mieux serait de continuer à les appeler acidules alcalines : acidules, à cause de leur réaction due à l'acide carbonique libre qu'elles laissent dégager : alcalines, à cause de la nature même des sels les plus importants parmi les principes fixes qui les minéralisent.

Ces eaux fameuses, froides, tièdes, chaudes, qui s'administrent de toutes les manières, remèdes externes et internes puissants et en quelque sorte universels, conviennent autant dans les maladies aiguës que dans les maladies chroniques, qu'elles soient viscérales, qu'elles soient arthritiques, ou qu'elles participent de cette double nature organique. Mais leur action sur les organes abdominaux d'absorption et d'excrétion mérite la plus grande attention, car, en portant leurs effets médicateurs sur les fonctions des organes digestifs et urinaires, en rétablissant la sensibilité et l'irritabilité de ces organes, elles affectent de la manière la plus heureuse et la plus étendue la fermentation vitale spécifique que représente la nutrition. On ne saurait trop vanter leurs vertus curatives sur toutes les manifestations de l'alcoolisme viscéral que Th. Sydenham a maladroitement confondu, sous le nom de Podagre, ou Goutte des modernes, avec l'affection rhumatismale en général et les maladies vénériennes arthritiques.

EAUX FERRUGINEUSES.

Ce sont les eaux minérales les plus répandues, mais il y en a peu qu'on puisse utilement exploiter. Limpides à leur point d'émergence, sans odeur appréciable, et ne possédant que dans quelques eaux rares la saveur atramentaire. Par le contact de l'air ou de la lumière, elles s'altèrent facilement ; aussi, beaucoup de ces eaux, étant transportées, arrivent-elles à destination dépouillées de l'élément ferrugineux. La plupart sont froides. Le fer s'y trouve en quantité si faible, que son influence semble disparaître, en ne tenant compte que de ses proportions relatives, devant les autres éléments minéralisateurs. Mais ceux-ci, qui sont habituellement des carbonates de chaux et de magnésie, n'ont pas l'importance thérapeutique des martiaux, et, par suite, on ne s'y arrête pas lorsqu'il s'agit de déterminer les effets curatifs des eaux ferrugineuses, que l'on rapporte à l'action stomachique et anti-anémique du fer. Le manganèse est toujours uni au fer dans les eaux minérales, et comme ses propriétés thérapeutiques se rapprocheraient beaucoup, d'après quelques médecins, de celles du fer, on peut admettre qu'il communique, par sa présence, une plus grande énergie à l'action de ce dernier principe. Parmi les eaux minérales où domineraient les effets physiologiques du manganèse, on cite Luxeuil. Le fer est tenu en dissolution dans les eaux minérales par trois substances acides qui se combinent aisément au fer oxydé : l'acide carbonique, l'acide crénique et apocrénique et l'acide sulfurique.

Les eaux ferrugineuses carbonatées, qui se confondent presque avec les eaux gazeuses ordinaires, sont pétillantes par suite de l'excès d'acide carbonique qui sert à dissoudre le carbonate de fer. On les a appelées acidules ferrugineuses. Exposées à l'air, elles forment très promptement un précipité de sesquioxyde de fer; c'est à peine s'il reste alors en dissolution un peu de carbonate ferreux. Les principales de ces eaux sont Spa, Orezza, Schwalbach, etc.

C'est à Berzélius qu'on doit la découverte de l'acide crénique et de ses composés, dont il constata pour la première fois l'existence dans les eaux de Porla, en Suède. Depuis, on l'a rencontré dans un grand nombre d'eaux ferrugineuses, mais principalement à Forges. Cette substance organique, mal déterminée d'ailleurs, ne paraît être qu'un principe soluble de l'humus, entraîné par les eaux et jouant vis-à-vis de l'oxyde de fer le rôle de l'acide carbonique, avec lequel on l'avait, d'ailleurs, toujours confondue.

Les eaux ferrugineuses sulfatées, peu répandues et peu utiles, renferment, en général, beaucoup plus de fer que les précédentes ; et elles ont une saveur styptique assez marquée. L'action de l'air leur enlève leur transparence ; et y détermine un précipité de sous-sulfate ferrique insoluble. Nous citerons comme exemple de ces eaux, et pour mémoire seulement, les eaux de Passy et d'Auteuil.

EAUX SALINES.

Ce genre d'eaux minérales fait le désespoir des hydrologues classificateurs, qui se piquent de dogmatiser. Nous ne nous attarderons pas à des difficultés, plutôt d'ordre chimique que médical. Rappelons que les eaux salines ne

sont, d'abord, ni sulfureuses, ni ferrugineuses, ni sensiblement gazeuses ; ou, si elles sont gazeuses et carbonatées,
comme certaines eaux muriatiques et séléniteuses, l'acide
carbonique libre ou combiné qu'elles contiennent ne peut
les spécifier en aucune manière au point de vue de leur action thérapeutique, qui doit être entièrement attribuée
aux principes fixes. Enfin, certaines séléniteuses, salines
exclusivement dans leur principe, deviennent médicinales
en devenant sulfurées par leur mode d'application même.
C'est ce qui arrive à Loëche pendant les longues baignées,
et dans la formation et la préparation des boues de Dax,
de Franzenbad, de Marienbad, etc. : le sulfate de chaux
est réduit et ses éléments se représentent sous la forme
de sulfure de calcium, comme dans les eaux sulfurées accidentelles. L'Annuaire des eaux de la France divise les
eaux salines en *salines sulfatées* et *salines chlorurées :*
nous conservons cette division, que nous avons, d'ailleurs, toujours admise. Nous nous contenterons d'y ajouter
les eaux que nous appelons *salines communes* ou simplement *salines.* Il y a, sans doute, au point de vue de la constitution chimique, des eaux intermédiaires entre les salines
sulfatées, les chlorurées et les communes, de même qu'entre
ces dernières et les diverses eaux douces : on les a appelées mixtes. Mais cette distinction est d'autant moins importante, que si nous voulions considérer toutes les eaux
terrestres, sous le rapport de leur analogie, il n'y aurait
que des eaux mixtes. En ce qui concerne plus spécialement les eaux salines mixtes chlorurées et sulfatées, nous
pensons qu'il n'y a pas le moindre inconvénient à les rattacher arbitrairement, soit au genre des sulfatées, soit au
genre des chlorurées.

Eaux salines communes. — Les eaux que nous appelons salines communes, ou salines simplement, sont des
eaux chaudes, froides quelquefois, faiblement, et même
très faiblement minéralisées : mais dont les principes fixes,
pouvant se rapprocher beaucoup d'ailleurs de l'eau douce,
sont généralement fort nombreux et très variés. On y rencontre la plupart des sels et autres principes fixes qui minéralisent les eaux terrestres, sans qu'aucun arrive cependant à prédominer, soit par son poids, soit par son degré
d'activité physiologique. Cette minéralisation complexe fait
qu'on peut, au besoin, disséminer ces salines dans toutes
les classes d'eaux minérales ; et même les confondre avec

l'eau ordinaire de puits, de source, de rivière, dont elles ne se distingueraient que par la température, la sapidité, la pureté. Parmi les eaux les plus célèbres de ce genre, nous pouvons citer Bagnères-de-Bigorre, Bagnoles-de-l'Orne, Bourbon-Lancy, Ussat, Luxeuil, Évian, Gastein, Pfeffers-Ragatz, Bains-en-Vosges, Alet, San-Guliano-Lucques, etc. Toutes ces eaux, qui représentent au plus haut degré l'action médicinale de l'eau considérée en général, et abstraction faite de l'action particulière de tel ou tel des principes qu'elle peut tenir en dissolution, conviennent dans tous les états morbides où il importe de forcer et de soutenir le jeu du système entier des excrétions or, d'une façon plus particulière, les fonctions de la peau ou des organes urinaires. Leur action curative, enfin, est des plus manifestes sur les affections rhumatismales tant viscérales qu'arthritiques; ainsi que sur les désordres nerveux avec surexcitation.

Eaux salines sulfatées. — Les eaux salines sulfatées, abstraction faite des séléniteuses dont nous avons parlé à maintes reprises, se distinguent par leur saveur salée et amère, ainsi que par leur action purgative, qu'elles doivent surtout aux sulfates de soude et de magnésie. Elles contiennent généralement une certaine proportion de chlorure de sodium. Parmi les eaux sodiques sulfatées nous citerons Marienbad, Miers, Franzensbad, et Villacabras, etc. Parmi les sodiques magnésiennes sulfatées, les eaux de Rubinat, de Montmirail, de Birmenstorf, de Pullna, de Hunyadi-Janos, de Sedlitz, etc. La plupart de ces eaux sont fortement et même très fortement minéralisées et ne se consomment pas sur place. Leur usage comme eaux purgatives transportées est aujourd'hui universel.

Eaux salines chlorurées. — Les eaux salines chlorurées, chlorurées sodiques ou muriatiques, représentent, pour l'ordinaire, des eaux non seulement d'une minéralisation très forte, — c'est, en effet, dans ce genre que se rencontrent les eaux minérales les plus lourdes, — mais encore d'une minéralisation très complexe. L'eau de mer nous offre le type des salines chlorurées froides. Viennent se ranger à côté de l'eau de mer, les eaux des sources salées et des puits artésiens de Salins-du-Jura, de La Mouillère-Besançon, de Salies-de-Béarn, de Salies-du-Salat, etc., dont l'exploitation industrielle, pour l'extraction du sel, est si importante ; et celles de Niéderbronn et de Hombourg. Toutes ces eaux sont froides ; mais il existe aussi des eaux muriatiques chaudes telles que : Abano, Balaruc, Bourbonne, Bourbon-l'Archambault, Hammam-lif, Korbeus, Salins-en-Savoie, La Motte, Monte-Catini ; et des eaux tièdes et chaudes comme à Kreuznach, en général moins chargées de principes fixes que les froides, mais tout aussi actives. Enfin, il ne faut pas oublier les salines chlorurées gazeuses, à toutes températures, si répandues en Allemagne : Nauheim, Kissingen, Wiesbaden, et en France, Châtel-Guyon, par exemple, qui possèdent, d'ailleurs, toute l'action des précédentes. C'est le chlorure de sodium, le sel marin, qui caractérise évidemment toutes ces eaux. Il ne faudrait pas, cependant, négliger, dans leur détermination, les autres chlorures, ceux de magnésium, de calcium, de potassium, qui peuvent, dans quelques-unes d'entre elles, acquérir une réelle importance, d'autant que leur action physiologique se rapproche beaucoup de l'action du sel commun. Les eaux muriatiques, en tant que remède interne, et bues à des doses convenables, sont purgatives et possèdent, par conséquent, l'action médicinale de tous les agents purgatifs ordinaires et des eaux salines sulfatées, sodiques et magnésiennes. Mais c'est surtout à titre de remède externe, qu'on les administre. Sous ce dernier point de vue, elles reproduisent les effets des eaux sulfurées, des eaux gazeuses prises en bain, et des eaux salines communes chaudes. Elles excitent le système entier des fonctions, sont irritantes et toniques, et capables de remédier aux mauvais effets de la complexion molle et torpide, à l'état lymphatique. Elles animent et cicatrisent les plaies et les ulcères, et sont réputées pour combattre avec quelque efficacité les maladies scrofuleuses et tuberculeuses.

Classification complémentaire. — La distribution des eaux minérales, que nous venons d'exposer, avec ses larges divisions, peut embrasser, sans difficulté, l'ensemble des eaux minérales actuellement appliquées à l'art de guérir ; et cependant elle n'a pas paru suffire à l'activité de quelques-uns. C'est pourquoi, dans ces derniers temps, nous avons vu admettre successivement des distinctions pharmacologiques nouvelles fondées sur la présence de certains principes chimiques dont la quantité est généralement très faible, mais que la plupart des auteurs s'accordent à doter de vertus thérapeutiques importantes. Parmi ces distinctions nous citerons les suivantes qui instituent des genres d'eaux minérales silicatées, phosphatées, lithinées, bromoiodurées, arsenicales, enfin azotées.

Le silicate alcalin, ne dépassant guère le poids de $0^{gr},20$, qui se rencontre dans les eaux de Plombières, d'Evaux, de Sail, etc., et qui les fait ranger au nombre des silicatées, rendrait ces eaux calmantes et propres au traitement des surexcitations nerveuses, ou détersives et utiles dans le traitement des dermatoses.

Les eaux phosphatées, toujours très légèrement minéralisées et calcaires, comme celles de Viry-d'Aiguemont, rempliraient les fonctions thérapeutiques d'apport alimentaire des phosphates en général.

Les lithinées, telles que : Bourbonne, Cauterets, La Bourboule, Royat, le Mont-Dore, Pougues, Vichy, Vals, Uriage, Saint-Nectaire, etc., où ce principe se trouve à la dose de quelques centigrammes tout au plus, d'ailleurs, développeraient, du moins quelques-unes d'entre elles, l'action dissolvante de la lithine et de ses sels sur l'acide urique et ses composés, et elles seraient utiles dans la gravelle urinaire et dans l'arthritique.

On voit que la dernière de ces distinctions a des rapports particuliers à des actions médicinales d'ordre simplement physique, chimique ou mécanique. Ne pourrait-on pas classer, sous un point de vue analogue, l'ensemble des eaux, suivant qu'on les considérerait, soit comme des agents neutralisants, soit comme des moyens destructifs des causes occasionnelles vivantes? Jetons un rapide coup d'œil sur ces deux sortes d'actions médicinales, et nous compléterons ces études de classification pharmacologique des eaux, par une brève notice sur les bromo-iodurées, les arsenicales, et sur les eaux azotées.

L'eau, en général, reste toujours le premier agent de neutralisation, par son action dissolvante et de dilution. Elle neutralise ainsi les principes acides qui se forment dans l'estomac, ou qui, engendrés dans l'organisme, sont rejetés par les divers émonctoires. Les matières alcalines, en dissolution dans les eaux, agissent dans le même sens; et c'est sur la neutralisation des acides que l'on a essayé de fonder la théorie de l'action curative des eaux gazeuses sodiques, par exemple, dans la dyspepsie ordinaire ou diabétique, ou goutteuse, dans le rhumatisme et l'obésité.

Le soufre, l'iode, neutralisent le plomb, le mercure. A la neutralisation du mercure par le soufre se rapporte, sans doute, l'efflorescence de la cause syphilitique, sous l'influence des eaux sulfureuses : cause qui, offusquée simplement par l'intoxication mercurielle intercurrente, reprendrait de nouvelles forces, par la neutralisation des médicaments; à moins qu'on ne préfère dire que le soufre, indépendamment de son action sur le mercure, réveille la cause occasionnelle, ou le virus syphilitique, et la rend de nouveau plus active et plus nuisible.

L'action parasiticide des composés sulfurés, iodés, arsenicaux est connue. L'action antiseptique, antiputride, antifermentante de ces mêmes substances et des eaux chargées d'acide carbonique et de chlorure de sodium, ne fait aucun doute, et a toujours été appliquée, quoique sous des noms divers, lorsqu'il s'est agi de traiter des plaies, des ulcères, des catarrhes chroniques, des dermatoses suintantes ou desquamatives, etc. L'action nuisible des eaux minérales sur les êtres microscopiques qui végètent sur les corps vivants, ou dans les parties vivantes, qui causent et entretiennent tant de maladies, admise de tout temps, a pris une nouvelle vogue dans ces dernières années. Cette action, par exemple, vient d'être attribuée formellement aux eaux sulfureuses, en ce qui concerne la cause occasionnelle vivante des tuberculisations viscérales. On peut l'étendre, sans doute, aux diverses eaux muriatiques, arsenicales et bromo-iodurées, dont l'action détersive, métasyncritique, rivalise avec l'action du même genre que développent les eaux sulfurées.

EAUX BROMO-IODURÉES.

L'iode et le brome ont été découverts, dans les eaux minérales, au commencement de ce siècle. C'est seulement, en effet, en 1821, que Cantu et Angelici reconnurent l'existence du premier de ces corps dans certaines eaux sulfureuses. Quant au brome, Vogel le signala, pour la première fois, en 1826, dans une eau minérale de la Bavière, l'eau de la source d'Heilbronn. Les analyses les plus récentes ont établi que là où existent les iodures, il existe également des bromures. Cette règle, toutefois, ne serait pas sans exception. Ainsi, par exemple, l'eau de

Cheltenham, en Angleterre, contiendrait du brome et point d'iode; et il en serait de même des eaux de la mer Morte. Mais c'est là un fait de pure curiosité chimique. Une constatation plus importante au point de vue thérapeutique a permis d'établir, positivement, une relation d'origine, pour ainsi dire constante, entre les iodures, les bromures et les chlorures, plus particulièrement avec le chlorure de sodium. Mais tandis que ce dernier sel se dose par grammes, c'est par milligrammes, par traces même, et bien rarement par quelques centigrammes, que s'estiment les bromures et les iodures.

Toutes les eaux muriatiques sont donc bromo-iodurées, quoique à des degrés fort inégaux. Parmi les plus remarquables en ce genre nous pouvons citer : Bex, Saxon, Willdegg, Nauheim, Kreutznach, La Motte, Salies-de-Béarn, La Mouillière-Besançon, etc., toutes chlorurées sodiques ; et, parmi les sulfurées, l'eau de Challes.

Les eaux bromo-iodurées sont, en général, froides; leur saveur est amère, salée, désagréable ; leur odeur variable. Appliquées à l'extérieur, ou prises en boisson, elles provoquent les mêmes effets physiologiques, et remplissent les mêmes usages que les eaux muriatiques et certaines sulfurées, surtout les salines, contre toutes les affections tuberculeuses et scrofuleuses. On leur accorde, cependant, un degré d'efficacité d'autant plus marqué qu'elles sont chargées davantage de brome et d'iode.

EAUX ARSENICALES.

Il y a peu d'années encore, l'existence de l'arsenic dans les eaux minérales était un fait complètement inconnu. Ce fut en 1839, que, pour la première fois, Tripier en signala des traces dans les dépôts recueillis aux sources d'Hammann-Meskoutine, en Algérie. Puis vinrent, en 1846, les travaux analytiques de Walchner sur les sources de Wiesbaden, travaux qu'il étendit à beaucoup d'eaux minérales, et qui imprimèrent une très vive impulsion à ce nouveau genre de recherches. Bientôt, en effet, une foule de chimistes des plus distingués parmi lesquels nous citerons Thénard, Liébig, Frésénius, O. Henry, Gobley, Schaeuféle, etc., prouvèrent que la présence de l'arsenic dans les eaux minérales, loin d'être un fait isolé, rare, est au con-

traire une circonstance commune à un très grand nombre
de sources; et dès 1855 Chevallier établissait qu'en France
le principe arsenical avait déjà été découvert dans l'eau
de quatre-vingts sources, ou dans les dépôts qu'elles aban-
donnent. Depuis, le nombre en a, sans doute beaucoup
augmenté.

Ainsi l'arsenic se trouve, comme le fer, par exemple, dans
une foule d'eaux minérales de composition fort différente;
et les eaux les plus arsenicales que l'on connaisse, celles
de La Bourboule, sont des eaux muriatiques et sodiques
bicarbonatées; elles contiennent, par litre, sept milligrammes d'arsenic. Ce principe se rencontre dans les
eaux, soit à l'état d'acide arsénique, soit d'acide arsénieux;
et les chimistes associent généralement ces acides avec
les bases alcalines ou ferreuses, ou avec l'oxyde de fer. Ce
seraient donc des arsénites et des arséniates qui rendraient
arsenicales toutes ces eaux minérales. Mais, il faut bien
l'avouer, ces sels, à de très rares exceptions près, — vingt-
huit milligrammes à La Bourboule, environ un milligramme
au Mont-Dore, un peu moins d'un milligramme à Vichy,
à Plombières, à Royat, etc., — s'y trouvent, pour l'ordinaire, en de si infimes proportions, qu'on ne peut guère
comprendre que l'arsenic, qui, en somme, n'est pas un
médicament des plus pénétrants et des plus actifs, puisse
jouer un rôle physiologique et thérapeutique quelconque
dans la plupart de ces eaux.

On considère les eaux arsenicales comme étant fort
utiles dans toutes les maladies de la peau et des poumons.
On les regarde comme représentant un des remèdes les
plus actifs de l'impaludisme, de la tuberculose et de la
plupart des dartres rebelles, du psoriasis en particulier.
Enfin, on les a vantées contre la chlorose, le diabète; et
beaucoup de désordres vagues reliés à cet état pathologique abstrait que quelques auteurs ont appelé la diathèse
herpétique.

EAUX AZOTÉES.

L'azote se rencontre, à l'état libre et combiné, dans un
très grand nombre d'eaux minérales; et il ne nous semble
pas douteux qu'il puisse y remplir une action médicinale,
au même titre que l'un quelconque des principes, même
des plus infimes, qui minéralisent les eaux. Toutefois, il ne

nous paraît pas que cette action soit très importante, ni même fort étendue. On a bien dit que l'azote, jouant un des premiers rôles en physiologie générale, puisque sans lui la vie ne peut s'exercer, son rôle thérapeutique ne pouvait être que fort important. Mais, en pareille matière, c'est à l'expérience à décider, et non point à l'analogie. Il n'y a, en effet, aucun rapport nécessaire entre des propriétés physiologiques générales et des vertus curatives; et l'expérience démontre que des matières de premier ordre en physiologie générale ne sont point, par cela même, au premier rang des substances médicamentaires. L'eau, certainement, est aussi importante en médecine qu'en physiologie générale : la vie est impossible sans elle, et aussi l'art de guérir. Mais, à côté de cet agent capital, voyez le rôle médicamentaire nul de l'hydrogène, et à peu près nul du carbone, le rôle thérapeutique très restreint de l'oxygène, et comparez avec l'action curative de l'opium, du chloroforme, du quinquina et de tant d'autres remèdes excellents, le tartre stibié, l'iode, le mercure, dont l'utilité, en physiologie générale, ne semble pas très effective.

Toutes les eaux gazeuses laissent échapper de l'azote. Il y en a relativement peu dans les carboniques; mais les eaux sulfurées vraies ou primitivement sulfureuses, celles des Pyrénées, par exemple, les eaux de Contrexéville, de Néris, du Mont-Dore, de Luxeuil, de Saint-Gervais, de Ponticouse, etc., dégagent une assez grande abondance de bulles de gaz azote, soit pur, soit accompagné de très faibles proportions d'oxygène et d'acide carbonique. Ce sont des eaux azotées. Ce dégagement d'azote, dans les eaux sulfureuses, est très remarquable, d'autant qu'il se trouve associé, dans ces eaux, avec cette matière organisée et par conséquent azotée, qui a reçu le nom de barégine. On suppose que le principe azoté, libre ou combiné, agit dans ces eaux comme il agit dans l'air atmosphérique, où il diminue l'action irritante de l'oxygène, en modérant l'action vive du principe sulfureux. Le fait est qu'un certain nombre de ces eaux doivent sans doute à la matière azotée, et à l'azote gazeux lui-même, leurs vertus calmantes si fort en opposition avec celle que devrait leur communiquer, du moins à ce qu'on suppose, leur minéralisation sulfurée. On a admis également que l'azote hydrominéral, introduit dans les voies digestives et venant à être absorbé, devient une matière assimilable, et par conséquent nutritive. Rien n'empêche qu'il en soit ainsi, et que les eaux azotées ne jouissent de vertus alimentaires.

IV

AGENTS MÉDICINAUX QUI ONT DU RAP- PORT AUX EAUX MINÉRALES

De l'air atmosphérique chargé de matières hydrominérales. — Ce moyen thérapeutique s'est étendu extrêmement depuis quelques années auprès d'un grand nombre de stations. Il a pour but de porter les éléments volatils ou volatilisables des eaux au contact de la surface cutanée, des muqueuses accessibles et des organes respiratoires ; et même l'eau minérale avec tous ses éléments, en la poudroyant au point d'en former comme une espèce de brouillard.

Considérons d'une façon plus particulière les applications, aux organes respiratoires, des atmosphères hydrominérales. Ces atmosphères artificielles sont formées par une addition, soit de l'un ou de l'autre des éléments constitutifs de l'air ordinaire, soit de quelque principe chimique gazeux, étranger, et extrait de l'eau minérale même, à une masse plus ou moins forte d'air confiné momentanément. Nous faisons abstraction ici des vapeurs forcées qui entraînent dans l'atmosphère une fine poussière d'eau, ainsi que des brouillards médicamentaires. On ne se sert guère actuellement, auprès des stations, pour former des atmosphères applicables aux organes respiratoires, que de la vapeur d'eau et de l'hydrogène sulfuré. On a essayé cependant d'y introduire de l'azote et de l'acide carbonique. Il paraît que les atmosphères médicinales artificiellement azotées sont appliquées dans quelques rares stations de l'étranger, par exemple à Lippspring. Pour porter l'acide carbonique au contact de la muqueuse du larynx et des bronches, on charge l'air d'un local approprié, avec deux, quatre, cinq et au plus dix parties de ce gaz, pour cent d'air atmosphérique. On rend en même temps cette atmosphère suffisamment humide, pour que la vapeur d'eau amoindrisse l'action irritante de l'acide carbonique.

Vantée, de même que l'atmosphère azotée, contre le catarrhe chronique des bronches, on pourrait, sans doute, en obtenir d'excellents effets, en transformant le local en étuve, de manière à provoquer une certaine stimulation générale, accompagnée de diaphorèse cutanée et bronchique. Nous traiterons tout à l'heure des atmosphères et des inhalations sulfurées, des étuves à vapeur forcée et des brouillards médicamentaires.

On peut se faire une idée générale de l'action curative de ce moyen thérapeutique dont nous parlons, appliqué au traitement des phlegmasies chroniques de la muqueuse des organes respiratoires, en considérant la modification introduite dans ces atmosphères artificielles, par rapport à la quantité de l'oxygène qu'elles sont susceptibles de fournir à l'inspiration, abstraction faite de l'action propre de l'agent médicateur, ou supposé tel, qu'on introduit en proportions plus ou moins fortes, dans l'air que le malade doit respirer. Une accumulation d'un principe gazeux quelconque, autre que l'oxygène, dans l'air d'un espace circonscrit et momentanément confiné, doit nécessairement produire une atmosphère, dans laquelle la quantité d'oxygène sera relativement amoindrie. Or on sait que l'action irritante de l'oxygène sur la muqueuse des voies aériennes qui, pour l'ordinaire, ne produit pas une sensation capable d'être appréciée, ne provoque pas de sensation douloureuse et ne détermine pas de spasmes, affecte au contraire péniblement la muqueuse enflammée et dépouillée de son épithélium et produit des sensations douloureuses, des accès de dyspnée, de toux, etc. Eh bien ! diminuez la quantité de l'oxygène atmosphérique, évidemment en excès pour nos besoins respiratoires ordinaires dans l'état de maladie, au moyen d'un gaz, d'une vapeur quelconque qui ne soient pas essentiellement nuisibles ; et vous obtiendrez un air médicinal bien moins irritant, même calmant et parégorique, dont l'effet pourra n'être que fort utile.

De l'air atmosphérique chargé d'hydrogène sulfuré. — C'est un moyen destiné à faire pénétrer jusque dans les parties les plus profondes des voies respiratoires le gaz hydrogène sulfuré qui s'échappe des eaux sulfureuses, soit spontanément, soit par la chute ou le brisement de l'eau. On a constaté que ce gaz, inspiré avec modération, après avoir déterminé passagèrement une certaine surexcitation des organes respiratoires, amoindrissait l'irritabilité de la muqueuse exagérée et morbide, et qu'il possédait même une action parégorique manifeste.

La plus simple de ces applications consiste à aspirer, tout uniment, comme cela se pratique à Luchon et dans plusieurs autres localités, en même temps que l'air, au moyen d'un embout placé en avant de la bouche ouverte, la vapeur qui se dégage naturellement d'une eau thermale sulfurée. Cette vapeur se mêle ainsi, en quantité que l'on peut régler, à l'air atmosphérique inspiré, et, pénétrant jusqu'à l'extrémité des bronches, va toucher la muqueuse des organes respiratoires et la paroi même des alvéoles pulmonaires.

Des chambres respiratoires à atmosphère sulfurée ont été élevées dans un grand nombre de stations. Elles doivent être parfaitement ventilées, peu humides, ou le moins possible; et maintenues au degré ordinaire de la température ambiante: de 18° à 20° par exemple. L'hydrogène sulfuré qui s'y dégage et rend ces chambres médicamentaires provient de l'eau minérale brisée de diverses manières et laissant échapper à peu près tout ce qu'elle peut contenir de ce gaz dissous.

Ces diverses inhalations d'air sulfuré sont employées avec un réel avantage dans un grand nombre de cas de phlegmasies chroniques des fosses nasales, de la gorge et des organes respiratoires, surtout catarrhales. On peut en tirer encore de bons effets dans la coqueluche, et peut-être aussi dans la phtisie pulmonaire, à la première période, purement tuberculeuse. Ces inhalations sont susceptibles également d'assainir les voies aériennes; elles facilitent l'expectoration et tarissent la bronchorrhée.

Vapeurs forcées et brouillards médicamentaires. — Employés dans les mêmes maladies des organes respiratoires que les atmosphères sulfurées: pouvant, d'ailleurs, être produits avec les eaux sulfureuses, certaines eaux gazeuses, un grand nombre d'eaux salines, quelques arsenicales, etc., soit chaudes, soit froides et artificiellement chauffées. Les appareils destinés à les engendrer sous un petit volume, et à les présenter immédiatement à l'orifice buccal, se rencontrent partout, et sont d'un usage en quelque sorte aussi banal que l'antique aspiration de vapeurs d'eau chaude, si usitée dans la médecine domestique. Sous un plus grand volume et destinés à composer des atmosphères qui enveloppent le corps entier, ils servent à constituer des étuves humides et bains de vapeur ordinaires, et des salles de respiration à température plus ou moins élevée. On trouve dans ces vapeurs forcées et dans ces brouillards, avec la vapeur et les principes volatiles, la plupart des substances minérales entraînées avec la fine poussière d'eau. Il est aisé de comprendre qu'une certaine proportion de ces matières puisse arriver avec l'air atmosphérique dans le jeu de la respiration, au contact de la muqueuse des organes respiratoires, et pénétrer même très profondément dans la cavité des bronches.

De l'application externe du gaz acide carbonique. — Le gaz acide carbonique se dégage avec tant d'abondance de certaines eaux minérales, qu'il a paru convenable de le recueillir et de l'appliquer aux parties extérieures du corps, en le mêlant, en proportions variables, à l'air atmosphérique, pour en former des sortes de bains ; soit pur, sous forme de courant gazeux ou de douche. C'est surtout en Allemagne que s'est largement développée cette application, et nous savons déjà ce qu'elle est susceptible de produire par les quelques mots que nous en avons dits à propos des eaux gazeuses. Mais ce n'a jamais été qu'un moyen thérapeutique accessoire et d'une portée limitée. Son emploi, en France, a toujours été assez restreint. Voici, d'après Baumé, les effets d'un bain de gaz carbonique :

« L'air fixe (1), dit-il (2), appliqué immédiatement sur les corps vivants, produit une sensation de chaleur sur laquelle on ne peut se méprendre. J'ai plongé nombre de fois des thermomètres dans des cuves à bière vidées de la veille qu'on avait couvertes à dessein de conserver l'air fixe dont elles se trouvaient remplies. Ce gaz n'indiquait sur l'intrument qu'un demi-degré de chaleur supérieure à celle du local : cette chaleur était celle de la cuve dans laquelle la bière avait été contenue la veille ; mais j'éprouvais sur les mains, que j'étais obligé d'y plonger, une chaleur douce et agréable. Le thermomètre, hors de la cuve, était alors à 6° au-dessus de zéro, tandis que celui de la cuve indiquait 6°5 (3).

(1) C'est l'acide carbonique.
(2) Dans ses *Eléments de Pharmacie*, 6e édit. Paris, 1790, in-8, p. 852.
(3) Il s'agit de l'échelle de Réaumur. A l'échelle centigrade le premier degré eût été 7°8 environ ; et le second un peu plus de 8°.

« Voulant connaître si cette sensation de chaleur était bien réelle, je descendis tout habillé dans la cuve, au moyen d'une échelle, et je restai sur cette échelle de manière que mon corps fût plongé jusqu'à la poitrine. Comme j'avais la tête bien au-dessus de l'air fixe, je ne courais point le risque d'être asphyxié. Avant d'entrer dans cette cuve, je ressentais beaucoup de froid, surtout aux pieds, mon intention était de m'y réchauffer ; je restai dans cette situation pendant environ quinze minutes. A peine mon corps fut-il plongé dans la cuve, que je ressentis, même au travers de mes souliers, une chaleur douce, agréable, comme si j'eusse été dans une étuve ; je me réchauffai même si promptement par tout le corps, qu'en moins de dix minutes je ressentis une légère moiteur, et je commençai à entrer en sueur au bout de quinze minutes. Il est croyable que si j'y fusse resté plus long-temps, j'aurai sué. J'ajouterai que je n'ai éprouvé absolument rien, à la suite de cette expérience, qui ait altéré ma santé. »

Le phénomène décrit par Baumé s'observe également dans les cuves où le moût de raisin vient de fermenter, immédiatement après qu'on les a vidées, et lorsqu'elles renferment encore une forte proportion de gaz acide carbonique. En poursuivant l'expérience dans des piscines ou des baignoires aménagées avec soin, de manière à éviter l'inhalation du gaz carbonique, et dont l'air est chargé de 15 à 30 pour 100 de ce gaz, on constate que la chaleur ressentie finit par devenir prurigineuse en certaines parties du corps. Bientôt la peau s'anime, devient turgescente et se couvre de sueur ; on observe, en même temps, de l'accélération du pouls et de l'éréthisme génital avec des envies d'uriner. Au sortir du bain, les phénomènes persistent plus ou moins longtemps ; et l'impression de l'air, quelle que soit la température de l'atmosphère, est toujours désagréable. Aussi convient-il de se couvrir avec un chaud vêtement. Tous ces phénomènes varient d'ailleurs, suivant la sensibilité de la personne soumise à l'action de l'acide carbonique.

Le courant de gaz, formant ce qu'on appelle une douche d'acide carbonique, produit une action stimulante, hyperesthésique, sudorifique, analogue, sur la partie qu'il atteint ; mais la première impression produite est une sensation de froid, à laquelle succède le sentiment de chaleur.

On a employé ces applications de gaz carbonique, empiriquement ou théoriquement, dans une foule d'états morbides ; toutefois, il semble acquis qu'elles sont particulièrement utiles dans toutes les affections anesthésiques et paralytiques, et surtout dans les maladies rhumatismales arthritiques non inflammatoires, où il s'agit de rétablir le fonctionnement de la peau. Parmi les affections rhumatismales douloureuses, on cite la névralgie sciatique comme devant bénéficier principalement de ce mode de traitement, peut-être à cause de l'action anesthésiante du gaz : il n'est pas rare pourtant de voir la douleur réapparaître avec force dès les premières applications, pour se calmer ensuite, il est vrai. Elles ont été encore vantées, ces applications, contre l'ataxie locomotrice ; mais, probablement, si elles y ont été de quelque utilité, ce n'est point dans les cas de sclérose des cordons postérieurs, des racines des nerfs sensitifs ou de leurs extrémités ; c'est plutôt dans l'incoordination paralytique, par paralysie inégale souvent accompagnée de mouvements spasmodiques partiels des diverses parties musculaires, habituellement associés ; et que l'épuisement ou le rhumatisme peuvent parfaitement provoquer. On trouve des bains de gaz acide carbonique à Vichy, à Saint-Alban, à Nauheim, à Carlsbad, à Marienbad, etc.

Des remèdes provenant de l'exploitation des salines. — On travaille, dans les salines, sur des eaux qui renferment assez de chlorure de sodium pour qu'on puisse exploiter industriellement l'extraction du sel marin. Le type de ces eaux salées est l'eau de mer. Dans l'eau de la Méditerranée, que nous prendrons pour exemple, puisée non loin des côtes du golfe du Lion, on trouve pour un litre d'eau, sur 39 gr. 34 de principes fixes : 30 gr. 85 de chlorure de sodium, 3 gr. 54 de chlorure de magnésium et 2 gr. 54 de sulfate de magnésie. Le chlorure de potassium et le bromure de sodium y sont représentés, le premier par 0 gr. 495, et le second par 0 gr. 580. Enfin, parmi les principes indifférents au point de vue médical, se trouvent le sulfate de chaux à la dose de 1 gr. 39, et le carbonate de chaux à la dose insignifiante de 0 gr. 12. Les eaux exploitées dans les salines de France et du reste de l'Europe ont une composition analogue. En Allemagne, cependant, quelques-unes de ces eaux contiennent d'assez fortes proportions d'acide carbonique libre.

Le résidu des marais salants, liquide en général brunâtre, poisseux et âcre, assez semblable à de la lessive, renferme les mêmes principes que l'eau de mer, seulement dans des proportions différentes, surtout à cause de l'élimination de la plus grande partie du chlorure de sodium. On y voit apparaître, en outre, en quantités assez importantes, des matières qu'on ne rencontre qu'à faibles doses, ou à l'état de traces, dans l'eau elle-même, les bromures, les iodures, par exemple.

Les eaux mères, provenant des cristallisoirs des salines et qui sont appliquées aux usages médicinaux, offrent une grande analogie avec les résidus des marais salants. Elles renferment, pour l'ordinaire, des chlorures de magnésium, de calcium, de potassium et de sodium ; des sulfates de magnésie et de soude ; du bromure de potassium, et l'on y trouve même, dans certaines localités, de l'iode combiné avec le potassium, sans doute, et les autres principes ou terreux ou alcalins.

L'application des eaux mères sur la peau y produit une vive rubéfaction, un prurit intense, avec sentiment de chaleur. Ces effets stimulants peuvent aller jusqu'à l'inflammation même. On ne les emploie pas pures ordinairement, mais additionnées d'une proportion plus ou moins forte d'eau commune, ou d'une eau minérale muriatique ; et en quantité telle que l'on n'obtienne plus qu'un effet sinapisant. On en compose ainsi des bains généraux ou partiels, des épithèmes, des injections qui développent des effets stimulants, métasyncritiques, utiles dans les états scrofuleux simples ou avec ulcérations ; et pour donner du ton et de l'animation dans la complexion molle et torpide, enfin dans toutes les affections dites lymphatiques. On applique volontiers des compresses imbibées d'eau mère pure sur les tumeurs écrouelleuses, sur les tumeurs blanches et sur les ulcères atoniques scrofuleux.

En concentrant, jusqu'à un certain degré, les eaux mères par évaporation, on obtient les sels d'eau mère pour bains, qui s'emploient dans les mêmes cas et produisent des effets analogues. Ces sels se présentent sous la forme d'une substance à cristallisation incomplète et très irrégulière, à ce point hygrométrique d'ailleurs, qu'elle revient rapidement à l'état liquide, sous l'influence de la chaleur et de l'humidité. Pour donner une idée relative de la proportion des sels qui entrent dans la composition

3

de ces produits, nous transcrirons les résultats analytiques fournis par l'eau mère et le sel de bain de Nauheim, sous le rapport des chlorures qui en forment la partie essentielle. L'eau mère de Nauheim contient, par litre, en chiffres ronds : chlorure de calcium 247 gr., de magnésium 28 gr., de potassium 14 gr., de sodium 7 gr. Le sel de bain, par kilogramme : chlorure de potassium 317 gr., de magnésium 82 gr., de calcium 20 gr., de sodium 14 gr.

Les eaux muriatiques qui ne sont point assez chargées de chlorure de sodium pour être immédiatement soumises à la cristallisation, sont portées, d'abord, au point de concentration convenable, par une évaporation lente, dans des bâtiments de graduation. Dans ces bâtiments, l'eau se divisant à l'infini, par une succession de chutes, se concentre progressivement ou par degrés, en émettant des vapeurs qui entraînent avec elles une fine poussière d'eau à l'état globulaire ; et de l'acide carbonique lorsque l'eau salée en contient. L'atmosphère de ces bâtiments se trouve chargée par ce fait, non seulement de vapeurs d'eau et de gaz acide carbonique, mais aussi d'une proportion extrêmement faible, sans doute, et cependant appréciable d'eau minérale et de chlorure de sodium. A ce dernier point de vue l'atmosphère des bâtiments de graduation et des chaudières d'évaporation peut assez bien représenter l'air marin, si vanté contre les scrofules, air qui renferme toujours, surtout lorsque le temps est humide et la mer agitée, des traces de sel ; et l'on conçoit qu'on ait cherché à l'appliquer au traitement de cas analogues. On fait respirer, en effet, l'air des salines aux personnes atteintes de maladies scrofuleuses; mais il nous semble superflu d'ajouter que la mer et son atmosphère ont des qualités qu'on ne saurait trouver dans les bâtiments de graduation.

Des boues hydrominérales médicinales. — Ce sont des matières marécageuses, tourbeuses ou limoneuses, imprégnées d'eau minérale, et chargées par conséquent des divers principes volatiles ou fixes que peuvent y laisser les eaux. La plupart de ces matières étant riches en substances organiques, il s'y produit des fermentations et des mutations qui en modifient, sans doute, les éléments. Ainsi, par exemple, les sulfates y sont transformés aisément en sulfures, lesquels se réduisent non moins facilement en sulfites, hyposulfites, etc. On emploie les boues telles quelles, en applications locales ou générales; ou mêlées à l'eau minérale et plus ou moins délayées. Ensuite, on nettoie la peau, si c'est nécessaire, au moyen d'un bain ordinaire.

Les boues hydrominérales provoquent toutes une action rubéfiante hyperesthésique prurigineuse, à des degrés divers, suivant le mode d'application et la dose : c'est à proprement parler une action sinapisante. La stimulation ainsi provoquée, étant poussée trop loin, produit parfois une fluxion inflammatoire de la peau; et même, par sympathie, un état semblable des parties plus profondes, arthritiques ou viscérales, relativement affaiblies par quelque désordre morbide. De telles applications peuvent convenir dans tous les cas où il importe de réveiller et de forcer l'action sensorielle cutanée, et de rétablir le jeu de la peau par rapport à la chaleur vitale. Les boues sont particulièrement recommandées contre les maladies chroniques non fébriles, non fluxionnaires, des organes cellulaire et lymphatique, les tumeurs blanches et leurs suites : fausses ankyloses, atrophies musculaires, etc.; enfin, contre toutes les maladies rhumatismales, arthritiques, lentes, douloureuses ou anesthésiques, spasmodiques ou paralytiques, etc.

Les localités les plus renommées pour l'application des boues hydrominérales sont : Dax, Saint-Amand, Barbotan, Marienbad, Franzensbad, Abano, Acqui.

V

DE L'APPLICATION DES EAUX MINÉRALES

Modes d'administration des eaux minérales. — Il ne nous paraît pas nécessaire d'étudier longuement, suivant l'usage, la manière dont on administre les eaux, et les moyens accessoires employés dans la plupart des stations. Nous n'imiterons pas davantage les auteurs qui discutent sérieusement de la capacité du verre à boire les eaux minérales, et qui pensent que le législateur devrait intervenir pour en fixer la mesure. Il nous semble plus intéressant et plus utile, après avoir cité simplement les divers procédés d'application des eaux, tant à l'intérieur qu'à l'extérieur, de donner une idée suffisante de ce qu'étaient les bains chez les Anciens, pour qu'on puisse comparer avec ce que nous savons faire en ce genre, et d'expliquer brièvement ce qu'on doit entendre par la méthode appelée par nous *balnéation gastrique artificielle*, afin d'en déterminer nettement les applications. Les eaux minérales s'administrent d'ailleurs de toutes les manières. On les boit ; on les applique en bains, en lotions, en fomentations, en douches ; enfin, sous forme d'injections dans toutes les cavités accessibles, soit naturelles, soit accidentelles ; en collutoires et en gargarismes. On y associe fréquemment les frictions et le massage. On combine aussi de plus en plus, et trop souvent sans raison, la médecine thermale avec l'hydrothérapie, etc. Tout cela, comme on voit, n'a pas besoin d'être décrit et encore moins d'être défini, parce que tout le monde sait ce que c'est, ou le découvre aisément. Cependant nous rappellerons que, dans le langage des établissements thermaux, l'injection rectale porte le nom de douche ascendante, et l'irrigation vaginale, celui de petite douche.

Du bain chez les Anciens. — A toutes les époques et chez tous les peuples, les bains ont été considérés comme un puissant moyen d'hygiène, et les eaux minérales comme le remède d'un grand nombre de maux. Aussi la plupart des sources étaient-elles consacrées à Hercule, le dieu de la force. Qui ne connaît les vertus mythologiques de la fontaine de Jouvence ? Il existait, du reste, plusieurs fontaines de ce nom. Les deux plus célèbres se trouvaient à Patræ et à Argos ; c'étaient des sources ferrugineuses dont tout le merveilleux consistait à donner plus d'animation et de vie aux femmes atteintes de pâles couleurs. Hébé, la déesse de la jeunesse, fit un fréquent usage des eaux de Patræ, ce qui, joint à cette circonstance qu'on la représente avec des cheveux blonds, ferait croire qu'elle était un peu chlorotique. Peut-être aussi ne faut-il voir, avec Palephate, dans l'histoire d'Eson rajeuni par les bains médicinaux de Médée, qu'une description allégorique de la propriété qu'ont certaines sources d'entretenir et de fortifier la santé.

Les édifices somptueux élevés par les Romains partout où ils rencontraient des eaux minérales, et jusqu'aux extrémités de leur immense empire, indiquent que, chez eux, le goût des bains allait jusqu'à la passion ; mais ils attestent aussi leur sollicitude pour l'hygiène des armées. C'est en se plongeant dans les piscines dont nous admirons encore aujourd'hui les proportions grandioses que le soldat réparait ses fatigues et se fortifiait pour de nouveaux combats.

On se ferait difficilement une idée de ce qu'était un bain chez les Romains, et surtout à Rome. Le bain ne consistait pas seulement en une immersion dans l'eau, de plus ou moins de durée, mais il se composait de plusieurs actes, lesquels s'accomplissaient chacun dans autant de divisions des thermes (1). Vitruve nous en a laissé une description complète.

Le baigneur déposait ses vêtements dans une espèce de vestiaire appelé *apodytère*; de là, il se rendait dans une autre pièce, l'*onctuaire*, où des esclaves l'enduisaient d'une huile parfumée. Il passait ensuite dans la salle du gymnase ou *sphéristère*, et, après s'y être livré à divers exercices, il traversait l'étuve sèche nommée *laconicum* pour aller, le corps en sueur, se plonger dans une des vastes baignoires du *caldaire*, dont l'eau était maintenue à une température élevée. Là, on le brossait assez rudement avec une lame de métal ou d'ivoire appelée *strigile* (nous en avons fait *étrille*). A côté du bain chaud se trouvait l'étuve humide ou *tépidaire*, qu'il ne faisait également que traverser pour se rendre au *frigidaire*, immense bassin d'eau froide où il pouvait se livrer à la natation. Ce bain était précédé et suivi de plusieurs frictions. A sa sortie de l'eau, des esclaves enveloppaient le baigneur dans une couverture moelleuse appelée *sindon*, l'essuyaient bien soigneusement avec du linge et des éponges, le parfumaient d'essences précieuses, puis enfin le reportaient à l'*apodytère*, où il reprenait ses vêtements.

Dans les établissements bien organisés, on trouvait aussi, outre la piscine commune, des baignoires d'airain ou de marbre où l'on pouvait prendre son bain séparément: les Romains les nommaient *solia*, et les Grecs πύελοι. Il y avait également un endroit réservé pour la douche. C'est donc à tort que l'on a prétendu que les An-

(1) Les ruines si intéressantes que nous possédons à Paris sous le nom de THERMES DE JULIEN, n'ont point, sans doute, la somptuosité de celles que nous avons admirées à Rome et dans d'autres villes d'Italie : toutefois elles permettent de distinguer la plupart des compartiments du bain, et surtout le *frigidaire* et l'*hypocauste*.

ciens n'en connaissaient pas l'usage. Il existe dans le musée de
Berlin un vase antique où l'on voit des femmes qui se la
font administrer, et les monnaies de la ville d'Himera, en
Sicile, représentaient Hercule se laissant tomber d'une
certaine hauteur une nappe d'eau sur la tête et les épaules.
D'ailleurs, vous trouverez la douche très clairement désignée dans la plupart des écrivains et surtout des poètes qui
nous ont initiés à la vie intime des Romains.

Les diverses pièces composant tout ce vaste ensemble
des thermes étaient portées au degré de chaleur convenable par l'*hypocauste*, immense four chauffé de toute
espèce de bois, excepté de celui de l'olivier ; on y attisait
une flamme égale partout, en faisant rouler à son intérieur
des globes de métal enduits d'une couche épaisse de téré-
benthine. Quant à la multitude de vases et d'ustensiles
répartis dans chaque salle pour la commodité des baigneurs, nous n'en finirions pas si nous voulions seulement
énumérer ceux que nous avons vus, à Naples, dans le
musée Borbonico.

Les Romains usaient du bain comme nous usons de la
promenade, dans un but de délassement et de bien-être :
« C'était, dit Martial, l'occupation de toute heure et de
tout instant :

> Nam thermis iterum cunctis iterumque lavatur.

On se baignait le matin et le soir, au sortir des palcs-
tres ; on se baignait avant le principal repas ; on se baignait également quand il s'agissait de prendre quelque
détermination importante. Nous voyons, dans Valerius
Flaccus, le grand prêtre Mopsus « se fortifier par le bain
et se préparer ainsi à son affreux sacrifice » :

> . . . . Lympha
> Membra novat, seque horrificis accommodat actis.

Les Grecs faisaient de même précéder du bain toute
grande entreprise exigeant du sang-froid et de l'énergie.
C'est ainsi que, dans Euripide, Alceste va se baigner avant
de se livrer à la mort qui doit sauver son époux, et que,
dans Platon, Socrate se fait mettre au bain avant de boire
la ciguë.

Le bain était, à Rome surtout, une nécessité de propreté, car le linge de corps n'étant pas encore connu,

l'amplitude de la toge donnait un accès facile à la poussière. Les diverses classes de la société se trouvaient réunies dans les mêmes bassins; il y régnait une liberté parfaite, sans distinction de rangs, ainsi que le prouve l'anecdote suivante, rapportée par Spartien : « L'empereur Adrien, qui aimait à se baigner avec la foule du peuple, aperçut un jour à côté de lui un vieux soldat qui, n'ayant pas de strigile, y suppléait en se frottant le dos contre la muraille. Adrien, qui l'avait connu au milieu des camps, lui demanda pourquoi il en agissait ainsi. — C'est, répondit le vieillard, parce que je n'ai pas le moyen d'acheter une strigile. — L'empereur aussitôt lui donna la sienne et, de plus, le gratifia d'une pension. Mais, le lendemain, quelle ne fut pas sa surprise de voir le bain envahi par bon nombre d'individus qui, dans l'espoir d'une même aubaine, usaient du procédé de frictions imaginé par le vieux soldat ! Adrien, cette fois, se contenta de leur faire distribuer quelques strigiles sans valeur, en les engageant à se les prêter mutuellement. »

Dans les premiers temps, hommes et femmes prenaient leur bain dans des compartiments séparés, et on n'y était admis qu'en costume. Ce costume consistait en une espèce de tablier de peau, appelé *subligar*, qui s'étendait de la ceinture aux genoux. Mais bientôt, par suite du mélange des sexes et de la nudité des baigneurs, les Thermes devinrent des lieux de débauche comparables aux plus infâmes lupanars. « C'est là, dit Ovide, que se cachaient en sûreté les maris de contrebande » :

> Celant furtivos balnea tuta viros.

« C'est là également, dit Martial, qu'on allait dans les ténèbres se mêler à la tourbe honteuse des courtisanes » :

> Cum te lucerna balneator extincta
> Admittat inter bustuarias mœchas.

Comprend-on que les choses en vinrent au point que « ce furent les femmes qui remplacèrent les masseurs, promenant sur le tronc et les membres leurs mains habiles » !

> Percurrit agili corpus arte tractatrix
> Manumque doctam spargit omnibus membris.

De pareils excès portèrent une égale atteinte à la mo-

rale et à la santé publiques. « Ce sont les bains, dit Pline,
qui amenèrent la décadence de l'empire (*in his periere
imperii mores*). » C'est à eux, si l'on en croit Juvénal,
qu'il faut rapporter « tant de morts subites frappant les
vieillards intestats » :

Hinc subitæ mortes atque intestata senectus.

Ces bains disparurent par l'influence du christianisme,
et ce fut même une de ses premières réformes ; cela se
comprend. Si tel fut, en effet, le langage de certains écrivains profanes pour en signaler les abus, quel ne dut pas
être celui des auteurs sacrés pour les flétrir ?

Balnéation gastrique artificielle. — L'un de nous a
introduit cette méthode de traitement dans les stations
d'eaux minérales, en France ; et c'est à Châtel-Guyon
qu'en a été faite la première application générale et publique. Elle consiste à introduire de l'eau dans l'estomac et à
l'en tirer artificiellement : en supprimant par conséquent
les deux phénomènes naturels d'ingestion et de vomissement. L'opération, de date ancienne d'ailleurs, se pratique
usuellement avec un tube de caoutchouc, ou simple ou
double. Ces deux appareils ont été contrefaits de toutes
les manières, et, certes, bien mal à propos ; car, employés
tels qu'ils ont été créés, par des mains, non pas absolument
habiles, mais simplement un peu exercées, ils peuvent
suffire à tous les cas.

Le lavage de l'estomac, sur lequel on a beaucoup trop
écrit et que l'on a étendu, contre toute raison, à une foule
de cas où il n'a que faire, est exclusivement indiqué par la
lésion de l'estomac que nous avons qualifiée de cloaque
gastrique ou stomacal. Cette lésion, non très fréquente,
mais que l'on observe pourtant de temps à autre, ne
figure pas encore, du moins à ce qu'il semble, dans les
traités généraux ou spéciaux de médecine gastrique. Nous
allons donc combler cette lacune et mettre, sur ce point,
la science en son état.

Nous appelons cloaque l'état suivant : l'estomac étant
incapable de se vider par le cardia ou par le pylore, les
matières ingérées s'y accumulent et y subissent différentes
sortes et divers degrés de putréfaction. L'entassement s'y
fait pendant plusieurs jours : alors surviennent des vomis-
sements, ou des évacuations par le pylore, qui débarras-

sent en partie seulement la cavité gastrique. Le diagnostic du cloaque se tire de la présence constante de matières dans l'estomac et de la putréfaction de ces matières, qui donne à l'haleine une odeur caractéristique bien désagréable. La dyspepsie putride n'est pas le cloaque ; c'est l'indigestion, au cours de laquelle se produisent des fermentations putrides, les matières ingérées finissant par être chassées entièrement de la cavité gastrique, soit par le cardia, soit par le pylore. Le cloaque stomacal indique le nettoiement assidu de l'organe ; ensuite, une alimentation régulière et disposée de telle sorte, que tous les aliments ingérés soient préalablement digérés ou évacués avant l'introduction de nouveaux aliments.

En somme, l'empoisonnement proprement dit étant excepté, il faut laver l'estomac quand il est malpropre ; et qu'il est incapable, par une cause quelconque, de se nettoyer de lui-même, et par l'emploi méthodique des agents ordinaires, ou des eaux minérales appropriées. Mais quel abus n'en a-t-on pas fait et n'en fait-on pas encore ! A Vichy, par exemple, et dans les stations d'eaux analogues, le lavage de l'estomac est pour ainsi dire inutile, et il faut être, ou bien peu au courant du diagnostic des maladies de l'estomac, ou bien peu habile dans le maniement des eaux, pour se croire obligé d'y avoir recours. Nous considérons comme une faute de l'employer dans la dyspepsie ordinaire, vulgaire ; et, enfin, dans tous les états autres que le cloaque stomacal.

L'irrigation de l'estomac, la douche appliquée à la muqueuse gastrique, au moyen de la sonde à double courant, pratiquée soit avec de l'eau tiède ou chaude, en dehors du lavage, peuvent très bien réussir dans certains cas, fort rares, d'inertie gastrique, où les moyens ordinaires de la médecine thermale externe et interne, de l'hydrothérapie commune, ne sont point arrivés à produire de résultat entièrement satisfaisant.

Préparation à l'emploi des eaux minérales. — On était autrefois dans l'usage de soumettre les malades qu'on envoyait aux eaux à un traitement préparatoire des plus énergiques. Nous ne pouvons mieux faire, pour donner une idée de ce traitement, que de citer le passage suivant d'une lettre que Boileau (1) écrivait de Bourbon-

---

(1) Fagon avait prescrit à Boileau, atteint d'une extinction de voix, les eaux de Bourbon-l'Archambault.

l'Archambault à Racine (21 juillet 1687) : « J'ai été, dit-il, purgé, saigné ; il ne me manque plus aucune des formalités prétendues nécessaires pour prendre les eaux. La médecine que j'ai prise aujourd'hui m'a fait, à ce qu'on dit, tous les biens du monde, car elle m'a fait tomber quatre ou cinq fois en faiblesse, et m'a mis en état qu'à peine je me puis soutenir. C'est demain que je dois commencer le grand œuvre, je veux dire que demain je dois commencer à prendre les eaux. » Or remarquons que ce ne fut point par suite de quelque circonstance particulière à sa santé que Boileau fut soumis à ces diverses épreuves. Non. C'étaient, comme il le dit lui-même, autant de *formalités prétendues nécessaires*, et par conséquent aucun malade ne pouvait en être affranchi. Quant au *grand œuvre*, on ne saurait nier que ce ne fût effectivement quelque chose d'assez sérieux, puisque nous lisons dans d'autres passages de ses lettres : « qu'il prend tous les matins douze verrées d'eau, plus pénibles encore à prendre qu'à avaler, lesquelles lui ont pour ainsi dire, tout fait sortir du corps, sauf la maladie pour laquelle il les prend. » Ce qui le tourmente le plus, c'est l'insomnie qui lui est imposée de par la Faculté. « Je n'ai plus d'appétit, dit-il, je traîne les jambes plutôt que je ne marche ; mais je n'oserais dormir, bien que je sois toujours accablé de sommeil... Pourvu que je ne m'endorme point, on me laisse toute liberté de lire et même de composer... Je suis tout étourdi par l'effet des eaux, sans qu'il me soit permis de sommeiller un moment (1). » On lui avait promis, n'en doutez pas, « qu'à peine il aura goûté des eaux, il se trouverait tout renouvelé, et avec plus de force et de vigueur qu'à l'âge de vingt ans (il en avait alors cinquante) ». Ce qui n'empêcha pas qu'au bout de six semaines de traitement il quittait Bourbon, « aussi muet qu'auparavant, » se plaignant des eaux tout en se louant des médecins, « qui étaient plus occupés à leurs malades que ceux de Paris, et qui leur consacraient plus de temps ». Semblable compliment est-il jamais sorti de la bouche de nos baigneurs ?

Nous bornons là ces citations, car les multiplier davantage serait nous écarter de notre sujet principal. Nous disions donc qu'autrefois les malades, avant de commencer la

(1) Quoi de plus absurde que cette privation forcée de sommeil chez un malade qui en avait au contraire tant besoin pour tempérer l'action beaucoup trop énergique des eaux !

cure, étaient soumis à un traitement que, d'après l'échantillon cité plus haut, nous n'hésitons pas à qualifier de brutalement empirique. On y a renoncé aujourd'hui, et avec raison ; il épuisait les forces, qu'on ne saurait au contraire trop soigneusement ménager, et par suite, au lieu d'assurer le succès, il était plutôt de nature à le compromettre. Mais en conclurons-nous que toute préparation aux eaux minérales soit chose qu'il faille toujours négliger ? Ce serait tomber dans un autre extrême presque aussi regrettable. Ce qu'il nous faut blâmer ici, c'est l'abus, non l'usage ; par conséquent sachons faire un choix parmi les malades, et distinguer ceux qui ont besoin d'un traitement préalable, sagement dirigé, d'avec ceux pour lesquels ce traitement serait inutile.

Quand un malade doit prendre les eaux plus spécialement en boisson, dans le but soit de résoudre quelque engorgement, soit de modifier quelques sécrétions viciées, il est très essentiel de s'enquérir tout d'abord de l'état de l'appareil digestif. S'il existe de l'inappétence, de la constipation, et que les eaux prescrites soient plutôt resserrantes que laxatives, une purgation est en quelque sorte de rigueur. En effet, comme les eaux n'agiront dans ce cas qu'à la condition qu'elles seront absorbées, vous aiderez puissamment à leurs bons effets en déblayant les voies par lesquelles l'absorption devra s'opérer. Devez-vous, au contraire, recourir plus particulièrement au bain et à la douche, de manière que l'excitation générale communiquée par les eaux impressionne non plus une fonction isolée, mais l'ensemble même des forces de l'organisme, que toute votre attention se dirige vers l'appareil circulatoire. Pour peu que le pouls vous paraisse plein, résistant, que les traits accusent une trop forte coloration, n'hésitez pas à recourir à un régime rafraîchissant. Ce moyen négligé, l'irritation thermale pourra, à un certain moment, dépasser le but, et autant il vous eût été facile, au début, de lui imprimer une sage direction, autant ensuite il vous sera difficile de la faire rétrocéder. Nous savons fort bien que c'est seulement pour certains cas que les purgations et les moyens tempérants et rafraîchissants doivent ainsi servir de préparation à la cure ; mais ces cas sont moins rares qu'on ne le croit communément. Une autre précaution qu'aucun malade ne devrait omettre, et que presque toujours, au contraire, il néglige, c'est, pendant les douze

ou quinze jours qui précèdent le départ, de suivre un régime très doux, et d'éviter les veilles et les contentions
d'esprit, afin de n'avoir, en arrivant aux eaux, d'autre
fatigue que celle du voyage, d'autre préoccupation que celle
de guérir.

Pourquoi est-il d'usage de ne fréquenter les eaux que
pendant l'été ? Plutarque nous apprend que, de son temps,
on préférait au contraire « le printemps et l'automne »
(ὁ περὶ τὸ ἔαρ καὶ τὸ φθινόπωρον) dans la crainte des trop fortes
chaleurs. Tibulle veut même « qu'on s'abstienne complètement des eaux pendant la canicule » :

> Unda sub æstivum non adeunda canem.

Nous ne voyons aucun motif plausible de réformer à
cet égard nos pratiques actuelles que justifie la température modérée de nos climats. Seulement nous désirerions
que quelques-uns de nos thermes eussent, en plus de la
saison d'été, une saison d'hiver. N'est-ce pas en hiver que
vous voyez les maladies de poitrine, les rhumatismes, les
affections de la peau et tant d'autres états morbides se
développer ou s'accroître ? Ce serait, par conséquent,
l'époque la plus opportune pour recourir à la médication
hydrominérale. Or c'est précisément celle où tous nos établissements, à de très rares exceptions près, sont fermés.

Conduite à tenir pendant la cure. — Nous supposons le malade rendu près de la source. A dater de ce moment, il n'appartient plus au médecin qui l'a envoyé: c'est
uniquement du médecin des eaux qu'il relève, et c'est à sa
seule direction qu'il lui faudra se confier désormais.

Sans doute cette substitution d'un médecin à un autre
médecin est chose extrêmement regrettable, d'autant plus
que tout malade aime à confondre le médecin avec l'ami,
se flattant, non sans motifs, que la sollicitude du premier
se fortifiera encore par l'attachement du second. Pour
remédier, autant que possible, à ces inconvénients, il est
essentiel que le médecin joigne à sa consultation des renseignements circonstanciés sur le tempérament de son
client, sur les ménagements particuliers que réclame sa
susceptibilité organique et sur les moyens qui, chez lui,
réussissent d'habitude, ainsi que sur ceux qui échouent;
mais ne pas aller plus loin. Vouloir indiquer d'avance combien de verres seront bus, combien de douches ou com

bien de bains seront pris, c'est s'exposer à commettre de graves méprises, *car on ne peut jamais savoir*, a priori, *comment telle eau sera supportée par tel malade* (1). C'est, en même temps, placer le médecin des eaux dans la position la plus fausse, obligé qu'il sera souvent ou de contrôler l'ordonnance qui lui aura été apportée, ou, s'il la fait exécuter, de donner au traitement une direction en dehors de ses propres inspirations. Que les baigneurs, de leur côté, évitent de commettre la moindre imprudence. Presque toujours, dans leur impatience de guérir, ils ont de la tendance à outrepasser les prescriptions du médecin. Les uns boivent avec excès, persuadés que leur soulagement futur doit se mesurer à la quantité d'eau minérale qu'ils absorbent; d'autres font abus de la douche, ou prennent des bains trop prolongés, ou bien les répètent trop souvent. Or il n'en faut quelquefois pas davantage pour compromettre plus ou moins le succès de la cure.

Cette manie d'outrepasser les doses a été, de tout temps, le défaut des baigneurs. Pline s'en plaignait déjà. « Bon nombre de malades, dit-il, se font gloire de rester plusieurs heures de suite dans des bains très chauds, ou de boire l'eau minérale outre mesure, ce qui est également dangereux. » Pline a raison. Seulement il ajoute : « J'ai vu de ces buveurs dont la peau était tendue au point de recouvrir leurs bagues, parce qu'ils ne pouvaient rendre la quantité d'eau qu'ils avaient avalée. » (*Vidi jam turgidos bibendo, in tantum ut annuli tegerentur cute, quum reddi non possit haustæ multitudo aquæ.*) Pline a-t-il réellement vu cela? Ne tombe-t-il pas ici lui-même dans l'exagération qu'il reproche si justement aux autres?

Quelques médecins sont dans l'usage d'employer, concurremment avec les eaux, un certain nombre de médicaments destinés à en favoriser les effets. C'est là une méthode dont nous sommes très peu partisans, exceptés dans les cas où les spécifiques sont rigoureusement indiqués. La plupart des malades qui arrivent auprès des sources n'ont-ils pas déjà passé par toutes les épreuves de la matière médicale? Quelquefois même l'état d'épuisement et de profonde atonie où ils sont tombés appartient autant à l'abus des

---

(1) C'est le motif pour lequel nous ne négligeons jamais, quand nous devons envoyer un malade à des eaux qui supportent le transport, de lui en faire boire chez lui, à titre d'essai, pendant quelques jours.

remèdes qu'aux ravages du mal. Laissez-les donc essayer des eaux minérales administrées seules, puisqu'ils ont vainement épuisé toutes les formules de la pharmacie.

Il est d'observation que les eaux, au bout d'un certain temps que l'on en fait usage, ont produit tout ce qu'on devait attendre d'elles. Il faut alors s'arrêter, sans quoi on verrait se développer dans l'économie des phénomènes de saturation qui pourraient compromettre le succès. La période pendant laquelle on peut prendre les eaux avec le plus d'avantage a reçu le nom de *saison*.

Une saison se compose, en général, de vingt à trente jours : cependant il est impossible d'établir à cet égard rien de précis, une multitude de circonstances pouvant en modifier la durée. Aussi le chiffre de vingt et un jours qui, pour les personnes du monde, a quelque chose de sacramentel, est-il tout à fait arbitraire et sujet à varier. Certains malades, après un repos de quelques semaines, doivent recommencer une seconde saison qui complétera le traitement: toutefois il est rare que cette seconde saison doive être aussi longue que la première.

Traitement consécutif. — Voici la cure terminée. Le malade quitte les eaux et rentre, par conséquent, sous la direction de son médecin habituel : et cette transition réclame certains ménagements. Ainsi, il est très essentiel que le médecin des eaux résume les principales phases de la médication thermale dans une note un peu détaillée, laquelle sert de programme pour les soins qui devront ensuite être administrés. L'action des eaux minérales se continue pendant quelque temps après qu'on en a interrompu l'usage. Cette action consécutive, qu'on invoque quelquefois pour dissimuler des insuccès, n'est souvent au contraire qu'un complément nécessaire de la cure ; par suite, elle exige une très grande circonspection de la part des malades, ceux-ci n'étant que trop portés à croire qu'avec le dernier verre d'eau doit cesser tout régime. Elle exige surtout de la part du médecin une extrême surveillance, car il est des cas où il convient d'intervenir d'une manière plus ou moins active. Supposons, par exemple, que l'excitation produite par les eaux persiste au delà d'un certain terme, ce peut être un indice que l'économie a été trop fortement minéralisée et qu'une médication sédative, tempérante, est devenue nécessaire ; il ne faut pas alors hésiter à y avoir recours. Dans ce cas, comme dans beaucoup d'autres que nous pourrions citer, on comprend toute l'importance d'une médication opportune consécutive.

L'expectation, nous le savons, est la règle la plus ordinaire, mais pourtant il est rare qu'elle doive constituer une abstention absolue. Ainsi beaucoup de malades ne se trouveraient pas bien de suspendre trop brusquement les eaux dont ils viennent de faire usage, et vous devez veiller à ce qu'ils continuent de les boire chez eux pendant encore un certain temps, dans le but de maintenir l'état artificiel qu'elles ont créé : c'est souvent le moyen le plus efficace de prévenir d'imminentes récidives. Nous ferons remarquer, à cette occasion, combien il est regrettable que les médecins soient si peu renseignés sur les modifications que le transport fait subir aux eaux minérales. Ainsi, par exemple, la plupart des eaux ferrugineuses transportées ne tiennent plus en dissolution la moindre trace de fer. Il serait d'autant plus important d'avoir sur ce sujet des notions positives, qu'il s'en faut beaucoup que les eaux conservent, loin de la source, les vertus thérapeutiques constatées à leur point d'émergence ; presque toujours celles-ci ont sensiblement diminué.

PREMIÈRE PARTIE

DES

EAUX MINÉRALES ET DES STATIONS THERMALES

DE LA FRANCE

Les stations d'eaux minérales, par l'immense développement qu'elles ont pris dans ces derniers temps, intéressent au même titre la santé et la fortune publiques. En effet, les visiteurs qui, chaque année, y affluent de toute part, soit dans un but d'hygiène, soit dans l'espoir d'y trouver la guérison ou le soulagement de leurs maux, emportent avec eux un abondant numéraire, qui, versé dans le pays, contribue puissamment à sa prospérité et à sa richesse. « Les eaux fondent les villes » (*aquæ condunt urbes*), disaient avec raison les Anciens. C'est ainsi que vous en verrez s'élever dans des contrées qui, par leur caractère sauvage ou leur isolement, semblaient ne devoir comporter d'autres abris que de chétives masures. Que seraient, sans leurs eaux, la Bourboule, Cauterets, Luchon, le Mont-Dore ? C'est au point que partout où l'on rencontre, au sein des montagnes, un village ou une cité florissante, on est presque sûr d'y rencontrer en même temps quelque source d'eau minérale.

La France, sous ce rapport, est un des pays les plus favorisés de l'Europe, tant par la quantité des sources et des établissements balnéaires, que par la variété de composition des eaux, la puissance de leurs effets thérapeutiques et le nombre, enfin, des malades qui les fréquentent. Nous sectionnerons son territoire, pour la commodité de la description, en six grandes divisions qui comprendront les régions des Pyrénées, de la Méditerranée, du Centre, des Alpes, de l'Est et du Nord.

CHAPITRE PREMIER
RÉGION DES PYRÉNÉES

I. — LANDES ET GERS.

DAX

Eaux et boues minérales hyperthermales.

Il n'y a peut-être pas de station plus heureusement située, comme voisinage et comme abords, que celle de Dax. Elle occupe le centre d'un triangle dont Arcachon, Pau et Biarritz sont les points extrêmes ; la grande voie ferrée d'Orléans et du Midi, qui relie Paris à Madrid, longe ses murs : enfin c'est la tête de ligne de l'embranchement qui mène aux bains des Pyrénées. On y arrive de Paris en onze heures.

Dax a été connu de tout temps par ses sources minérales. Celle qui jaillit au cœur même de la ville porte le nom de Fontaine Chaude ou *Fontaine de la Nèhe*. Sa température est de 60° C., son odeur nulle ainsi que sa saveur, sa limpidité parfaite. Quant à son rendement, il est de 10 à 12 millions de litres par vingt-quatre heures. De là le parti que la population et surtout la classe pauvre savent en tirer, chacun y venant puiser librement pour ses usages particuliers.

On l'utilise également en bains dans de petits bâtiments qui avoisinent la source ; seulement leur installation est tellement élémentaire qu'ils ne méritent qu'une simple mention. Mais il n'en saurait être de même pour l'important établissement qui est venu mettre en relief les ressources hydrologiques de la localité : nous voulons parler des Thermes de Dax.

Thermes de Dax. — Cet élégant édifice a été fondé, en 1870, par le docteur Delmas, de Bordeaux, bien connu par ses travaux en hydrologie, qui en eut l'idée première,

et le docteur L. Larauza. Les Thermes de Dax s'élèvent sur
le griffon des *sources Sainte-Marguerite* et *du Bastion*
(qui ne débitent pas moins de 500,000 litres par vingt-
quatre heures), et sur un véritable banc de boues, formé
par les dépôts de l'Adour. L'aménagement de cet établissement est des plus complets et des plus confortables. Les
malades qui y sont logés ont le précieux avantage de se
transporter directement ou d'être transportés, si besoin
est, de leurs chambres aux diverses salles balnéaires, sans
aucun frais de toilette et sans être exposés aux variations
atmosphériques. Les malades, tant pensionnaires qu'externes, y trouvent les éléments des traitements suivants,

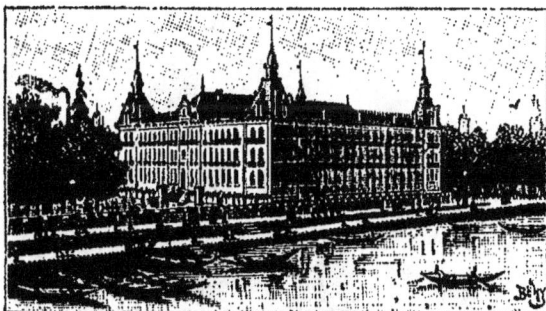

DAX. — Grand Établissement et Grand Hôtel des Thermes.

sous la direction médicale de notre distingué confrère le
docteur Albert Larauza.

Bains de boues. — C'est la médication topique de Dax.
Cette boue renferme, d'après l'analyse de Willm, sur
100 grammes de résidu sec, 73 grammes de silice et de
silicates, et 27 grammes de substances végéto-minérales
qui sont surtout de l'alumine, des matières organiques, de
l'oxyde et du sulfure de fer, de la magnésie et du chlorure
de sodium. On l'administre en bains de piscine, particuliers, que traversent sans cesse des courants d'eau minérale
qui l'entretiennent au degré de chaleur la plus convenable.
Celle-ci varie, suivant les indications, de 36° à 45° C.: on
l'élève même quelquefois jusqu'à 49° et 50° C.

En plus des bains de piscine, cette boue s'emploie encore en applications locales, dans les cas où le bain général
de boue est contre-indiqué.

Eau minérale. — L'eau des sources du Bastion et de

Sainte-Marguerite rappelle, par sa température et ses autres propriétés physiques, celle de la Fontaine-Chaude. Elle renferme, par litre, 1^{gr},20 de principes salins à base de soude, de potasse, de chaux, de magnésie et de chlorure de sodium. Il s'en dégage un peu de gaz acide carbonique, et des quantités notables d'azote. Quelques malades en boivent, mais on en fait surtout usage en bains, douches, piscines et étuves générales ou partielles. Souvent on

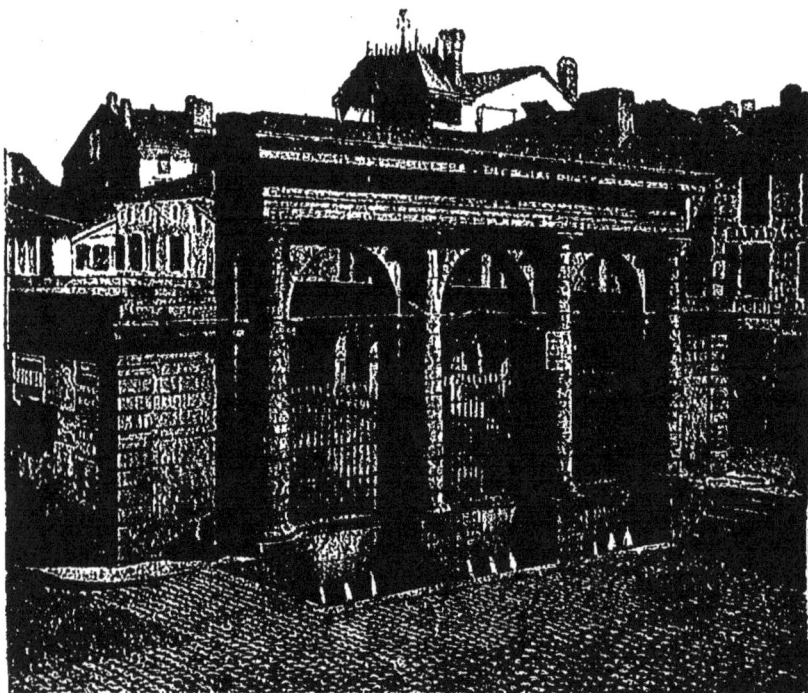

DAX. — Fontaine chaude ou de la Nèhe.

ajoute au bain, pour accroître son activité, des eaux mères provenant de l'exploitation des mines de sel gemme. Enfin, on adjoint quelquefois à la cure la boisson des eaux salines de Pouillon, ou des eaux sulfureuses de Gamarde.

Installation hydrothérapique. — C'est sans contredit un établissement modèle, tant par son aménagement inté-rieur que par la qualité et l'abondance des sources ther-males qui l'alimentent, et capable de rivaliser avec les bains les plus célèbres de l'Allemagne.

Grâce à cette variété de moyens d'action et à la sur-veillance éclairée exercée par le praticien qui en a la direction médicale, les Thermes de Dax ont singulièrement agrandi la sphère d'application des boues et des eaux de Dax. Voici quelles sont les maladies pour lesquelles elles conviennent le mieux : Rhumatismes et goutte ; arthrites chroniques ; paralysies, raideurs et engorgements articulaires, suites de rhumatismes ; névralgies (principalement la sciatique) et névroses ; affections de l'utérus, de la gorge, de la poitrine ; lymphatisme ; scrofules ; dermatoses et atrophies musculaires.

Ajoutons qu'une compagnie nouvelle, Dax-Salin-Thermal, a érigé, en face des Grands Thermes, un très bel établissement balnéaire pour l'exploitation médicale des eaux salées et des eaux mères de la riche saline de Dax. L'installation balnéaire de cet établissement est des plus complètes et des plus confortables au point de vue du traitement salin de la scrofule, du lymphatisme, de la tuberculose des os et des affections de la matrice.

Les Thermes de Dax et l'Établissement salin ne sont pas seulement fréquentés pendant la saison ordinaire des eaux, c'est-à-dire en été ; ils le sont également pendant l'hiver.

BARBOTAN

Eaux thermales sulfureuses sodiques ferrugineuses.

La station de Barbotan est située dans le bas Armagnac, sur la limite nord-ouest du département du Gers, à deux kilomètres de Casaubon. L'ouverture du chemin de fer de Nérac à Mont-de-Marsan, ligne transversale dont l'une des gares est Barbotan, met cette station à moins de dix heures de Paris et à deux heures environ de Bordeaux. On peut donc y arriver indifféremment, soit par Mont-de-Marsan, soit par Nérac (lignes du Midi).

Par sa configuration topographique, cette station a l'aspect d'un vaste cirque formé par les coteaux qui l'entourent, au bas desquels, dans la vallée, émergent, éparses, de nombreuses et abondantes sources ; et sont construits les divers établissements de la station, Bains, Boues, Hôtel, Buvettes, lesquels sont ouverts toute l'année. Les collines de ce cirque naturel, derniers mamelons des Pyrénées, protègent et abritent la station ; et concourent à y maintenir, en toutes saisons, un climat doux et tempéré, très favorable au traitement thermal.

Les *Eaux* et les *Boues* de Barbotan auxquelles, probablement, la station doit son nom, sont usitées depuis un temps immémorial. Par suite des constructions nouvelles et des forages profonds exécutés en 1890, par la nouvelle Société propriétaire, les Thermes de Barbotan ont été transformés : le débit des sources a triplé (près de deux millions de litres par jour); la minéralisation des eaux et leur thermalité ont sensiblement augmenté: cette dernière varie de 20° à 38° C.

L'analyse des eaux minérales de Barbotan y a décelé la présence, par litre, de $0^{gr},473$ de principes fixes ou volatils. Les deux principes caractéristiques s'y présentent : l'hydrogène sulfuré libre avec un poids de $0^{gr},021$; le fer carbonaté avec un poids de $0^{gr},029$. On y trouve en outre $0^{gr},26$ de carbonate de chaux et de magnésie ; $0^{gr},03$ de sulfate de chaux et autant de chlorure de sodium. Ajoutons à ces principes, des bromure et iodure de sodium, des matières organiques, de l'acide carbonique libre et de la silice.

L'installation balnéo-thérapique de Barbotan comprend : 1° L'*établissement des Bains sulfureux* renfermant seize baignoires et quatre piscines, dont une pour les indigents. Température 36° C. Le tout, à eau courante, est alimenté par un bassin central d'où émergent trois sources jaillissantes. 2° L'*établissement des Bains de Boues végéto-minérales* dont il sera traité ci-dessous. 3° L'*Hydrothérapie*, distribuée en deux salles, munies de tous les appareils nécessaires. 4° Deux *Étuves* pour Bains de vapeur, avec appareil doucheur et lit de repos. 5° Deux cabines pour *Gargarismes*, avec appareils pulvérisateurs. Deux *Buvettes*, l'une sulfureuse à 30°; l'autre ferrugineuse à 20° C.

Boues végéto-minérales. — Ces boues sont l'originalité, on peut même dire la spécialité de la station. La partie de l'Établissement thermal, où elles sont administrées, entièrement reconstruit par la nouvelle Société, a été l'objet de soins tout particuliers. Les boues s'emploient en bains, qui sont pris dans des bassins en ciment, au nombre de douze, bâtis sur pilotis, sans fond, sur l'emplacement même des boues. Ces bains sont alimentés par un courant d'eau minérale à 38° C. ; et par des sources qui émergent de la profondeur du sol et imprègnent, en passant, la masse entière des boues de leurs éléments minéralisateurs, et entretiennent, dans les bains, une chaleur constante. Les malades, plongés dans ces bains, y éprouvent un sentiment de bien-être tout particulier, conséquence des propriétés sédatives de ces bains, dans lesquels ils peuvent, sans aucun inconvénient, rester plongés une demi-heure et même une heure, si cela est nécessaire. Chaque bassin est muni d'un appareil spécial pour le lavage.

Les boues minéro-végétales de Barbotan se forment lentement, sous l'action de la poussée générale et continue des courants thermaux souterrains. C'est une sorte de limon tourbeux, doux et onctueux, que charrient constam-

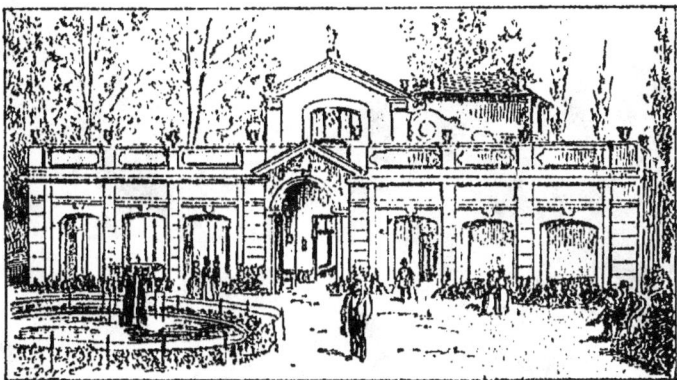

BARBOTAN. — L'Établissement thermal.

ment les sources thermales, sur une étendue de plusieurs hectares. On peut donc dire que, par sa constitution géologique même, ce terrain exceptionnel est une véritable source de boues minérales : que ces boues sont inépuisables, puisqu'elles se renouvellent sur place, sous l'action des courants thermaux ; qu'enfin elles sont naturelles.

Pour 100 parties de boues desséchées à 100° C. l'analyse chimique donne 45^{gr},35 de matières organiques et 52^{gr},65 de matières minérales. L'hydrogène sulfuré et l'acide carbonique libres, y sont représentés par un poids à peu près équivalent de 0^{gr},064, pour chacun de ces gaz.

Le dosage des éléments de la partie minérale a fourni les résultats suivants : silice, alumine, magnésie 47^{gr},70 ; oxyde de fer 4^{gr},35 ; enfin des traces d'acide phosphorique et de matière bitumineuse.

Parmi les principales maladies tributaires du traitement hydro-minéral de Barbotan, nous citerons les rhumatismes et ses diverses manifestations, l'ataxie locomotrice, les inflammations chroniques des articulations, les tumeurs blanches, etc., etc.

CASTÉRA-VERDUSAN. — *Eau sulfureuse et eau ferrugineuse froides.* — L'établissement thermal de Castéra-Verduzan est un vaste édifice situé au milieu d'un fertile et

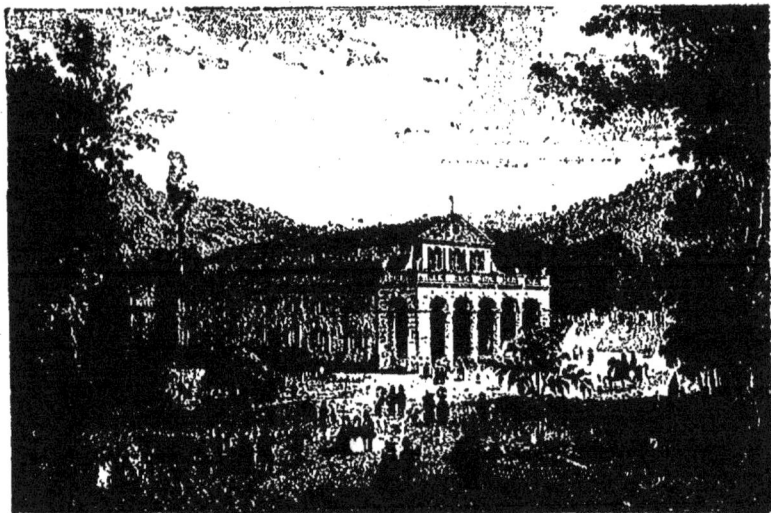

CASTÉRA-VERDUSAN. — Établissement thermal.

riant vallon, à égale distance de Condom et d'Auch. L'air y est vif et pur, le climat tempéré. Les sources sont au nombre de deux : une sulfureuse et une ferrugineuse. Température : 19° C. D'après les analyses de Filhol, la source sulfureuse est minéralisée par le gaz sulfhydrique et le sulfure de calcium, la source ferrugineuse par le carbonate de fer : mais l'une et l'autre dans des proportions très faibles. Ces sources sont employées en bains et en douches ; on les boit habituellement aussi, le matin, à la dose de trois ou quatre verrées, coupées avec du lait. La source sulfureuse est employée avec avantage dans les affections rhumatismales, les maladies de la peau, les gastralgies, la gravelle et les catarrhes bronchiques et pulmonaires. Quant à la source ferrugineuse, on lui attribue, indépendamment de son action digestive, une sorte de spécificité dans le traitement des anciennes fièvres intermittentes.

II. — BASSES-PYRÉNÉES.

CAMBO. — *Eau sulfureuse tiède et ferrugineuse froide.* — A deux heures de Bayonne. Il y a deux sources à Cambo : la principale est sulfatée calcique, accidentellement sulfureuse. Elle prend naissance au fond de la vallée de la Nive, près du pont suspendu. A quelques pas plus loin jaillit la seconde, constituée par un mince filet d'eau ferrugineuse froide, et dont le principal mérite est d'être reliée à la source sulfureuse par une avenue plantée de beaux arbres. L'eau des deux sources est employée principalement en boisson. Le petit établissement balnéaire, de construction récente, situé à 1 kilomètre du village, paraît convenablement aménagé. On y traite les maladies diverses qui indiquent habituellement l'emploi des eaux sulfurées et des eaux ferrugineuses.

SALIES-DE-BÉARN. — *Eaux muriatiques froides.* — Petite ville des environs d'Orthez, située à vingt minutes de la station de Puyoo, entre Pau et Bayonne. On y exploite de temps immémorial, pour la fabrication du sel de Bayonne, une source très importante appelée *Source Bayaa*, qui jaillit sur une des places de la ville, et qui provient de la lixiviation, par les eaux de pluie, des dépôts salifères situés dans la profondeur du sol.

L'eau de Salies-de-Béarn est froide : 12° C. ; et contient par litre 258 grammes de principes fixes sur lesquels il y a, d'après M. Garrigou, 243^{gr},14 de chlorures de sodium, de potassium, de calcium et de magnésium ; et 13^{gr},85 de sulfates de soude, de potasse, de chaux et de magnésie. On y trouve aussi de faibles proportions de bromure de magnésium et d'iodure de sodium. Cette eau, chauffée au moyen d'un courant de vapeur, et coupée, plus ou moins, avec de l'eau ordinaire, est employée en bains, contre les maladies scrofuleuses.

A proximité de la gare et à 50 mètres de l'établissement thermal s'élève le bel *Hôtel de France et d'Angleterre*, maison de premier ordre, la plus aérée de la station, avec parc vaste et pourvu de jeux divers. Des voitures pour les bains, sont mises gracieusement à la disposition des malades ; et c'est le seul hôtel qui ait un omnibus particulier pour le service du chemin de fer.

EAUX-BONNES
Eaux sulfureuses chaudes et froides.

Les Eaux-Bonnes sont situées dans la vallée d'Ossau, sur les bords du Valentin, au pied du pic du Ger, près du village d'Aas, à 4 kilomètres de Laruns et à 42 de Pau. Un chemin magnifique y conduit ; seulement il faut, pour y arriver, gravir une côte longue et rapide. Cette disposition sur une hauteur, à 750 mètres d'altitude, est une circonstance heureuse comme salubrité ; car, bien que resserré dans une gorge étroite, l'air circule et se renouvelle facilement, et il doit à l'élévation du sol une pureté et une légèreté que l'on chercherait vainement dans la plupart des vallées.

A l'extrémité du village se trouve l'établissement thermal. Un bâtiment annexe comprend un promenoir couvert, des salles d'inhalation, et des salles de bains de pieds. La source d'Ortech elle-même, dont l'eau est froide et qui se perdait sans profit, a été utilisée et alimente un petit établissement balnéaire.

La *Source Vieille*, qui jaillit de la butte du Trésor, alimente seule la buvette. C'est à elle que les Eaux-Bonnes doivent leur réputation : aussi, tout ce que nous dirons de ces eaux se rapporte-t-il exclusivement à cette source. On fait, d'ailleurs, peu usage des bains, dans cette station.

A sa sortie du rocher, l'eau est claire, limpide et onctueuse au toucher. Elle répand une odeur d'œufs couvis bien prononcée. Sa saveur est douceâtre et très peu désagréable ; c'est à peine si elle laisse un arrière-goût hépatique : aussi les malades la boivent-ils sans aucune répugnance. Sa température est d'environ 32° C. L'analyse y décèle, d'après Filhol, $0^{gr},0214$ de sulfure de sodium par litre. Elle se distingue, d'ailleurs, sous le rapport chimique, de la plupart des eaux sulfureuses de la région, par sa faible alcalinité, la quantité moindre de silice et la proportion plus considérable de sulfate de chaux, de barégine et de chlorure de sodium.

La somme des principes fixes, d'après Willm, serait de $0^{gr},62$, dont $0^{gr},29$ de chlorures de sodium, de potassium, de lithium et de magnésium. On y rencontrerait des traces d'iode et d'arsenic. Enfin, les bulles de gaz qui se dégagent de l'eau sont presque exclusivement formées d'azote.

L'activité des eaux de la Source Vieille exige que l'on débute, dans leur usage en boisson, par des quantités médiocres. On les prescrit d'abord à la dose d'un demi-verre, puis on arrive graduellement jusqu'à trois ou quatre verres par jour, en deux prises, une le matin, l'autre dans l'après-midi. Mais il est des malades tellement impressionnables, qu'il paraît nécessaire de ne leur en donner d'abord que quelques cuillerées à bouche, dans le courant de la journée. Bordeu, sans doute, les faisait prendre à des doses beaucoup plus élevées ; mais il importe d'observer que, de son temps, les Eaux-Bonnes n'étaient point captées sur la roche même et distribuées à l'aide d'un robinet ; et que, par conséquent, leur longue exposition à l'air libre devait leur faire perdre beaucoup de leur principe sulfureux et de leur activité.

C'est sur l'appareil respiratoire et spécialement sur la muqueuse que l'action des Eaux-Bonnes se porte essentiellement. Les phénomènes d'irritation morbide s'aggravent momentanément ou reparaissent. En même temps, la toux augmente et s'accompagne d'une expectoration plus aisée et plus abondante. Cette exacerbation dure un certain nombre de jours ; puis, quand la maladie est résoluble, on voit peu à peu les désordres diminuer. Evidemment, de tels phénomènes ne s'observent pas, avec ce degré d'intensité, chez tous les sujets ; et nous avons vu des malades guérir sans éprouver d'autre effet qu'une restitution graduelle de l'état normal, coïncidant simplement avec un progressif accroissement des fonctions digestives et excrétoires. On a dit, cependant, qu'une irritation un peu forte, provoquée au moyen des eaux de la Source Vieille, était le plus sûr garant de la guérison des maladies de poitrine, et que l'hémoptysie qui s'observe quelquefois chez des personnes prédisposées n'était jamais nuisible : mais il nous paraît plus raisonnable d'éviter le développement de ces phénomènes, et de maintenir l'action des Eaux-Bonnes dans le degré qui détermine simplement les effets d'excitation physiologique générale, que nous avons décrits plus haut.

Les Eaux-Bonnes sont particulièrement indiquées dans toutes les inflammations lentes, résolubles, des organes pulmonaires, et plus spécialement dans les suites des fièvres catarrhales, des bronchites et broncho-pneumonies catarrhales, que la faiblesse constitutionnelle ou acquise des sujets a empêché d'amener à résolution par les moyens ordinaires. Quant à la tuberculose, elle ne peut être guérie que lorsqu'elle est accessoire et entièrement subordonnée à l'affection catarrhale ou autre, mais toujours résoluble, qui lèse les bronches et les poumons. En somme, ce seront les convalescences imparfaites des maladies catarrhales saisonnières, chez des personnes susceptibles de recouvrer leur énergie, qui bénéficieront surtout de l'usage de ces eaux.

On peut adresser encore à la Source Vieille, regardée alors comme un agent prophylactique d'une certaine efficacité, des sujets chez lesquels on soupçonne quelque disposition à la phthisie ; mais la phthisie pulmonaire vraiment tuberculeuse et diathésique doit en être rigoureusement écartée.

Comme la plupart des malades qui fréquentent cette station sont atteints des mêmes affections, lesquelles ne diffèrent entre elles que par le degré d'intensité, le genre de vie est à peu près le même pour tous. Ainsi le matin, vers huit heures, on va boire à la source ; à dix heures, le déjeuner. L'usage où l'on est de manger aux tables d'hôte permet de régler, pendant le repas, les promenades et les distractions de la journée. Dès midi le village est désert : tout ce qui est un peu valide se répand dans les environs, au kiosque, aux cascades, dans les délicieux sentiers de Grammont et de Jacqueminot ; les plus robustes tentent les grandes excursions. L'exercice du cheval est très en faveur aux Eaux-Bonnes, le léger ébranlement qu'il communique devant rendre plus facile et plus libre le cours du sang ; seulement l'allure sera réglée sur l'état sanitaire du cavalier. Vers quatre heures tout le monde est de retour, car il faut de nouveau aller boire l'eau minérale : on dîne à cinq heures. Les malades déploient comme au déjeuner un grand appétit qu'ils satisfont sans scrupule, ce que du reste ils peuvent faire impunément par suite du surcroît d'activité imprimé aux fonctions digestives. Après le dîner, l'habitude est de se rendre à la promenade horizontale. Cette ravissante promenade, qui domine la vallée de Laruns, suit dans ses contours le flanc de la montagne de Gourzy, couverte de hêtres superbes, dans la direction des Eaux-Chaudes. Elle offre aux personnes trop faibles, pour gravir les rampes un peu raides, un sentier sablé, des bancs pour s'asseoir, et un vaste horizon que l'œil parcourt et où l'air circule avec plus de liberté. Comme elle n'est point plantée d'arbres, l'absence d'ombrage en éloigne les malades pendant le jour : aussi est-ce la promenade favorite du soir ; mais à peine la fraîcheur de la nuit commence-t-elle à se faire sentir, que toute cette population, bien que munie de vêtements chauds, disparaît comme par enchantement. C'est que l'action des eaux rend la peau halitueuse, et que le moindre refroidissement pourrait avoir les plus graves conséquences.

EAUX-CHAUDES. — *Eaux sulfureuses chaudes.* — Elles sont à quatre kilomètres des Eaux-Bonnes. Il fallait autrefois, pour y arriver, passer par Laruns, puis gravir une montagne escarpée, le Hourat, au sommet de laquelle on traversait un étroit défilé, taillé à vif dans le roc, pour redescendre ensuite par une pente très rapide. Mais aujourd'hui une nouvelle route, d'un travail réellement merveilleux, longe le Gave, et rend ainsi les abords très faciles. Le village occupe, à 675 mètres d'altitude, le prolongement de la vallée d'Ossau qui, dans cet endroit, forme une gorge sombre et d'un aspect des plus sauvages. Les maisons sont adossées à la montagne ; sur les bords du Gave s'élève l'établissement thermal, où l'on exploite trois sources, toutes trois sulfureuses, à savoir : Le *Clot*, l'*Esquirette* et le *Rey*. Le poids total des principes minéralisateurs est représenté, dans la source la plus chargée, celle du Rey, par $0^{gr},30$, dont $0^{gr},01$ de sulfure de sodium.

Les eaux qu'elles donnent, bien qu'on les appelle *eaux chaudes*, ont une température beaucoup moins élevée que la plupart des autres sources des Pyrénées : 33° à 36° C. ; seulement, elles sont plus chaudes que celles des Eaux-Bonnes, ce qui permet de les administrer en bains sans avoir besoin de les soumettre à un réchauffement préalable ; elles sont également beaucoup plus abondantes. Remarquons que le Rey, la plus sulfureuse de ces sources, contient à peine la moitié du sulfure qui se trouve dans les Eaux-Bonnes.

Singulière destinée ! A l'époque où les princes de Navarre, suivis d'une cour brillante, fréquentaient les Eaux-Chaudes et en faisaient chaque année un rendez-vous de distractions et de plaisirs, il n'y avait pour édifice thermal que de misérables masures, et pour chemins que des sentiers escarpés et dangereux. Aujourd'hui que l'accès en est si facile et qu'on y trouve un certain luxe de bâtiments, ces mêmes eaux sont presque entièrement délaissées. On les emploie en bains, avec un certain succès, contre les rhumatismes et les états nerveux dépendants de maladies de l'utérus.

III. — HAUTES-PYRÉNÉES.

ARGELÈS-GAZOST.—*Eaux sulfureuses froides.*—Argelès est une petite ville située au confluent du gave d'Azun avec le gave de Pau, sur la route de Tarbes à Pierrefitte, Cauterets et Luz, dans une belle vallée des Pyrénées. C'est là que se trouve l'établissement alimenté par la *Grande Source*, dont l'eau y a été amenée de Gazost. Mais ce n'est pas la seule source que possède cet établissement ; il en est une autre, non moins précieuse, dont le griffon est voisin du point de jaillissement de la précédente et qui porte le nom de *Source Noire*. Willm, qui a analysé l'eau de ces deux sources, dont la minéralisation est semblable, a trouvé dans la première, et par litre, $0^{gr},261$ des principes fixes ; et, dans la seconde, $0^{gr},527$.

Parmi ces principes, d'ailleurs fort nombreux, les plus caractéristiques sont les sulfures de sodium et de calcium, dont le poids, dans la Grande Source est de $0^{gr}0321$. Ces eaux contiennent encore de l'hyposulfite de chaux, du chlorure de sodium, des carbonates, des silicates et de la matière organique, etc. De cette composition, il résulte, er. général, deux grandes applications du traitement d'Argelès-Gazost : l'une se rapportant aux maladies des muqueuses, l'autre aux maladies de la peau. Et, parmi les maladies des muqueuses, celles de l'appareil respiratoire et de l'appareil utéro-ovarien sont plus particulièrement améliorées ou guéries ; tandis que, dans les affections cutanées, ce sont les diverses manifestations de la diathèse dartreuse qui sont amendées. On administre les eaux d'Argelès-Gazost en bains, douches, inhalations, pulvérisations, injections ordinaires et même, si nous en croyons le Dr Thermes, en injections hypodermiques.

CAUTERETS

Eaux sulfureuses chaudes.

On peut se rendre des Eaux-Bonnes à Cauterets à travers la montagne, en passant par le col de Torte : c'est une excursion pleine d'intérêt, mais qu'un malade se gardera bien d'entreprendre, car elle est fatigante et rude. Mieux vaut revenir sur ses pas, pour aller prendre la grande route de Pau. Celle-ci est magnifique dans toute sa longueur, et offre, surtout dans la vallée d'Argelès, les plus ravissantes pers-

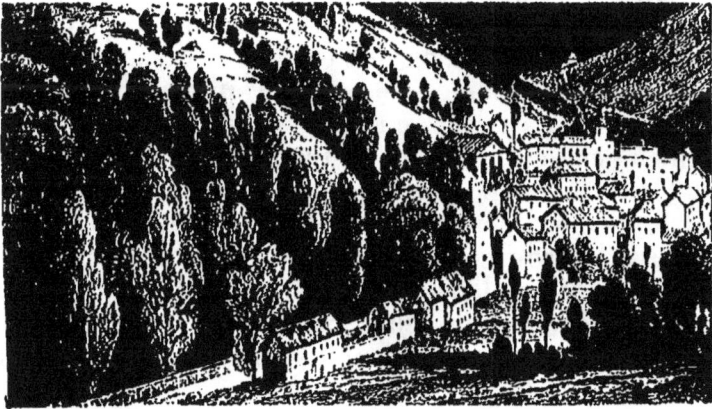

CAUTERETS. — Route de Pierrefitte.

pectives. Mais, à Pierrefitte, la vallée se change en une gorge escarpée, d'où partent, dans des directions opposées, deux défilés, tous les deux praticables aux voitures : vous prenez celui de droite pour venir à Cauterets. La route, depuis Pierrefitte, longe le Gave, qu'on entend gronder à une immense profondeur. Elle est réellement un peu monotone, malgré la beauté des arbres dont elle est ombragée et la variété des sites qu'elle traverse.

Cauterets est une assez jolie petite ville située à 980 mètres d'altitude, dans une vallée longue, étroite, sinueuse, qui se dirige du midi au nord, et que domine de plus de 1200 mètres, au levant et au couchant, une double chaîne de montagnes, boisées ou couvertes de pâturages. Il y pleut souvent, et les brouillards y sont le matin d'une extrême fréquence: aussi le climat de Cauterets est-il moins favorable que celui des Eaux-Bonnes aux personnes malades de la poitrine.

Les sources thermales de Cauterets sont nombreuses, et jettent, par jour, plus d'un million et demi de litres d'eau. Leur chaleur varie de 30° jusqu'à 55° C., et leur sulfuration depuis $0^{gr}0055$ jusqu'à $0^{gr},024$ de sulfure de sodium : elles sont par conséquent modérément sulfureuses. Ce sont des eaux riches en silice et en barégine, et qui s'altèrent facilement. Les principaux produits de l'altération qu'elles subissent, quand elles sont en présence de l'air, consistent en carbonate, en silicate et hyposulfite de soude, et cependant elles laissent dégager très peu de gaz sulfhydrique.

Aucune de ces sources ne jaillit à Cauterets même ; elles sont disséminées dans les environs, quelques-unes à d'assez grandes distances, et sont la plupart d'un accès difficile. On les a divisées en deux groupes; celles qui se trouvent à l'est, et celles qui se trouvent au midi de Cauterets. Cette division n'est pas seulement topographique, elle est fondée également sur certains caractères bien tranchés. Ainsi les sources de l'est sont en général plus sulfureuses et moins thermales que celles du midi : nous verrons également que leurs propriétés thérapeutiques, d'après ce qu'on affirme du moins, offrent quelques différences assez sensibles.

Elles alimentent neuf établissements, disséminés le long de la vallée, sur une étendue de près de 3 kilomètres, établissements dans lesquels on trouve tous les appareils et moyens de traitement appropriés à la cure des maladies par les méthodes externes.

Commençons par la description des sources descendues à Cauterets.

César et les Espagnols. Etablissement des Thermes. — César et les Espagnols ont leur griffon sur un point assez élevé de la montagne appelée Pic du Bain ; et de là, l'eau est amenée par un aqueduc construit à fleur de terre jusqu'à l'établissement des Thermes, ou Thermes de la Ville, situé dans Cauterets même.

L'eau de César a une température de 48° C., et contient, d'après Willm, pour $0^{gr},254$ de principes fixes, $0^{gr},024$ de sulfure de sodium. L'eau de la source des Espagnols est un peu moins chaude et un peu moins sulfureuse.

Ces eaux, qui sont les plus minéralisées de la station, s'appliquent surtout en bains et en douches; elles conviennent particulièrement pour les rhumatismes, les affections de la peau, principalement à forme eczémateuse, les scrofules et la syphilis constitutionnelle. Comme toutes les eaux sulfureuses un peu puissantes, elles ne doivent être prescrites aux personnes irritables qu'avec une certaine réserve et en surveillant avec soin l'application. L'eau que l'on boit de préférence est celle de César. Il est à remarquer qu'elle réussit tout spécialement dans le traitement du catarrhe pulmonaire chronique, surtout chez les vieillards, et dans celui de l'asthme.

Pause-Nouveau. Etablissement des Néo-Thermes. Le Rocher et Rieumizet. — Pause-Nouveau n'a point, ainsi qu'on l'avait cru, une existence propre ou indépendante ; c'est simplement une dérivation de la source de César. Le petit établissement où son eau était administrée est complètement abandonné ; et l'eau a été descendue à l'établissement des Néo-Thermes, lors du nouvel aménagement qui a transformé l'ancien établissement du Rocher.

L'eau du Rocher a une température de 42° C. Elle contient par litre, 0gr,016 de sulfure de sodium ; et est employée en boisson et en applications externes. L'eau de Rieumizet, bien moins minéralisée, du genre des sulfureuses dégénérées, presque froide, alimente une buvette qui est assez fréquentée.

L'établissement des Néo-Thermes est un des plus complets et des plus suivis de la station. On y traite d'ailleurs les mêmes états morbides qu'aux Thermes. Nous avons dit que l'eau de la source de César se partageait entre ces deux importants établissements.

Les Œufs et therme des Œufs. — Cette magnifique source, qu'une incurie inexplicable avait laissée si longtemps se perdre sans emploi dans les eaux du Gave, a été enfin l'objet d'intelligents captages qui permettent de l'utiliser sur une très grande échelle. Sa température est de 55° C. ; sa sulfuration représentée par 0gr,0113 de sulfure de sodium. Quant à son débit, il n'est pas inférieur à 560,000 litres par vingt-quatre heures. Aussi le splendide édifice qu'on a construit tout exprès pour elle, dans la ville, à 1,600 mètres de distance de son griffon et qui porte son nom, offre-t-il tout l'outillage et tous les perfectionnements de l'hydrologie moderne. La piscine natatoire n'a pas moins de 160 mètres carrés de superficie : c'est la plus belle qui existe en Europe. Elle est alimentée par de l'eau sulfureuse pure, courante, d'une température constante de 20 à 30° C.

L'eau des Œufs a une efficacité incontestable dans le traitement du lymphatisme, de la scrofule, des engorgements glandulaires et viscéraux, de l'anémie et de l'aménorrhée. Ce sont là, d'ailleurs, les applications thérapeutiques communes de toutes les sources de Cauterets.

Venons maintenant à la description de sources utilisées à leur point d'émergence.

Pause-Vieux. — Cette source, à laquelle vient se joindre la petite source dite *Sulfureuse nouvelle*, est située à une centaine de mètres environ au-dessus de l'établissement des Thermes, et son eau ne diffère de celle des Espagnols que par une température et une sulfuration un peu moindres. Aussi la préfère-t-on en général pour les dermatoses à l'état subaigu. Le petit établissement balnéaire où elle a été aménagée est très élégant et possède une buvette en beau marbre noir.

La Raillière. — Cette source, la plus renommée de Cauterets, est située à vingt minutes de la ville, et aménagée, pour son emploi externe et interne, dans un joli bâtiment. C'est la première source qu'on rencontre en se dirigeant vers le sud. L'eau en est abondante, limpide, onctueuse au toucher, d'une saveur douceâtre ; sa température est de 39° C. Elle contient 0^{gr},018 de sulfure de sodium. Une autre source, parfaitement identique à celle-ci comme sulfuration, mais dont la température n'est que de 34° C., se distribue aux cabinets de bains. Elle sert à ramener la Raillière à une température moins élevée.

On prescrit la Raillière, comme les Eaux-Bonnes, dans les affections catarrhales et tuberculeuses des voies respiratoires ; seulement son action diffère de celle de ces eaux par certains caractères que nous allons essayer de faire ressortir.

Les eaux de la Raillière sont beaucoup moins actives et moins irritantes que les Eaux-Bonnes : sous ce rapport, l'analyse chimique est d'accord avec l'observation, puisqu'elles renferment moins de principes sulfureux. Tandis que les Eaux-Bonnes influencent d'une manière tout à fait spéciale l'appareil pulmonaire, celles de la Raillière ont une action plus diffuse, et, qu'on nous pardonne l'expres-

sion, moins déterminée. Si donc le poumon est surtout
atteint, vous préférerez les premières, tandis que les secondes conviendront mieux si l'affection est moins nettement localisée.

L'hémoptysie est un accident beaucoup plus fréquent
aux Eaux-Bonnes qu'à la Raillière. Cela tient à la différence d'activité élective des deux sources; mais il faut
peut-être aussi en chercher la cause dans le mode d'administration de l'eau minérale elle-même. Nous avons vu
qu'aux Eaux-Bonnes on se baigne très peu; à la Raillière,
la température des sources et leur abondance permettent
qu'on fasse un usage journalier des bains et des demi-bains.
Pour ceux-ci, qui sont les plus fréquemment employés, le
malade est assis dans la baignoire, la poitrine et les bras
couverts de flanelle, l'eau arrivant à l'ombilic. En appe-
lant ainsi le sang à la peau et vers la région sous-diaphrag-
matique, on se propose de modérer, en quelque sorte, le
mouvement fluxionnaire que l'usage intérieur de l'eau minérale détermine du côté des organes pectoraux. Ce traitement révulsif est encore secondé par les bains de pieds
qu'on va prendre aux Espagnols.

La Raillière est une précieuse source pour certains malades qui ne peuvent boire les Eaux-Bonnes, même réduites aux doses les plus minimes; mais, comme elle
renferme plus de barégine, elle est quelquefois plus lourde
à l'estomac. Moins exclusivement consacrée que les Eaux-
Bonnes au traitement des maladies de poitrine; c'est là
cependant aussi sa spécialité.

Le Petit-Saint-Sauveur. —C'est l'eau minérale la moins
chaude et la moins sulfureuse de Cauterets, car sa température n'est que de 29° C. et le poids de sulfure de sodium
de 0gr,0099; elle contient beaucoup de barégine. Par ses
propriétés adoucissantes, elle rappelle la source de la vallée
de Luz dont elle a pris le nom. Cette eau est utile dans
certaines affections nerveuses caractérisées par l'irritabilité, et certaines leucorrhées entretenues par un état
subinflammatoire : on ne l'emploie qu'en bains et en
douches.

Le Pré. — C'est la réunion de plusieurs sources d'une
température de 49° C. et un peu plus sulfureuses que le
Petit-Saint-Sauveur ; employées surtout dans les affections
rhumatismales légères. L'installation balnéaire laisse beaucoup à désirer.

Mauhourat. — Cette source est située en face de la belle cascade de ce nom, au fond d'une grotte creusée dans le rocher : c'est là que se trouve son griffon. Température 49° C., sulfure de sodium 0ᵍʳ,0105. Comme elle est d'un accès difficile et fatigant pour beaucoup de malades, on a installé, à l'extrémité du pont de Benquès, une coquette construction en bois qui abrite non seulement la buvette de Mauhourat, mais encore celle des Œufs. L'eau de cette source est très riche en silicates alcalins ; c'est à leur présence qu'on attribue ses bons effets dans le traitement des affections de l'estomac, surtout quand celles-ci sont liées à quelque affection herpétique ou arthritique, ou à un défaut de ton de la muqueuse gastrique et de la tunique musculaire sous-jacente. Enfin il est d'observation que l'eau de Mauhourat facilite l'élimination de l'acide urique en excès dans l'économie, et par suite elle est utile contre la gravelle urinaire. On n'en fait usage qu'en boisson, et il serait impossible d'y former un établissement ; car, ainsi que l'indique son nom, elle jaillit dans un *mauvais trou*.

A travers une fissure du rocher de Mauhourat, s'échappe la petite *Source des Yeux*, bien délaissée aujourd'hui malgré sa réputation contre certaines ophtalmies.

Le Bois. — Petit établissement élevé sur le sommet d'un rocher qui domine la vallée. Il y a quatre cabinets de bain et deux piscines munies de douches : température 42° C., sulfure de sodium 0ᵍʳ,0161. La source est éloignée de Cauterets d'environ 3 kilomètres, ce qui est d'autant plus fâcheux qu'on y traite surtout des rhumatismes. Ces eaux paraissent convenir pour les rhumatismes nerveux affectant les organes intérieurs. Elles sont utiles également contre certaines syphilides légères pour lesquelles des eaux sulfureuses seraient trop excitantes.

Cauterets est un séjour fort peu récréatif, mais les environs sont très intéressants. Qui n'a entendu parler du pont d'Espagne avec ses belles cascades, et du lac de Gaube ? Le site connu sous le nom de Grange de la Reine Hortense offre un charmant point de vue sur toute la vallée d'Argelès. Mais la plupart de ces excursions sont éloignées et fatigantes, ce qui oblige beaucoup de malades à se contenter de la grande route de Pierrefitte, ou de ce qu'on appelle un peu ambitieusement la promenade du Parc.

SAINT-SAUVEUR. — *Eaux sulfureuses chaudes.* — Localité située à l'extrémité méridionale de la vallée de Luz, à l'entrée de la gorge qui aboutit à Gavarnie, dans la partie la plus curieuse à visiter des Pyrénées centrales. La petite station, adossée à une montagne élevée, dans le flanc de laquelle elle est comme incrustée, suspendue au-dessus d'un torrent rapide qui tonne au fond du précipice, entourée d'une végétation abondante qui l'encadre de toute part, se compose d'une cinquantaine de maisons toutes disposées en chambres et en appartements meublés au service des malades.

Malgré l'altitude déjà élevée de la localité (770 m.), le climat est loin de présenter les propriétés excitantes qui caractérisent la montagne. Au contraire, la douceur de la température, le calme habituel de l'atmosphère, l'état hygrométrique élevé de l'air, donnent au climat de cette station des vertus sédatives qui le font particulièrement apprécier des sujets nerveux, irritables et des malades épuisés par de longues souffrances.

Au centre du village se trouve la *Source des Dames* et l'établissement thermal communal qu'elle alimente. Cette eau, employée surtout en bains et douches, est limpide, transparente, d'une saveur hépatique et exhale l'odeur des œufs couvis. Elle dégage une multitude de petites bulles de gaz, constitué par de l'azote pur : présente au griffon la température de 34° 6 C., et contient, par litre, 22 milligrammes de monosulfure de sodium.

Cette eau se distingue entre toutes par sa douceur au toucher et l'impression toute particulière d'*onctuosité* agréable, de *velouté* qu'elle produit sur la peau, propriété qu'elle doit à son alcalinité, et à une forte proportion de matières organiques (barégine) tenue en dissolution. L'établissement communal, où l'eau de cette source est employée immédiatement à sa température naturelle et avec sa sulfuration native, comprend : vingt-sept cabinets de bains, deux quartiers de grandes douches, trois douches ascendantes, une salle de pulvérisation et un bassin hydrothérapique.

La *Source de Hontalade*, qui émerge à 50 mètres au-dessus du niveau du village, est surtout une eau de boisson. C'est une eau claire, fraîche (21° C.), agréable au goût, bien que sulfurée et minéralisée par 18 milligrammes de sulfure de sodium. Elle est remarquable par sa grande digestibilité et la facilité avec laquelle elle produit la diurèse. On l'applique aussi, dans un établissement spécial, en bains et douches à la température naturelle ou chauffée artificiellement.

La station s'est enrichie dans ces dernières années d'un troisième établissement bâti à moitié chemin de la route de Saint-Sauveur à Luz et dans lequel on exploite en boisson, bains et douches l'eau de la *Source Barzun*, descendue de Barèges.

Les eaux de Saint-Sauveur, présentant la sulfuration des sources moyennes de Barèges et de Luchon, sont des agents actifs de la médication sulfureuse. Mais indépendamment des applications générales qu'elles revendiquent à ce titre, et qu'elles partagent avec les autres eaux sulfureuses du groupe pyrénéen, elles doivent à la grande quantité de barégine et surtout d'azote qu'elles contiennent, et aux conditions climatériques de la station, des vertus sédatives spéciales qui, ne ressortissant pas communément à la médication sulfureuse et d'ailleurs fort rares en thérapeutique thermale, les différencient de leurs congénères et déterminent le caractère clinique de la station. Saint-Sauveur, en effet, est le type des eaux sédatives ; douces, tempérantes, elles trouvent leur indication chaque fois qu'il s'agit d'appliquer une cure thermale sulfureuse effective à un sujet irritable et affaibli. Mais on les prescrit surtout, et la tradition les a spécialisées, dans le traitement des maladies des femmes, des affections nerveuses ou compliquées d'état nerveux, de la gastralgie et du catarrhe de la vessie.

Non loin de Saint-Sauveur, à deux kilomètres de Luz, se trouve, près du village de Vizos, une source sulfureuse froide, très riche en barégine. Cette barégine offre ceci de particulier qu'elle exhale une odeur d'asphalte. L'eau de Vizos jouit d'une grande réputation dans la contrée pour le traitement des ulcères et des plaies.

BARÈGES. — *Eaux sulfureuses chaudes.* — Petite station pourvue d'un hôpital militaire, située à sept kilomètres de Luz et à 1241 mètres d'altitude, sur la rive gauche d'un gave impétueux, le Bastan, dans une vallée étroite et sauvage.

Les sources de Barèges, dont la température oscille de 30° C., à *Saint-Roch*, à 45° C., au *Tambour*, jaillissent dans l'établissement. Elles donnent une eau d'une parfaite limpidité, un peu fade au goût et d'une odeur d'œufs cuits très légère. L'eau de la Source du Tambour, qui paraît être la plus minéralisée, ne contient pas plus de $0^{gr},27$ de principes fixes, par litre ; et de $0^{gr},04$ de sulfure de sodium. La chaleur des différentes sources est telle que, pour les employer en boisson ou en bains, il n'est nécessaire ni de les réchauffer, ni de les laisser refroidir : on les utilise immédiatement. Comme les griffons naissent dans les réservoirs mêmes et que les cabinets de bains sont adossés aux réservoirs, l'eau coule pour ainsi dire du griffon dans la baignoire avant d'avoir pu subir de modification sensible.

Les eaux de Barèges sont beaucoup moins altérables que celles de Luchon, ce qu'il faut sans doute attribuer à ce qu'elles ne contiennent pas de silice ou de silicate acide. Elles ne fournissent pas non plus, comme celles-ci, d'incrustations de soufre ; enfin elles ne blanchissent jamais. Bien qu'elles soient, pour la plupart, beaucoup moins sulfureuses ; cependant, par suite de la fixité du soufre, les bains qu'on y donne sont presque tous aussi riches en sulfure et même plus riches que ceux de Luchon.

Remarquons encore qu'il existe, entre la température de ces sources et leur degré de sulfuration, un rapport tel que les plus chaudes sont en général les plus sulfureuses. C'est probablement à cette double cause qu'il faut rattacher l'extrême activité de la principale source, celle du Tambour, qui a fait à elle seule la renommée de Barèges.

Autrefois, ce qui frappait tout d'abord en arrivant à Barèges, c'était moins encore l'aspect sauvage de la contrée que l'aménagement par trop primitif. Heureusement le nouvel édifice thermal répond mieux aux nécessités de la vie contemporaine. Les piscines ne sont plus ces affreuses étuves qui nous avaient tant choqué, mais ce qu'on n'a pu réformer, à cause du médiocre rendement des sources, c'est la provenance des eaux qui les alimentent. Ainsi, pour la piscine civile comme pour la piscine militaire, cette eau n'est autre que celle qui a déjà servi aux bains de baignoire et aux douches ; il y a en plus, il est vrai, pour la piscine militaire, un filet d'eau vierge, mais la piscine civile en est actuellement privée. Quant à la piscine dite des pauvres, on ne soupçonnerait jamais, à son élégante disposition, qu'elle n'est que le déversoir des deux autres.

Les eaux de Barèges sont stimulantes ; elles activent toutes les fonctions, augmentent toutes les sécrétions et, presque toujours finissent par provoquer un mouvement fébrile dont il faut savoir prévenir le développement. Elles conviennent aux constitutions molles et aux maladies scrofuleuses.

On les emploie surtout sous forme de bains et particulièrement de bains de piscine. Seulement faut-il admettre, ainsi qu'on l'affirme très sérieusement, que ces derniers doivent une partie de leurs vertus à cette circonstance même que l'eau qui les alimente n'est plus vierge ? C'est prendre trop bien les choses, et nous ne voyons pas quel grand bénéfice l'eau des piscines peut retirer d'une semblable pérégrination dans les baignoires, ni l'avantage des emprunts qu'elle peut y faire.

Les douches, très usitées dans le traitement des vieilles blessures, sont au nombre de trois. La grosse douche, qu'alimente le Tambour, est une nappe d'eau assez volumineuse, qui s'échappe d'un robinet ouvert à hauteur d'épaule pour tomber continuellement dans une petite pièce qu'elle transforme en une sorte d'étuve. Le malade s'assied sous la douche et la reçoit sur les endroits affectés. Comme elle n'a pas plus d'un mètre d'élévation, son action dépend beaucoup moins de la force de la chute que de la température de l'eau, de son volume et de ses principes minéralisateurs. Les petites douches sont alimentées par la même source que la grosse ; mais elles se trouvent un peu plus éloignées du griffon ; aussi leur chaleur est-elle moindre d'un degré. Tout le monde se sert des mêmes douches, lesquelles ne sont à la disposition du service militaire que pendant le tiers du temps. Le Tambour et Saint-Roch fournissent l'eau des buvettes.

Le séjour de Barèges est médiocrement divertissant, d'autant plus que le personnel des baigneurs prête peu aux récréations de salon. Vous ne rencontrez dans les rues et sur les promenades que béquilles, écharpes, houppelandes, chaises à porteurs : tristes préliminaires pour des réunions animées. Bien que la durée réglementaire de la saison soit la même que partout ailleurs, la rigueur du climat fait que l'époque pendant laquelle on peut prendre les eaux avec avantage est fort restreinte et en tout cas plus courte que pour les autres établissements. Il faut même, au fort de l'été, être bien en garde contre les variations et

les accidents atmosphériques, car souvent, à une chaleur
étouffante, succédera brusquement, et dans la même
journée, un froid glacial. Barèges, comme l'a dit Gasc,
est la Sibérie de la France. Aussi, quand arrive l'automne,
les habitants s'empressent-ils d'abandonner ce séjour in-
hospitalier, qui va bientôt être en partie enseveli sous les
neiges, ravagé par les avalanches ; et devenir le repaire
des bêtes féroces : et de toute cette population, il ne reste
plus que cinq ou six gardiens chargés de veiller à la conservation des sources.

Barèges est comme le centre d'une région autrefois
fameuse dans la médecine thermale : région qui s'étend
depuis les Eaux-Chaudes et les Eaux-Bonnes, jusqu'à
Bagnères-de-Luchon. Là se trouvent ces stations d'eaux
sulfureuses tant célébrées par Bordeu, sous le nom d'eaux
minérales d'Aquitaine, du Béarn, des Pyrénées. Leur
vogue, nous le constatons avec regret, a singulièrement
baissé dans ces dernières années : et tend encore à décroître.

BAGNÈRES-DE-BIGORRE

Eaux salines chaudes.

L'étranger qui arrive à Bagnères-de-Bigorre ne saurait se
lasser d'admirer les sites qui entourent la ville, son climat
si favorisé et la ville elle-même. Veut-il s'expliquer le
bien-être et l'aisance qui semblent régner de toutes parts,
il reconnaît bientôt que la principale richesse des habitants
consiste dans l'exploitation des eaux minérales. Celles-ci,
en effet, sont aussi remarquables par leur extrême abondance que par leur thermalité.

Les sources de Bagnères ont une température qui varie
de 20° jusqu'à 65° C. Quant à leur minéralisation, il résulte
des analyses de Filhol qu'elle est moindre que ne l'avait
indiqué Ganderax, qui avait porté à 4 grammes, en
moyenne, le résidu fixe, par litre. Ainsi, la *Reine*, la plus
riche de toutes, ne contient que 2^{gr},513 de principes fixes,
dont 1^{gr},730 de sulfates calcaires. Les autres sels sont des
carbonates à base de chaux, de magnésie, de silice et de
fer. Ajoutons qu'on y trouve de l'arsenic en quantité très
faible, mais sensible.

Le nombre des sources est considérable. Il y en a près
de trente, disséminées un peu de tous côtés. Les *Thermes*

de la ville, anciens et nouveaux, en possèdent sept ; les autres sont autant de propriétés particulières ; enfin, à mi-côte et au milieu d'une ravissante promenade, se trouve une eau ferrugineuse froide, dite *Source d'Angoulême*, que minéralise le crénate de fer. Nous croyons inutile de donner la liste détaillée de ces sources, car on en découvre tous les jours de nouvelles. D'ailleurs, comme elles offrent toutes des caractères thérapeutiques à peu près communs, il n'est pas nécessaire de faire de chacune d'elles une étude particulière.

Les diverses sources de Bagnères conviennent surtout aux personnes mélancoliques, affaiblies par les chagrins ou les veilles, aux gens de lettres, de cabinet, et à tous les hommes livrés à des professions sédentaires. Elles sont fort utiles aussi dans l'anémie, la chlorose et dans les désordres qui accompagnent si fréquemment la puberté. C'est là également que vous adresserez ces jeunes femmes pâles et délicates, que des couches réitérées ou les soins laborieux du ménage ont jetées dans une sorte de débilité générale, et qui ont tout à la fois besoin de l'action réconfortante des eaux et de l'air vivifiant des montagnes. Mais, parmi ces sources, il en est quelques-unes qui, en même temps qu'elles rétablissent les forces de l'organisme, agissent de plus comme agents de sédation : telles sont tout particulièrement le *Foulon* et les trois sources de l'établissement de *Salut*.

La source du Foulon se distingue entre toutes par l'absence presque absolue de sels ferrugineux et calcaires. Sa faible minéralisation, jointe au degré de chaleur le plus favorable (33° C.), en fait une eau calmante par excellence. Aussi est-elle beaucoup recherchée et l'emploie-t-on avec le plus grand succès dans les névralgies rhumatismales, les chorées, les palpitations nerveuses, et dans certaines affections de la peau pour lesquelles les eaux sulfureuses, même celles de Saint-Sauveur, seraient trop actives. Ce que nous disons des propriétés adoucissantes du Foulon est également applicable au bain de Salut, dont la température, depuis les nouveaux captages, est de 33° C. Ce bain a également pour effet de calmer le système nerveux, de ralentir la circulation et de tempérer les inflammations cutanées ; il convient aussi dans certaines affections utérines, caractérisées par l'exaltation de la sensibilité. Le baigneur se trouve, à Salut comme au Foulon, placé au milieu d'une température toujours égale, l'eau arrivant directement et à sa chaleur native dans la baignoire, de manière à y entretenir un courant sans cesse renouvelé. Mais, tandis que l'eau du Foulon n'est employée qu'en bains, celle du Salut est, de plus, utilisée pour la boisson. Elle modifie sous cette forme la vitalité de la muqueuse digestive, en abat l'éréthisme, et rétablit sa tolérance pour les aliments. Son action se porte en même temps sur l'appareil urinaire; aussi tous les auteurs ont-ils vanté ses bons effets dans la gravelle et dans certains catarrhes de la vessie. Disons en passant que l'avenue qui mène de Bagnères à Salut constitue une promenade bien agréable.

Une source dont on fait également grand usage est celle de *Lasserre;* cette eau, prise à la dose de cinq ou six verres, purge quelquefois assez franchement. Après Lasserre, c'est à la source de la Reine que l'action laxative paraît être la plus prononcée.

Les sources de Bagnères sont aménagées dans deux grands établissements : les Thermes et les Néo-Thermes ; et dans des établissements d'ordre secondaire, ainsi que dans des hôtels ou divers petits établissements appartenant à des particuliers. Les Thermes, dits *Thermes de Marie-Thérèse*, consistent en un vaste bâtiment tout de marbre, adossé à la montagne d'où viennent les sources qui s'y distribuent. Ces sources sont au nombre de sept, savoir : le *Dauphin*, la *Reine*, *Saint-Roch*, le *Foulon*, le *Platane*, les *Yeux*, *Saint-Barthélemy*. Sous le péristyle se trouve la buvette de l'eau de la Reine. Les Néo-Thermes, non moins luxueux et renfermant de belles piscines, sont alimentés par deux sources : *Salies* et la *Tour*. La piscine de natation de cet établissement, reçoit l'eau de la Tour, ramenée à 29° C. au moyen de l'eau douce de la source de la *Sarre* qui alimente les fontaines de la ville.

Enfin, l'établissement de *Théas*, use de l'eau de la source dite *Salies supérieur*. On y donne des bains de cette eau mêlée avec plus ou moins d'eau de *Labassère* transportée, qui se prend aussi en boisson.

CAPVERN. — *Eaux sulfatées calciques froides.* — Capvern est situé à 19 kilomètres de Bagnères, sur la route de Lannemezan. Les deux sources de la Hount-Caoude et du Bourridé donnent des eaux salines et séléniteuses, contenant une proportion assez sensible de fer. Température, 24 C. Ces eaux sont diurétiques; on les emploie pour combattre les engorgements du foie, de la rate, et la gravelle urinaire. Elles sont aménagées dans deux établissements.

SAINTE-MARIE. — *Eaux séléniteuses froides.* — Dans l'une des plus jolies vallées des Pyrénées, près du village de Saléchan, à 6 kilomètres de Mauléon-Barousse. Les eaux, de même nature que celles de Capvern, ont été aménagées dans un élégant établissement. Même action thérapeutique.

SIRADAN. — *Eaux séléniteuses et ferrugineuses froides* — Les deux sources de Siradan diffèrent par leurs principes minéralisateurs : l'une est ferrugineuse ; l'autre, la *Source du Lac*, donne une eau sulfatée calcique magnésienne, dont les effets laxatifs et diurétiques, ont été considérés comme utiles dans le traitement des affections de la vessie et des organes digestifs. L'eau ferrugineuse est employée dans la chlorose et les diverses anémies. Siradan est à 5 kilomètres de Mauléon-Barousse et à 2 kilomètres de la station de Saléchan, sur le chemin de fer de Luchon.

IV. — HAUTE-GARONNE.

BAGNÈRES-DE-LUCHON
Eaux sulfureuses chaudes.

La ville de Luchon, appelée par les Romains *Aquæ balnneariæ luxonienses*, est bâtie à 630 mètres d'altitude, au fond de la vallée de la Pique, une des plus belles des Pyrénées. L'ancien quartier, appelé Cours d'Etigny, représente une longue avenue plantée de tilleuls, et bordée, à la manière de nos boulevards de Paris, de maisons pour les baigneurs. A l'extrémité de cette avenue et à droite, se trouve l'établissement des bains. Le quartier nouveau, le plus beau de la ville, rendez-vous aujourd'hui des étrangers, est formé d'habitations commodes et élégantes et d'hôtels, au premier rang desquels il convient de placer l'*Hôtel de Luchon et du Casino* : magnifique établissement moderne, le seul de la station avec ascenseur, situé dans un vaste parc, à côté du Casino, et où toutes les exigences contemporaines trouvent aisément à se satisfaire. On sent, en arrivant à Luchon, que c'est une ville de distractions et de bien-être, où l'homme a su, avec intelligence, tirer parti des merveilles que la nature a prodiguées autour de lui.

C'est au pied de la montagne de Super-Bagnères, que jaillissent les sources. Avant 1831, on n'en connaissait que huit. Comme leur captage avait été mal fait, des infiltrations d'eau douce venaient à chaque instant se mêler à l'eau minéralisée sulfureuse, dont elles altéraient la tem-

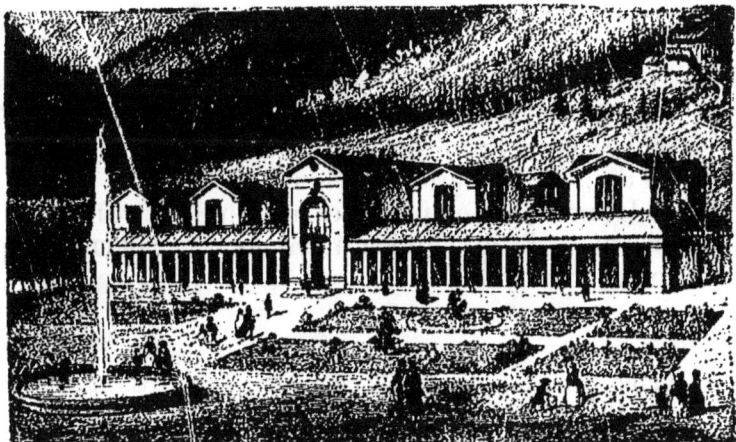

LUCHON. — Établissement thermal.

pérature et la composition. Aujourd'hui, ces inconvénients n'existent plus. D'habiles et ingénieux travaux exécutés sous la direction de Jules François, en même temps qu'ils ont isolé les sources anciennes, en ont fait découvrir de nouvelles : de sorte qu'on ne compte pas moins, à Luchon, de dix-neuf sources principales, toutes situées derrière l'établissement thermal, et qui débitent environ 3,300 hectolitres d'eau par jour. L'échelle des températures de ces sources sulfureuses s'étend, d'après les observations de Filhol et de Jules François, de 38° C., qu'accuse la nouvelle source de Richard ou *Richard supérieur*, jusqu'à 68° C., que marque celle qui porte le nom de *Bayen*.

L'eau de ces diverses sources, examinée au point d'émergence, exhale une odeur prononcée d'œufs couvis ; sa sa-

veur est franchement hépatique. Elle est alcaline; Filhol
pense que cette réaction est due au sulfure de sodium. La
composition de la *Source Azémar*, une des plus minéralisées de la station et dont la température est de 54° C., nous
donnera une idée de la composition chimique de cette eau.
Sur 0^{gr},2816 de principes fixes, l'analyse démontre :

	Gram.
Sulfure de sodium...........................	0.0531
Sulfates de soude, potasse, chaux...........	0.0715
Chlorure de sodium.....	0.0620
Acide silicique et silicates divers...........	0.0930

Et de plus, des traces d'acide sulfhydrique libre, d'hyposulfite et de carbonate de soude, de fer et de manganèse, etc., etc. Enfin, la quantité de sulfure de sodium,
qui s'élève dans l'eau de Bayen à 0^{gr},0777, descend à
0^{gr},0095 dans la Richard supérieur.

Voici le nom, la température en chiffres ronds, la sulfuration enfin, de quelques autres sources, parmi les plus
renommées :

	T.	Sulfure de sodium. Gram.
Reine.................	57° C.	0.050
Grotte supérieure...........	56°	0.031
Blanche................	47°	0.033
Bordeu.............................	54°	0.071
Pré, n° 1............................	61°	0.072
Grotte inférieure...................	56°	0.058

L'établissement thermal a été construit sur l'emplacement d'anciens bains romains. Il se compose de huit pavillons dans lesquels ont été distribués les cabinets de bains,
les douches, les piscines et les bains de vapeur. Une inscription placée au-dessus de chaque pavillon indique le
groupe de sources qui l'alimentent. Ces groupes sont
formés par la réunion et le mélange, dans les réservoirs,
d'un certain nombre de sources dont le rendement eût été
trop faible pour les utiliser chacune isolément. C'est sur
le griffon même des sources que se trouvent les étuves.
Enfin, on a aménagé des salles pour l'aspiration directe
des vapeurs sulfureuses qui se dégagent des eaux; et des
buvettes, en grand nombre, soit à l'intérieur de l'établissement thermal (*Enceinte, Reine, Blanche, Grotte*, les

Ferras, Froide), soit à l'extérieur (*Pré n° 1, n° 2, n° 3, Romains*).

L'eau des sources de Luchon s'altère, au contact de l'air, avec une grande rapidité : elle perd sa limpidité et prend une teinte verdâtre d'abord, puis lactescente. Ce phénomène, connu sous le nom de *blanchiment*, peut être produit à volonté, comme dans les expériences suivantes :

Versez dans une baignoire de l'eau de la Reine et ajoutez-y une certaine proportion de la Blanche; le mélange offrira une teinte jaune verdâtre qui ne tardera pas à blanchir. L'eau devenue laiteuse, il suffira d'y ajouter une moitié ou même un quart de l'eau de la Grotte supérieure, pour qu'aussitôt la transparence du mélange soit rétablie, comme par l'effet d'un réactif.

Le phénomène du blanchiment serait dû, suivant Filhol, à l'action, sur le sulfure de sodium, de la silice en excès que contient l'eau minérale : d'où résulte une formation de silicate de soude avec dégagement de gaz acide sulfhydrique. Or ce gaz, en présence d'une atmosphère limitée, se décompose par l'effet de l'oxygène, et laisse précipiter du soufre en nature. C'est ce soufre ainsi réduit qui communique à l'eau son apparence laiteuse. Il ne s'y trouve pas dans un état absolument pur, mais presque toujours associé à un peu de silice. On n'observe, d'ailleurs, le blanchiment qu'à un faible degré dans les sources du groupe de Bordeu et du Pré, les plus riches en barégine.

L'extrême altérabilité des eaux de Luchon, surtout par le contact de l'air, nécessitait des précautions particulières pour leur transport du point d'émergence au lieu d'emploi. Malheureusement, malgré ces précautions, l'eau minérale perd dans son trajet une notable proportion de son sulfure de sodium ; elle devient riche, au contraire, en polysulfure, en sulfite et en hyposulfite, c'est-à-dire en sels dont on rencontrait à peine des traces au griffon. Ces sels doivent peut-être, au point de vue thérapeutique, prendre place à côté du sulfure de sodium, s'il est vrai, comme on le prétend, que l'état de certains malades soit plus avantageusement modifié par leur action que par celle des eaux ne contenant que du sulfure.

Nous empruntons à Filhol le tableau suivant, qui indique la quantité réelle de sulfure de sodium et d'hyposulfite de soude que renferme un bain de 300 litres :

	Sulfure de sodium. Gram.	Hyposulfite de soude. Gram.
Reine...............................	5.875	1.061
Richard supérieur..................	6.896	1.440
Richard inférieur..................	9.741	1.080
Grotte inférieure	9.238	1.620
Bordeu.	7.179	3.561
Bosquet...........................	7.650	3.140
Etigny............................	3.876	3.015
Ferras............................	2.550	2.400
Blanche...........................	variable	2.160

Les eaux des sources de Luchon, bien que plus sulfureuses au griffon que celles de Barèges, le sont à peine autant dans la baignoire. Nous savons que cela tient à ce que les eaux de Barèges ont bien plus de fixité. Ainsi, par exemple, elles ne fournissent pas d'incrustations sulfureuses, tandis qu'à Luchon il suffit de soulever le couvercle des sources pour en apercevoir de considérables: c'est surtout à la source de la Reine que s'opère le plus largement cette sublimation.

L'activité des eaux de Luchon oblige les malades à remplacer de temps en temps l'eau sulfureuse par ce qu'on appelle les *bains émollients*. Ces bains sont préparés avec une

CHATEAU DE SAINT-BÉAT. — Environs de Luchon.

forte décoction de plantes et de racines grasses qui croissent dans la montagne, et qui leur communiquent des propriétés adoucissantes.

Les eaux de Luchon conviennent contre les affections rhumatismales chroniques, la diathèse scrofuleuse et ses

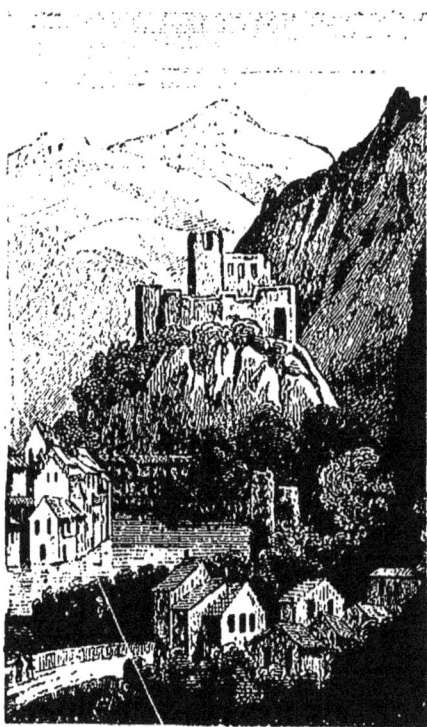

manifestations si variées. Certaines paraplégies essentielles, surtout quand elles se lient à la débilité générale, sont de même améliorées ou guéries par ces eaux, à la condition toutefois qu'il n'existe aucune poussée aiguë vers la moelle épinière, et qu'on n'usera de la douche sur les reins qu'avec réserve. Il paraît prouvé que les eczémas et les impétigos guérissent mieux à Luchon qu'ailleurs. Enfin les eaux de cette station pourront être utilement conseillées contre les cachexies résultant de l'intoxication saturnine ou mercurielle, les engorgements passifs du col utérin, certaines incontinences d'urine, les pertes séminales, l'impuissance virile et les accidents consécutifs à la syphilis.

Le séjour de Luchon offre aux personnes valétudinaires de tranquilles promenades et surtout cette délicieuse allée d'Étigny dont l'animation, pendant la saison thermale, rappelle celle de nos boulevards. Les plus robustes tentent les grandes excursions au lac d'Oo, à la vallée du Lys et au port de Vénasque, d'où l'on aperçoit la Maladetta avec ses immenses glaciers.

ENCAUSSE. — *Eaux séléniteuses froides.* — Petite station située à neuf kilomètres au sud de Saint-Gaudens, sur les bords du Jops, ruisseau affluent du Gers. Son altitude est de 360 mètres. Il y a à Encausse deux sources, d'une température de 18° à 22° C., dont l'eau contient, par litre, environ 2gr,14 de sulfate de chaux, avec des traces de carbonate de chaux et de magnésie. Le chlorure de sodium s'y trouve à la dose infime de 0gr,32. Ces eaux sont principalement prises en boisson. Diurétiques et laxatives, elles peuvent s'appliquer très utilement à la gravelle urinaire.

SALIES-DU-SALAT. — *Eau muriatique et séléniteuse froide.* — Petite localité située sur la rive gauche de la rivière du Salat, à vingt-quatre kilomètres de Saint-Gaudens, dans une de ces belles vallées de la base des Pyrénées qui constituent la région fertile et boisée de l'Ariége. Son altitude est d'environ 292 mètres. L'eau minérale qui jaillit de la source est limpide, inodore, d'un goût franchement salé. Elle contient, par litre, d'après Bouis, 35 grammes de chlorure de sodium et 3 grammes de sulfate de chaux. On l'emploie contre les maladies scrofuleuses.

V. — ARIÈGE.

AUDINAC. — *Eaux séléniteuses froides*. — Hameau de la commune de Montjoy, situé à quatre kilomètres au nord de Saint-Girons, à la base du mont Canivet, et à une altitude de 500 mètres. Il y a trois sources, dont l'eau, d'une température de 20° à 22° C., contient, sur un résidu fixe, par litre, de 1gr,93 en moyenne, une quantité de sulfate de chaux et de magnésie de 1gr,62. Cette eau, qui n'est guère employée qu'en boisson, est principalement diurétique et accessoirement laxative. Utile, sans doute, contre la gravelle urinaire.

AULUS. — *Eau séléniteuse froide*. — Village situé au fond d'une gorge étroite et charmante, parcourue par le Garbet, un des affluents du Salat. Il appartient à la haute région montagneuse de l'Ariège, où se trouvent les pics de Montvallier et de Montcalm ; son altitude est de 776 mètres. La distance de Saint-Girons, direction du sud, est de trente-trois kilomètres. Il y a quatre sources et deux établissements. Les *Sources Darmagnac, Bacqui* et *des Trois-Césars* sont aménagées dans l'un, la *source Calvet* dans l'autre. Elles n'ont qu'un faible débit, et donnent une eau froide, qui, sur 2gr,23 de principes fixes, que renferme le litre d'eau Darmagnac, par exemple, contient 1gr,82 de sulfate de chaux et des quantités insignifiantes de carbonate de chaux et de magnésie, avec des traces de fer. Les eaux d'Aulus se prennent surtout en boisson. Elles sont diurétiques et accessoirement laxatives. On les emploie contre la gravelle urinaire.

Aulus, comme toutes les stations situées dans les montagnes, doit ses principales et ses plus hygiéniques distractions à l'exercice au grand air. Sous ce rapport, vous n'avez que l'embarras du choix. S'agit-il de simples promenades? Des sentiers ombragés et à pente douce ont été heureusement ménagés dans le rayon qui avoisine les sources. Préférez-vous les grandes excursions? Aimez-vous surtout l'imprévu, tel que, par exemple, une rencontre avec des ours? Dirigez vos pas du côté d'Ustou, distant de quelques kilomètres. Là, vous verrez bon nombre de ces animaux; seulement, loin d'avoir rien d'effrayant, ils vous charmeront par leur gentillesse, leurs pas cadencés et

leurs grognements caressants. C'est qu'Ustou est la grande
Université où, dès leur tendre enfance, on apprivoise les
ours qui vont ensuite faire les délices de nos foires et de
nos parades.

AX. — *Eaux sulfureuses chaudes.* — La petite ville d'Ax
est assise à 700 mètres d'altitude, sur un bassin granitique,
au confluent de l'Ariège et des ruisseaux de la Lauze, de
l'Oriège et d'Ascou. De tous les points du sol sur lequel
elle repose, jaillissent des eaux sulfureuses dont la température et la richesse en principes minéralisateurs sont ex-
trêment variées : on n'y compte pas moins de soixante
sources. Plusieurs sont aménagées dans quatre modestes
établissements, qui sont le *Teich*, le plus important de
tous, le *Couloubret*, le *Breilh* et l'*Etablissement Modèle;*
les autres coulent sur la voie publique, ou sont utilisées pour
divers usages domestiques. Aussi, est-on, tout d'abord,
très désagréablement frappé d'une odeur d'œufs couvis
répandue dans l'atmosphère.

Les propriétés physiques et chimiques des eaux minérales d'Ax sont à peu près les mêmes que celles des eaux
de Bagnères-de-Luchon. Ainsi elles fournissent comme elles
d'abondantes incrustations de soufre, et elles changent
aussi de couleur dans les baignoires ; seulement, au lieu de
blanchir, elles bleuissent. Cette différence de coloration
provient toute simplement de ce que le soufre tenu en suspension dans l'eau d'Ax s'y trouve en plus petite quantité
que dans l'eau blanche de Luchon.

Les deux sources les plus sulfureuses d'Ax sont les
Canons et le *Rossignol;* elles renferment $0^{gr},0270$ de sulfure
de sodium. Quant à leur température, elle est de 75° C.,
pour la première, et de 77° C. pour la seconde. Une autre
source intéressante est celle de *La Vigerie*, au Teich,
dont la température est de 73° C. et la sulfuration, en sulfure de sodium, de $0^{gr},024$. Nous relèverons, d'après
Filhol, dans la composition de la *Grande Source sulfureuse* de l'Etablissement Modèle, qui semble représenter
une moyenne pour la station, les principes suivants :
$0^{gr},0258$ de sulfure de sodium, et $0^{gr},1223$ de silicates alcalins et terreux, sur un total en principes fixes, de $0^{gr},2831$.

Les eaux d'Ax sont assez excitantes et réussissent d'autant
mieux que les affections auxquelles on les applique sont
dépourvues de tout caractère fluxionnaire aigu. On les a

surtout vantées contre le rhumatisme articulaire, les maladies scrofuleuses et les dermatoses. Sous ce point de vue exclusivement thérapeutique, elles offrent encore de grandes analogies avec les eaux de Luchon, et ne leur sont nullement inférieures.

USSAT

Eaux salines tièdes et chaudes.

La station thermale d'Ussat est située sur la grande route de Foix à Ax, dans la vallée de l'Ariège, à 3 kilomètres au-dessous de Tarascon, et à une altitude d'environ 450 mètres. La vallée est étroite, dominée par des montagnes arides et nues jusqu'à leur sommet. Il y a trois établissements balnéaires, dont le plus important appartient à l'hospice de Pamiers. Cet établissement, consistant en une vaste construction rectangulaire, est adossé à la montagne sur la rive droite de la rivière. Les deux autres, connus sous les noms de *Saint-Vincent* et de *Sainte-Germaine*, sont élevés sur la rive opposée, le long de la route. Chacun d'eux est alimenté par une source particulière ; mais tandis que l'eau du *Grand Etablissement* marque 36° C., l'eau des deux autres, n'ayant que 28° et 29° C., a besoin d'être chauffée pour le service des bains.

Les sources d'Ussat jaillissent dans un terrain meuble et perméable, qui a nécessité des travaux fort importants destinés à les protéger contre les infiltrations et les envahissements de l'Ariège. Avant ces travaux, les bains se prenaient dans des espèces de cuves enfoncées dans le sol. Leurs parois étaient simplement formées de quatre pans d'ardoise ; leur fond, toujours vaseux, recevait l'eau minérale qui suintait au-dessous des détritus d'alluvion. Mais à ces espèces de trous on a substitué de magnifiques baignoires de marbre. Au Grand Etablissement, l'eau, captée aux griffons, se réunit dans une rigole qui règne tout le long du bâtiment des bains ; c'est de là que partent les conduites qui alimentent les baignoires et en renouvellent sans cesse l'eau. Comme les cabinets de bains sont rangés à la suite les uns des autres sur un espace de 100 mètres environ, et qu'il n'y a qu'un canal de distribution, l'eau perd graduellement de son calorique dans ce long parcours et arrive de moins en moins chaude aux baignoires les plus éloignées ; et c'est ce qui permet d'administrer des bains à des températures différentes, sans mélange d'aucune eau froide.

Les eaux d'Ussat sont calciques, bicarbonatées, sulfatées, avec des quantités insignifiantes de sulfate de magnésie. Limpides, onctueuses, sans odeur ni saveur, elles contiennent, par litre, sur $1^{gr},27$ de principes fixes : $0^{gr},70$ environ de bicarbonate de chaux et $0^{gr},45$ de sulfates terreux et alcalins.

Ces eaux sont fort abondantes et se prennent principalement en bains, dont les vertus calmantes sont fort utiles pour dissiper les états nerveux, avec surexcitation simple ou douloureuse, ou spasmodique. Elles sont conseillées également avec succès contre certains engorgements de la matrice, qu'accompagne quelquefois une assez vive sensibilité, et réussissent aussi à provoquer le retour des menstrues et à le régulariser. Enfin les personnes qui se livrent aux travaux de cabinet, celles que des études prolongées ou une contention d'esprit trop habituelle, ont jetées dans une sorte de surexcitation nerveuse, se trouvent également bien des bains d'Ussat.

Le séjour d'Ussat est agréable. La promenade constitue une des principales distractions, et peu de contrées sont aussi riches en curiosités géologiques. Rappelons seulement les fameuses grottes naturelles d'Ussat, avec leurs voûtes gothiques, leurs arabesques et leurs stalactites admirables. Comme on ne peut pas toujours se promener, beaucoup de dames, en tenue champêtre, travaillent en plein air, assises devant leurs portes, comme au bon temps des mœurs pastorales ; mais, quand arrive le soir, l'animation de la plupart des hôtels indique que les habitudes mondaines ont passé par là ; et que les maladies nerveuses sont parfois fort accommodantes.

VI. — ESPAGNE.

RUBINAT-LLORACH
Eau sulfatée sodique froide.

Cette source jaillissante, dont l'eau, transportée, est si répandue en France et dans les autres pays, est située au delà de la frontière, dans la région espagnole des Pyrénées.

Extrêmement pure au griffon, par suite d'un captage exact, mise en bouteilles dans des conditions de propreté irréprochable, l'eau de Rubinat-Llorach est d'une conservation facile; et il n'est pas possible qu'elle subisse la moindre altération, même dans des conditions de climat qui pourraient lui être contraires.

Versée dans un verre, elle est limpide, incolore, inodore, non gazeuse. Son goût fortement salé n'est pourtant pas désagréable, et cette saveur fait reconnaître immédiatement le principe actif de cette eau : ce doit être le sulfate de soude, sel salé et non amer, puisqu'elle provoque la purgation. L'analyse chimique, en effet, l'y a fait découvrir dans les proportions suivantes, sur 103^{gr},814 de principes fixes, par litre :

	Gram.
Sulfate de soude...........................	96.263

Mais ce n'est pas uniquement le sulfate de soude qui forme la minéralisation de Rubinat-Llorach, il importe d'y joindre encore les principes que voici, et dont l'activité physiologique et thérapeutique n'est pas douteuse :

	Gram.
Sulfate de magnésie.......................	3.268
Sulfate de chaux..........................	1.949
Chlorure de sodium........................	2.055

Une pareille richesse en sels purgatifs est chose exceptionnelle, et ne peut que lui conférer des qualités de haute valeur, parmi lesquelles une des plus importantes et des plus appréciées est d'agir à des doses relativement minimes. Elle purge donc sous un très petit volume, comme un verre à Bordeaux, pris le matin, à jeun, par exemple, ce qui ne saurait surcharger et fatiguer l'estomac. Et cela n'empêche pas qu'on ne puisse en prendre des doses plus fortes, si l'on veut obtenir une action puissante, dont le degré variera nécessairement avec le volume ou le poids de l'eau ingérée.

L'eau de Rubinat-Llorach passe donc très bien, suivant l'expression consacrée : ses effets sont prompts, efficaces, et l'on peut en faire usage dans toutes les circonstances qui exigent l'emploi des purgatifs. Il est à remarquer même qu'elle est de beaucoup préférable aux sels neutres qui possèdent une action analogue sur l'intestin, et dont l'impression est sensiblement irritante. Il nous paraît peu nécessaire d'étudier ici toutes ces indications variées. Faisons remarquer simplement ses effets utiles dans la constipation habituelle et l'indigestion lente légère, ainsi que dans la lithiase biliaire, où elle paraît devoir être particulièrement recommandable à cause des vertus cholagogues et de la quantité considérable de sulfate de soude qu'elle contient.

PENTICOUSE
Eaux salines azotées.

Pour aller des Eaux-Chaudes à Penticouse, vous ne mettrez pas moins de dix heures, car il faut ménager les chevaux. On passe par Gabas, la Case de Broussette, et l'on franchit la frontière par l'endroit appelé le port d'Anéou. Bientôt vous traversez Salient, joli petit bourg dont l'aspect offre un cachet tout particulier; puis enfin vous arriverez au village de Penticouse.

Mais les eaux minérales ne se trouvent pas au village même : il faut aller les chercher à une lieue et demie plus loin. Jusque-là le chemin de la montagne était plutôt monotone que pénible. A partir du village, il vous faut suivre des sentiers non frayés, à travers une gorge affreuse, appelée à juste titre l'escalier (*el escalar*), sur les bords d'un gave effrayant, et au milieu d'une nature aussi tourmentée que le Chaos de Gavarnie. Brisé de fatigue, vous cherchez vainement quelques traces d'êtres vivants, lorsque tout à coup au détour d'un rocher, la scène change. Voici un cirque spacieux, un lac, des cascades, quelques maisons, toute une population sur pied. Vous êtes aux bains de Penticouse.

Il y a quatre sources principales, qu'on appelle *Source du Foie, des Dartres* et *de l'Estomac*, dénominations très vicieuses, puisqu'elles semblent indiquer une spécialité d'action sur certains organes, spécialité qui n'existe aucunement; enfin la *Source Saint-Augustin.* Nous ne parlerons que de la première de ces sources, car c'est exclusivement à cause d'elle qu'on vient à Penticouse.

On ne l'emploie qu'en boisson. Au-dessus du petit bâtiment où elle jaillit, on lit cette inscription : *Templete de la salud.* Cette eau est claire, limpide, sans saveur ni odeur : température, 26° C. Elle contient très peu de principes minéralisateurs, seulement quelques traces de sulfate et de carbonate de chaux. Recueillie dans un verre, l'eau est transparente, puis elle se trouble légèrement, pétille ; des bulles nombreuses la traversent avec effervescence et viennent ·éclater à sa surface : elle reprend ensuite sa limpidité première. Le gaz qui s'échappe ainsi est de l'azote.

La source du Foie est principalement employée dans les maladies des organes respiratoires ; son action est sédative, ce qu'il faut en partie attribuer aux quantités considérables d'azote qu'elle tient en dissolution. On la prescrit avec succès dans les phtisies commençantes, les catarrhes bronchiques et pulmonaires, certaines hémoptysies, surtout quand il existe des signes de pléthore et de congestion active vers la poitrine. Sous ce rapport, elle réussit dans· les circonstances mêmes où les Eaux-Bonnes seraient contre-indiquées. On l'emploie encore contre certains engorgements des viscères abdominaux ; et passe pour être essentiellement fondante et diurétique.

Une propriété toute particulière à l'eau du Foie, c'est la merveilleuse facilité avec laquelle l'estomac la supporte : nous en bûmes sept ou huit verres dans l'espace d'une heure, sans éprouver la moindre pesanteur ni le moindre sentiment de satiété. Les malades la prennent habituellement à la dose de vingt-cinq à trente verres par jour. On comprend qu'une aussi grande quantité d'eau doive, après absorption, modifier la circulation du sang, et par suite faciliter le cours de ce fluide à travers les capillaires des organes engorgés. Comme elle est très peu minéralisée, elle agit moins par ses sels que par l'eau même.

Le caractère spécifique de la source du Foie est donc, nous insistons sur ce point, d'être calmante d'emblée, sans produire aucune réaction ; aussi ne saurait-elle convenir dans les maladies où l'indication principale est de réveiller la vitalité des organes.

C'est seulement à cause des vertus tout à fait spéciales de cette source que nous enverrons, dans quelques cas très rares, des malades à Penticouse. Quant aux touristes des Eaux-Bonnes et des Eaux-Chaudes, le voyage de Penticouse continuera d'être l'excursion de rigueur, surtout avec le retour à Cauterets par le Mercadau. Que leur importent les fatigues, les dangers et les ennuis de la route ! On ne saurait acheter trop cher la jouissance de fouler la terre d'Espagne et de s'élever à 2.500 mètres au-dessus du niveau de la mer.

VILLACABRAS
Eau sulfatée sodique froide.

Le ravin de Villacabras, d'où proviennent les eaux
naturelles purgatives qui portent ce nom devenu célèbre,
est situé, entre Madrid et Aranjuez, près du village de
Villaconéjos, au milieu d'une sorte de plateau inégal, in-
culte, formé de rochers calcaires et gypseux contenant du
sulfate de soude en grande quantité, de la magnésie, de la
silice et quelques sulfures. Un ruisseau serpente au fond
de ce ravin; et c'est contre la paroi, environ à 1^m,50 au-
dessus du courant même, que viennent jaillir les filets de
l'eau minérale extrêmement limpide et fraîche au griffon.

Des quatre sources principales auxquelles on a donné les
noms de *Agostin*, *Joaquim*, *Justo* et *Manoël*, les deux
premières seules sont captées; et leurs eaux sont recueillies
dans un vaste réservoir; complètement isolé dans un bâtiment clos. Elles débitent à elles deux, 1 700 litres par
vingt-quatre heures: quantité qu'il serait facile de doubler
en captant les autres sources. Des pompes puisent l'eau de
ce réservoir principal; et l'élèvent dans trois réservoirs
disposés à la partie supérieure du ravin, où se fait le rem-
plissage des fûts destinés à être expédiés en France, à
Lyon. Là, les fûts sont vidés dans de nouveaux récipients,
où on laisse reposer l'eau : puis, on effectue le filtrage par
le procédé Pasteur: et, enfin, l'embouteillage.

Toutes les précautions sont prises pour assurer la parfaite
identité et pureté de l'eau. Aussi, les analyses qui ont été
exécutées, à diverses époques par différents chimistes,
tant en France qu'en Amérique, ont démontré l'uniformité
et la constance de sa composition.

L'eau minérale de Villacabras, très transparente, salée,
non amère, renferme par litre, d'après les recherches con-
cordantes faites à la Faculté de Médecine et de Pharmacie de Lyon et au laboratoire de l'Académie de Médecine
de Paris, les principes suivants:

	gr.
Sulfate de soude............................	122.050
Sulfate de magnésie........................	0.985
Sulfate de chaux............................	2.000
Chlorure de sodium........................	0.905
Silice, alumine, fer........................	0.118

Une composition aussi remarquable, correspondant exactement à la constitution chimique du minérai qui existe

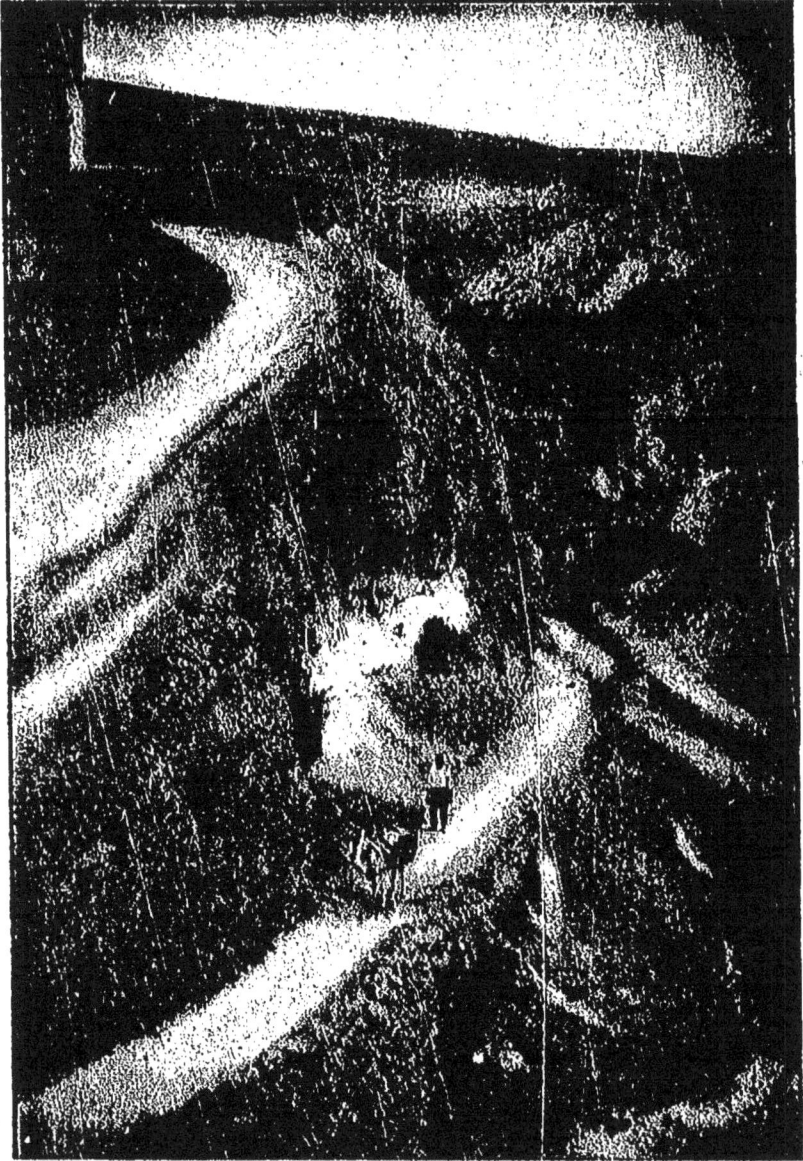

VILLACABRAS. — Entrée du ravin.

dans les terrains d'où jaillissent les sources, assure à cette eau des propriétés thérapeutiques intéressantes, soit purgatives, soit laxatives, suivant la dose à laquelle on l'administre. Elle agit sous un petit volume, sans fatiguer l'estomac, sans provoquer de nausées. Elle n'irrite pas l'intestin et n'amène jamais la constipation. Ce sont ces qualités diverses, tant chimiques que physiologiques, qui, l'ayant déjà fait distinguer dans un grand nombre d'Expositions, en France et à l'Etranger, lui ont valu la Médaille d'or, à l'Exposition universelle de Lyon, de 1894.

Comme purgatif, on la prend à la dose d'un demi-flacon, suivi de bouillon ou de thé ; comme laxatif, un verre à Bordeaux, le matin à jeun ou quinze minutes avant le principal repas. Pour les personnes d'un tempérament délicat, coupée avec du lait chaud, en quantité égale, elle donne d'excellents résultats ; ou, encore, avec du bouillon d'herbes, sans sel et très chaud.

L'eau de Villacabras, aujourd'hui universellement adoptée, est habituellement prescrite dans les états gastriques, les affections du foie, la dilatation de l'estomac, les affections intestinales infectieuses ou autres. Elle rend de grands services aux personnes qui sont ordinairement constipées, ou qui ont une tendance aux congestions cérébrales.

APPENDICE.

SAINT-CHRISTAU.—*Eaux ferro-cuivreuses (?) froides.* — Ces sources, situées dans la commune de Lurbe, à 10 kilomètres d'Oloron, desservies par les gares de Lacq et de Pau, et situées au pied du mont Binet, à l'entrée de la vallée d'Aspe, ont été aménagées dans deux établissements. On les emploie en bains, douches, injections, fomentations, pulvérisations et boisson. Elles jouissent, dit-on, d'une efficacité marquée contre certaines maladies de peau très tenaces, telle que l'eczéma, le psoriasis lingual, la couperose et le lupus.

CHAPITRE II

RÉGION DE LA MÉDITERRANÉE
LES CÉVENNES ET LE RHONE

I. — PYRÉNÉES-ORIENTALES.

Le Roussillon est extrêmement riche en eaux sulfureuses, dont la composition, la variété, l'abondance et les vertus médicinales paraissent le céder à peine aux sources de la région des Pyrénées. Elles jaillissent comme elles dans le terrain primitif ou sur les limites de ce terrain et de celui de transition. Il est à remarquer, cependant, que la chaîne du Canigou, plus récente que celle des Pyrénées, donne des eaux généralement plus chargées de carbonates. Ces sources, malgré les importants travaux d'Anglada, sont rarement prescrites ; quelques-unes même sont à peine connues. Parmi les nombreux établissements thermaux de ces contrées, nous signalerons ceux qui paraissent avoir le plus d'importance actuelle ou le plus d'avenir.

MOLITG.—*Eaux sulfureuses chaudes.* — Molitg est relié à Prades par une charmante route plantée d'arbres, laquelle, après avoir franchi la Tet sur un beau pont, longe en serpentant le gave de Castellar, et conduit, en moins d'une heure, aux bains. Ceux-ci se trouvent près de la route, à un kilomètre du village. Ils représentent un petit groupe de bâtiments construits à mi-côte, dans une gorge tellement escarpée, qu'il a fallu faire jouer la mine pour en faciliter l'emplacement et l'accès. Leur altitude est d'environ 450 mètres.

Il existe à Molitg deux maisons de bains, appelées *Thermes Llupia* et *Thermes Mamet.* Les sources qui les alimentent, au nombre de quatre et désignées dans chaque établissement par les numéros 1 et 2, sont à peu près analogues. On a fait arriver dernièrement aux Thermes Llupia la *Source Barrère*, que sa température moindre rend particulièrement utile pour les personnes irritables et nerveuses. On l'emploie en bains, soit seule, soit mélangée à l'eau n° 1 de la source Llupia. Toutes ces sources sont faiblement minéralisées, et très riches en barégine. Le poids des principes fixes, déterminé par Anglada, serait de 0^{gr},2064 avec une moyenne de 0^{gr},0436 de sulfure de sodium. Température variant de 32° à 37° C.

La source Llupia n° 1 est de beaucoup la plus importante. Elle a son griffon dans l'établissement même. L'eau, limpide à sa sortie de la roche, ne tarde pas, par son exposition à l'air, à prendre une teinte louche, légèrement ardoisée, provenant de ce qu'un peu de soufre s'est précipité. Sa température native, qui est de 38° C., ne marque plus que 34° ou 35° aux lieux d'emploi ; elle se trouve ramenée de la sorte au point le plus convenable pour son usage. Ajoutons que son rendement suffit pour entretenir dans les baignoires un courant sans cesse renouvelé, lequel, pendant toute la durée du bain, conserve intacts ses éléments sulfureux. L'immersion dans cette eau fait éprouver, par sa douceur et son onctuosité, une sensation pleine de charmes : la peau glisse sous la main comme si elle était enduite d'une substance oléagineuse. C'est au point qu'on se croirait volontiers le jouet de quelque illusion sur la nature du liquide au milieu duquel on est plongé. Une telle action suffit pour faire comprendre que ce soit aux maladies cutanées que s'adresse sa spécialité thérapeutique. Malheureusement, nous sommes à peine renseignés sur le genre de dermatoses dont elle triomphe. On a noté seulement qu'après une excitation passagère, l'éréthisme du derme se calme, que ses sécrétions se modifient, et que sa vitalité se trouve graduellement ramenée à des conditions meilleures. Il nous a paru que les maladies cutanées qui cèdent dans ce cas, avec le plus de promptitude, sont l'eczéma, le psoriasis, l'impétigo et le lichen.

LE VERNET. — *Eaux sulfureuses chaudes et froides.* — Le Vernet est un petit village situé au pied du versant nord du Canigou, à quatre kilomètres de Ville-

franche, et à huit de Prades. Il y a plusieurs sources sulfureuses, dont les principales sont : la *Source des anciens
Thermes*. C'est la plus importante ; elle contient 0^{gr},0261
de sulfure de sodium. Température, 58° C ; — la *Source
Elisa*, moins forte que la précédente, elle n'a que 33° C.
et 0^{gr},0105 de sulfure ; — enfin la *Source de la Comtesse*,
la plus faible des trois. Son goût agréable, son extrême
fraîcheur (elle a 8° C. seulement), ses vertus digestives, la
font beaucoup rechercher. Souvent on on la boit aux repas.
L'*Etablissement des Commandants*, qu'alimentent ces
sources, est très bien distribué pour l'aménagement des

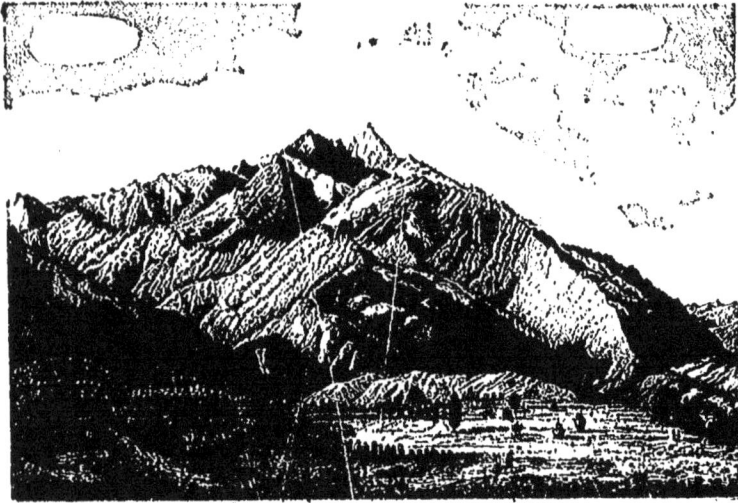

LE CANIGOU.

eaux et la commodité des malades. Il y a vingt-six baignoires, vingt-quatre douches de différentes espèces et
un vaporarium.

Mais ce qui distingue le Vernet, c'est que tout y a été
disposé pour que les malades puissent y prendre les eaux
pendant la saison rigoureuse. Profitant de la hauteur à
laquelle les sources sortent du rocher, on maintient les
chambres à une température de 15° à 18° C., en les faisant
traverser par des conduits que parcourt l'eau thermale.
Un certain nombre de phtisiques viennent ainsi, chaque
année, passer l'hiver au Vernet, et ils se trouvent également
bien du climat et de l'effet des eaux.

Un peu avant d'arriver à l'établissement des Comman-

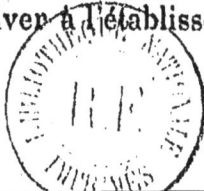

6

dants, on trouve celui de *Mercader*, où se distribuent cinq sources, bien aménagées, d'une température qui varie de 34° à 42° C.; la source principale renferme 0^{gr},0155 de sulfure de sodium. Ces sources alimentent plusieurs baignoires, des douches et un vaporarium.

LE BOULOU. — *Eaux alcalines froides.* — A la lisière de la plaine, sur la rive gauche du Tech, non loin de la frontière d'Espagne, au point où la route de Perpignan à Figuéras bifurque sur Céret et Arles, se trouve le petit établissement qui constitue la station. Il est situé en dehors du village. Trois sources, d'un rendement excessivement faible. L'eau que donne la principale est limpide, gazeuse, fraîche, d'une saveur lixivielle et atramentaire. Béchamp y a découvert, par litre, sur un poids, en principes fixes, de près de 7 grammes ; 3^{gr},32 de bicarbonate de soude. Il y a trouvé, en outre, 0^{gr},013 de bicarbonate de fer et plus d'un litre d'acide carbonique libre. Il en résulte que l'eau du Boulou se rapproche, par sa composition, de certaines eaux de Vals, chose assez curieuse, au point de vue chimique, étant donné le lieu de son origine. Particulièrement recommandée, dans les dyspepsies simples, surtout alcooliques, ainsi que dans la gravelle urinaire.

AMÉLIE-LES-BAINS

Eaux sulfureuses chaudes.

Village situé sur la rive droite du Tech, à trois kilomètres d'Arles, sur le revers sud-est du Canigou, à 250 mètres d'altitude seulement, et désigné par tous les anciens auteurs et par Anglada sous le nom de Bains-près-Arles. Les sources sulfureuses thermales y sont très nombreuses. Voici, d'après François et Juge, la température et la sulfuration des principales :

	Temp.	Gram.
Source des bains Hermabessière, au griffon.....	61° C.	0,016
Source Arago, aux bains Pujade, au griffon.....	60°	0,016
Source Amélie, au griffon...................	47°	0,008
Grand Escaldadou, au griffon..............	61°	0,020
Petit Escaldadou, au griffon.............	64°	0,021
Source Maujolet, à la buvette.................	43°	0,013
Source du Gourg-Nègre, à la buvette...........	44°	0,012
Piscine de Natation..........................	40°	»

Les eaux d'Amélie-les-Bains présentent cette particularité qui leur est commune avec presque toutes les eaux sulfureuses du massif de Canigou, qu'elles précipitent très sensiblement par l'eau de chaux : ce caractère ne se manifeste pas dans la plupart des sources des Pyrénées.

Toutes ces sources, excepté le Grand-Escaldadou, dont l'État a fait l'acquisition, appartiennent à des particuliers, et sont aménagées dans les deux établissements *Pujade* et *Thermes romains*. Elles sont employées avec avantage sous forme de bains, douches, piscines et étuves, contre les affections dartreuses, les rhumatismes, les tumeurs scrofuleuses et les ulcères. Mais ce qui constitue la spécialité de ces eaux, c'est le traitement des maladies de poitrine, et la possibilité de suivre, comme au Vernet, la médication sulfureuse pendant l'hiver.

En outre des établissements particuliers, l'administration de la guerre a fait construire des thermes importants, destinés aux besoins du service militaire. Ils sont alimentés par la source du Grand-Escaldadou, qui fournit 551,000 litres par vingt-quatre heures. Ces thermes renferment une vaste piscine de natation, deux piscines simples, vingt cabinets de bains, de nombreuses douches, des étuves et des bains russes.

LA PRESTE. — *Eau saline hyposulfitée chaude.* — En remontant le cours du Tech, on trouve dans la haute montagne, à une distance de vingt-huit kilomètres d'Amélie-les-Bains, l'établissement de la Preste, alimenté par des eaux qui paraissent utiles contre certaines maladies des reins et de la vessie; elles favorisent la sortie des graviers et dissipent le catarrhe de la muqueuse vésicale. La source principale est appelée *Source d'Apollon*. Température, 44° C. Sulfuration, estimée en sulfure de sodium, composé qui est ici excessivement fugace, 0gr,127.

II. — AUDE, HÉRAULT, AVEYRON ET GARD.

ALET. — *Eaux salines tièdes.* — A deux heures de Carcassonne, par la route de Quillan, à huit kilomètres au sud de Limoux et au milieu d'une charmante vallée des Corbières, sur la rive droite de l'Aude, se trouve la petite ville d'Alet, dont les sources ont fait beaucoup parler d'elles dans ces derniers temps. Ces sources, légèrement tièdes et à peine minéralisées, donnent une eau limpide, un peu gazeuse, sans odeur ni saveur. Très facilement supportée par l'estomac, on l'a considérée comme utile dans la dyspepsie. Alet possède une petite maison de bains.

RENNES-LES-BAINS. — *Eaux salines, chaudes et froides.* — Le petit village de Rennes est situé à neuf kilomètres de Couiza, localité que l'on rencontre à seize kilomètres au sud de Limoux, sur la route de Carcassonne à Quillan. La station, qui comprend trois maisons de bains et quelques buvettes, se trouve à cinq kilomètres à l'est du village, dans une gorge de montagnes peu élevées, appartenant aux Corbières de l'Aude.

On peut diviser les sources de Rennes en deux groupes, d'après leur température : les chaudes pour l'usage externe, les froides pour la boisson.

Il y a trois sources pour l'usage externe, une pour chaque maison de bains. Voici leur température : Source des Bains doux 40° C.; source de la Reine 41° C.; source du Bain fort 51° C. L'eau du Bain fort, la moins minéralisée, contient 0^{gr},85 de principes fixes ; l'eau de la Reine, qui l'est le plus, en renferme 1^{gr},10. On trouve dans cette dernière parmi les principes les plus importants : Chlorures de sodium, de potassium, de magnésium 0^{gr},15 ; sulfates de soude, de chaux, de magnésie 0^{gr},37 ; carbonates de chaux et de magnésie 0^{gr},22. On y rencontrerait, en outre, quelques milligrammes d'oxyde de fer carbonaté et crénaté, et environ 155 centimètres cubes de gaz acide carbonique libre.

Administrées en bains et en douches, ces eaux produisent d'excellents effets dans les affections rhumatismales, dans l'anémie et les convalescences. Et cette action médicinale est quelquefois puissamment aidée par l'emploi de l'eau de la Salz, petite rivière qui traverse la station, dont l'eau se distingue nettement par sa minéralisation. On y rencontre en effet, sur 5 grammes de principes fixes : Chlorures de sodium et de magnésium 2^{gr},03 ; sulfates de soude et de magnésie 2^{gr},04. Cette eau de la Salz est mêlée, en quantité variable, suivant les indications, avec de l'eau de la source, dans l'établissement du Bain fort.

La température des sources pour l'usage interne ne s'élève pas au-dessus de 14° C., et leur minéralisation, analogue à celle de la Reine, est, cependant, moitié moindre. Il faut supposer que l'eau qu'elles donnent est un mélange d'eau thermale avec les eaux douces superficielles. On en compte trois : la *Source du Pont*, celle du *Cercle* et la *Source de la Madeleine*. On les considère comme pouvant fournir une boisson stomachique, tonique et diurétique.

CAMPAGNE. — *Eaux salines tièdes.* — Sur la rive droite de l'Aude, au delà de Couiza, sur la route de Quillan, à trois kilomètres d'Esperaza et à une distance à peu près

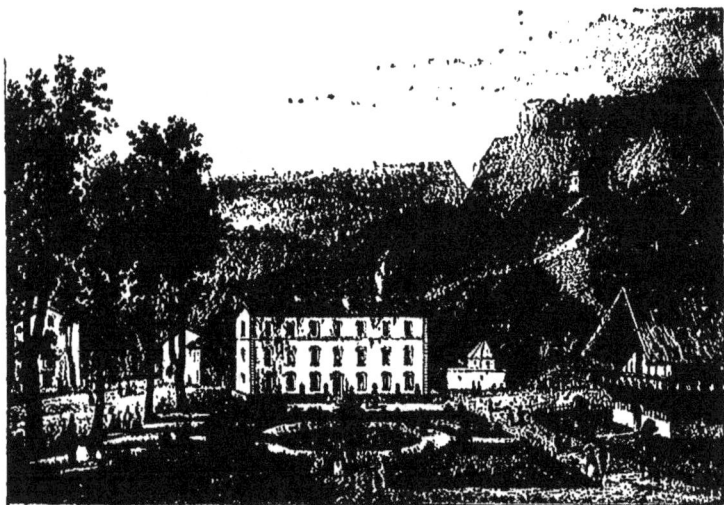

CAMPAGNE. — Établissement thermal.

égale du petit village de Campagne, se rencontrent les deux sources du *Pont* et de la *Buvette*, qui alimentent la station. La première, et la plus importante, marque 29° C. Sa minéralisation, qui est la même, d'ailleurs, que celle de la Buvette, est très faible : Filhol n'y a découvert, en effet, que $0^{gr},80$ de principes fixes, par litre d'eau, représentés en majeure partie par des poids à peu près équivalents de carbonates et de sulfates alcalins et terreux. Les eaux de Campagne sont utiles, dit-on, contre la dyspepsie, la gravelle et les suites des fièvres intermittentes. Il y a une petite maison de bains.

BALARUC. — *Eaux muriatiques chaudes.* — Village

agréablement situé sur les bords de l'étang salé de Thau,
à sa partie septentrionale et vis-à-vis de Cette, qu'on
aperçoit, sur le rivage opposé, au bas · d'une montagne
isolée, formant une saillie unique qui se profile vivement
sur le bleu du ciel, entre l'étang et la mer. La station,
médiocrement agencée, est bâtie à une petite distance du
village, dans une sorte de presqu'île et sur le bord même
de l'eau. On y trouve actuellement trois sources : l'ancienne, d'abord, et la plus célèbre, la seule intéressante
d'ailleurs, et deux plus récentes, résultant de forages exécutés vers 1860 et 1865 par la commune même et par un
nommé Bidon.

La source ancienne dite des *Romains* a une température
de 48° C. Son rendement est de 3,000 hectolitres par vingt-
quatre heures. Ses eaux, limpides et transparentes, ont une
saveur salée et piquante. Béchamp y a relevé 10^{gr},17 de
principes fixes, sur lesquels il a trouvé : Chlorures de sodium, de magnésium, de lithium et de cuivre 7^{gr},94 ; sulfates de potasse et de chaux 1^{gr},14 ; bicarbonates de chaux
et de magnésie 1^{gr},05.

Mais le principe le plus abondant est, sans contredit, le
sel marin, qui s'y trouve au poids de 7^{gr},45. Le gaz qui
s'échappe de l'eau, d'une manière intermittente, est principalement formé d'azote, avec de très faibles quantités
d'oxygène et d'acide carbonique.

L'eau de Balaruc, prise à la dose d'un demi-verre à un
verre, est rapidement absorbée et agit comme un puissant
modificateur de la complexion molle et torpide. Il faut trois
ou quatre verres pour produire une action laxative, cinq ou
six pour amener une purgation vraie.

C'est surtout par ses applications externes que cette
source a conquis sa grande notoriété. Ainsi le nom de
Balaruc réveille tout de suite l'idée de paralysie. C'est
qu'en effet ces eaux ont depuis longtemps la réputation de
guérir les affections cérébrales caractérisées par l'abolition
du mouvement et de la contractilité musculaire.

Les bains étaient pris, autrefois, dans les puits mêmes de
la source, dont la chaleur est excessive. Quant à la douche,
son mode d'administration consistait à laisser tomber sur
la tête des malades une véritable pluie d'eau minérale
bouillante, à l'aide de vases tenus à la main. On se propo-
sait en agissant ainsi, de réveiller directement la sensibilité
et l'irritabilité engourdies par les lésions du cerveau dé-

pendantes de l'hémorrhagie, et lorsque tout travail fluxionnaire ou inflammatoire a cessé. Cette pratique, plus effrayante que dangereuse, a complètement disparu de Balaruc. Maintenant, les bains se prennent dans des baignoires ; leur température est modérée. On n'emploie la douche que rarement : jamais d'affusion d'eau chaude sur la tête. Enfin, on excite l'ensemble des forces sensitives par le bain de pieds chaud, et souvent aussi, pendant leur durée, par l'application, sur le front, de compresses imbibées d'eau minérale refroidie.

On traite, à Balaruc, toutes les formes de la scrofule et des rhumatismes, et les maladies articulaires même au moyen de boues minérales.

La haute température des eaux de Balaruc les avait fait regarder jusqu'ici comme provenant de terrains volcaniques, mais il résulte de travaux plus récents qu'elles dérivent de formations calcaires secondaires. Rappelons, à cette occasion, un fait géologique singulier, à savoir que, dans le département de l'Hérault, les eaux thermales dont la température est la moins élevée sont les plus rapprochées des terrains volcaniques, tandis que celles dont la chaleur est la plus grande sont les plus éloignées de ces terrains. Nous avions remarqué quelque chose de semblable aux sources de Naples : ainsi les eaux de Castellamare, qui sont tout à fait froides, jaillissent parmi des laves, au pied même du Vésuve.

Séjour très peu divertissant, qui n'offre d'autres récréations que son site et son climat ; encore évite-t-on de s'y rendre au cœur même de l'été, car les chaleurs y sont aussi excessives que les ombrages y sont rares.

LAMALOU

Eaux ferrugineuses alcalines chaudes.

Lamalou-les-Bains, situé dans la partie montagneuse du département de l'Hérault, est desservi par une station de chemin de fer, qui dépose les voyageurs à quelques centaines de mètres des établissements thermaux.

Les eaux minérales jaillissent dans un vallon d'un aspect agréable, que limitent des montagnes couvertes jusqu'à leur sommet de vignes et de châtaigniers. Elles appartiennent à la classe des eaux ferrugineuses alcalines ; de plus, par une exception assez rare dans les eaux de cette classe, elles sont thermales.

Les différentes sources en exploitation ont toutes, à peu de chose près, les mêmes caractères physiques et chimiques. L'eau en est claire, limpide, d'une saveur atramentaire franche, avec un arrière goût acidulée. Sa température oscille entre 18° et 44° C. Elle renferme, par litre, un peu plus de deux grammes de sels ferrugineux et alcalins.

Ces sources, au nombre de douze, ont été captées dans trois établissements placés à peu de distance les uns des autres, et désignés par les noms de Lamalou-le-Bas, Lamalou-le-Centre et Lamalou-le-Haut. Nous venons de les énumérer par ordre d'importance ; c'est dans cet ordre également que nous allons les décrire.

Lamalou-le-Bas. — Cet établissement, le plus ancien du vallon, est alimenté par trois sources : l'*Ancienne source*, celle de l'*Usclade* et la *Source de la Buvette*. Elles naissent toutes les trois dans les flancs de la montagne de l'Usclade, qui surmonte l'établissement, et où elles sont captées dans une série de galeries divergentes intéressantes à visiter. La température des divers griffons varie de 35° à 50° C. L'ensemble des eaux est conduit dans des bassins d'attente, où elles subissent un refroidissement jusqu'à 36°, température à laquelle elles sont administrées en bains de piscine, ou en douches. Une partie en est distraite et amenée à une petite distance de l'établissement pour constituer la buvette, dite de l'Usclade.

L'établissement thermal, englobé dans un assez vaste hôtel de construction ancienne et sévère, nous dirons même triste, comprend sept piscines, dont deux petites, deux moyennes et trois grandes. A Lamalou-le-Bas, on ne prend que des bains de piscine en commun. Il y a en outre un arsenal de douches minérales chaudes, sans pression, et une étuve de sudation et de massage réchauffée par les effluves minéraux.

L'action thérapeutique de ces eaux est surtout manifeste dans le traitement des rhumatismes chroniques, ainsi que des affections de la moelle, de l'ataxie locomotrice progressive en particulier. Les résultats obtenus dans cette dernière maladie sont, en effet, des plus remarquables, et hautement appréciés aujourd'hui par toutes les autorités médicales françaises et étrangères. Nous avons eu l'occasion, pendant nos séjours à Lamalou, de constater ces résultats indéniables, qui ne sont pas quelquefois sans inconvénients, surtout dans les formes aiguës et congestives de la myélite ; mais il est bon d'ajouter que ces inconvénients peuvent être évités si le médecin recourt, dans ces cas particuliers, aux autres sources de Lamalou, dont la thermalité est moins élevée et l'action sédative plus certaine.

Lamalou-le-Centre. — A quatre cents mètres du précédent, se trouve l'établissement thermal de Lamalou-le-Centre, au milieu d'un vaste parc ombragé, qui forme une véritable oasis de verdure au centre du vallon, et auquel est annexé un grand hôtel. — Trois autres sources émergent du sol en ce point :

1° La *Source Capus*, froide (15° C.), très fortement ferrugineuse, mais à peu près dépourvue d'acide carbonique, ce qui fait qu'elle s'altère rapidement et ne peut être exportée. La source Capus alimente une buvette très fréquentée et qui est depuis peu (1891) abritée par un trinc-hall des plus somptueux ;

2° La *Source Bourges*, hypothermale (21° C.), ferrugineuse et gazeuse, de conservation parfaite et pouvant être expédiée. L'eau de cette source est en effet utilisée comme eau de table et est honorablement connue comme eau ferrugineuse et digestive. La source Bourges, qui est la seule transportable des eaux de Lamalou, est utilisée sur les lieux comme buvette, et sert à l'alimentation des bains de baignoire ;

3° La *Source Nouvelle* (24° C.), également ferrugineuse et gazeuse, qui est administrée en bains de baignoire, en douches ; et dans une piscine de 14 mètres.

Joignez à cela une très grande abondance d'eau naturelle froide (11° C.), et vous vous rendrez aisément compte des nombreuses indications que l'on peut remplir ici. Ainsi l'a compris le propriétaire actuel, un de nos éminents confrères de province, qui vient de remanier de fond en comble l'installation primitive, et de faire construire un établissement thermal et hydrothérapique, dont l'agencement et le confort ne laissent rien à désirer.

Les bains minéraux sont donnés dans des baignoires au nombre de trente ; le service d'hydrothérapie est des plus complets. Les douches sont à volonté ou exclusivement minérales (chaudes et tempérées), ou données à l'eau naturelle froide. Dans cet établissement se trouvent aussi rassemblés tous les éléments du traitement hydro-minéral, réalisant une association que nous voudrions voir se réaliser dans nos stations thermales; car, nos confrères ne nous dédiront pas, l'hydrothérapie proprement dite est un des meilleurs compléments du traitement hydrominéral.

Comme à Lamalou-le-Bas, on traite ici les rhumatismes et les maladies de la moelle, avec cette différence, toutefois, que, les eaux étant moins chaudes, plus ferrugineuses et plus gazeuses, elles sont plus sédatives et peuvent remédier à certains inconvénients provoqués par l'action trop excitante de leurs voisines, dont elles sont le complément et le correctif. — Par l'association du fer, de l'hydrothérapie, et aussi de l'air des montagnes, elles s'adressent plus spécialement aux anémiques, à la chlorose, à la plupart des malades déprimés par les affections utérines chroniques, et principalement aux si nombreuses victimes de la neurasthénie.

Lamalou-le-Haut. — A plus d'un kilomètre du précédent, à l'extrémité nord du vallon, se trouve le troisième établissement de Lamalou, placé dans un site frais et ombragé, rempli de verdure. Son éloignement des deux autres lui nuit sans doute, mais rien ne prouve qu'il leur soit inférieur par sa valeur intrinsèque. Aussi ce que nous venons de dire des deux premiers semble-t-il lui être applicable.

L'établissement thermal, bâti sur le point d'émergence de la *Source des Bains* (30° C.), comprend quatre piscines et communique avec un grand hôtel par une galerie vitrée. Une buvette dite du *Petit Vichy*, à cause de la nature alcaline de ses eaux, complète ses ressources hydro-minérales.

La station de Lamalou offre à ses baigneurs un nombre considérable de promenades et d'excursions intéressantes, en même temps qu'un casino provisoire, en attendant le casino municipal qui est en projet, leur permet de jouir de toutes les distractions qui sont le complément indispensable de tout séjour aux eaux minérales et dans les établissements thermaux.

AVÈNE. — *Eau saline chaude.* — La station est située

près du village d'Avène, sur le bord même de l'Orb, non loin du point où la rivière sort des grandes causses du Larzac, pour pénétrer dans le massif de la Montagne Noire, qui fait partie du département de l'Hérault. Le volume de la source qui l'alimente est d'environ 5.000 hectolitres par jour Sa température est de 28° C. L'eau, onctueuse au toucher, ne renferme, par litre, que 0^{gr},35 de principes fixes, composés, en grande partie, de bicarbonates de magnésie et de soude. La maison des bains est assez médiocrement installée. On y traite principalement les dermatoses.

ANDABRE. — *Eaux gazeuses bicarbonatées et ferrugineuses froides.* — Petite maison de bains et buvette, à deux kilomètres du Pont-de-Camarès, sur le revers septentrional de la Montagne Noire opposé à Avène; et qui fait partie du département de l'Aveyron. L'eau d'Andabre est limpide, pétillante, fraîche, aigrelette, et contient, d'après Bérard, sur 3^{gr},24 de principes fixes, par litre : 2^{gr},345 de bicarbonates alcalins et terreux et 0^{gr},065 de bicarbonate de fer. Il y aurait, en outre, plus d'un litre d'acide carbonique libre. Cette eau est particulièrement employée en boisson : l'estomac la supporte bien, et elle paraît être utile dans la dyspepsie et la gravelle.

SYLVANÈS. — *Eaux salines et ferrugineuses chaudes.* — La maison des bains est située à une assez grande distance du village, à quelques kilomètres du Pont-de-Camarès et dans le voisinage d'Andabre. Les malades qui fréquentent ces localités de l'Aveyron, dont l'altitude est de près de 500 mètres, vont souvent boire à Andabre et se baigner à Sylvanès. La *Source des Moines* et celle des *Petites eaux* alimentent la station. Leur température oscille de 34° à 36° C. Quant à l'eau, elle est faiblement minéralisée, le poids des principes fixes, par litre, ne dépassant pas 0^{gr},695, dont les principaux sont des bicarbonates et des chlorures alcalins et terreux. Il y a aussi quelques centigrammes de protoxyde de fer.

Les bains de Sylvanès sont considérés comme développant une action tonique, et sont préconisés contre tous les états de faiblesse et d'anémie.

CAUVALAT ET FONSANGES. LES FUMADES ET EUZET-LES-BAINS. — *Eaux sulfureuses froides.* —

Ces petites stations sont situées dans le département du Gard. Les deux premières appartiennent à l'arrondissement du Vigan : Cauvalat à un kilomètre de cette ville, Fonsanges, dans la commune de Sauve. Les deux dernières sont établies entre Alais et Uzès : les Fumades, dans la commune d'Allègres, et les bains d'Euzet à une faible distance du village dont ils ont emprunté le nom. A Fonsanges, les eaux ne dépassent pas 23° C., et c'est la température la plus élevée qu'on rencontre dans toutes ces sources de la plaine du Gard, accidentellement sulfurées par réduction du sulfate de chaux. A Euzet et aux Fumades, l'agent réducteur paraît être l'asphalte, qui imprègne les calcaires tertiaires lacustres de la contrée : les eaux de ces deux stations, en effet, ont une odeur bitumineuse assez prononcée. La spécialité thérapeutique de ce groupe minéral paraît être le catarrhe chronique des bronches et les dermatoses.

III. — LOIRE ET ARDÈCHE.

SAIL-LES-BAINS. — *Eaux salines chaudes.* — Petite station située entre la Palisse et Roanne, sur le versant oriental des monts de la Madeleine. La *Source du Hamel*, la plus importante de cette localité, alimente la maison de bains, où l'on trouve une assez vaste piscine. La température de l'eau, au griffon, est de 29° C., et à peine de 27° dans les réservoirs et dans les piscines. On fait chauffer cette eau pour l'administration des bains ordinaires. Elles est très faiblement minéralisée ; et ne contient guère au-dessus de $0^{gr},45$ de principes fixes, par litre, d'après O. Henry, qui n'y a trouvé que des carbonates, avec des traces de sulfate de soude, de chlorure de sodium et des silicates. Les bains de Sail paraissent jouir d'une certaine efficacité contre les maladies de la peau.

SAINT-ALBAN
Eaux froides gazeuzes carbonatées.

Le village de Saint-Alban, qui, depuis 1886, forme une commune distincte du canton de Saint-Haon-le-Châtel, à dix kilomètres ouest de Roanne, est situé sur le versant oriental du Puy-de-Montoncel. On y accède très aisément, d'ailleurs, par omnibus ou voitures, en une heure environ. Une nappe d'eau minérale unique émergea au bas du village, dans une prairie, par quatre griffons très rapprochés et captés dans autant de puits séparés. Il est peut-être curieux de remarquer que la base de ces puits est de construction romaine.

Les quatre puits donnent par an 60 millions de litres d'une eau jaillissante, de composition identique, à 17° C., fortement gazeuse, d'une saveur piquante, sans odeur sensible, abandonnant un dépôt ocracé. J. Lefort y a trouvé, sur 4gr.383 de principes fixes et volatiles :

	Gram.
Acide carbonique libre...................	1,949
Bicarbonate de soude....................	0,856
— de protox. de fer...........	0.023

Et, en outre, des bicarbonates de chaux, de magnésie et de potasse, du chlorure de sodium, des traces d'iodure de sodium et d'arséniate de soude, etc. L'absence des sulfates est à remarquer.

L'eau de Saint-Alban, que les habitants du village boivent toute l'année aux repas, ne décompose pas le vin et contient assez de principes fixes pour être à la fois une eau de table excellente et un agent médicamentaire fort efficace. Elle facilite et force la digestion, en même temps qu'elle soutient et provoque la diurèse; et c'est par là qu'elle est si utile contre les diverses affections des organes digestifs et urinaires. L'anémie et la chlorose, ainsi que les désordres des fonctions utérines et ovariennes, si fréquemment concomitantes, se trouvent également bien de son usage. Enfin, on l'a vantée aussi contre certaines dermatoses: sans doute de celles qui semblent dépendre des maladies que nous venons de citer.

L'établissement balnéaire est convenablement aménagé, l'installation hydrothérapique complète. On y a disposé des salles pour l'application du gaz carbonique en bains, douches, inhalation et même en déglutition.

L'acide carbonique absolument pur, qui se dégage si abondamment des puits, est l'objet d'une exploitation très intéressante. Tout le gaz disponible, après l'embouteillage de l'eau et les applications qui en est faite dans l'établissement pendant la saison, sert à confectionner des eaux et des limonades gazeuses, très appréciées : et supérieures en qualité aux compositions similaires obtenues avec le gaz carbonique artificiel. On les boit, à titre hygiénique, ou médicamentaire, soit seules, soit mêlées à quelque vin blanc léger.

Transport. — L'eau minérale de Saint-Alban se conserve indéfiniment. On en exporte des quantités considérables, ainsi que des eaux et limonades gazeuses. La consommation de ces dernières, s'élève annuellement à un million de bouteilles.

COUZAN. — *Eau froide gazeuse carbonatée.* — Le village de Couzan, ou de Sail-sous-Couzan, est situé au nord de la plaine de Montbrison, sur le pied oriental des montagnes du Forez. Sa source, appelée *Fontfort*, comme toutes les sources d'eaux gazeuses de cette région de la Loire, appartient à la commune. Captée sur une des places du village et exploitée depuis 1612, elle a été captée de nouveau dans ces derniers temps. Ce travail a été nécessité par les forages pratiqués dans les environs, et qui avaient failli compromettre son existence. L'eau minérale émerge des fissures d'une roche granitique. Elle jaillit au fond d'un puits de cinq mètres, muraillé, et recouvert d'une voûte servant de réservoir à l'acide carbonique. Au fond, on a ménagé des canaux qui traversent la paroi des puits. Ils sont munis de robinets pour la prise d'eau : auxquels on accède par un escalier tournant.

L'eau de Couzan est fraîche, piquante, sans odeur, très agréable à boire, pétillante et dégageant beaucoup de gaz. On y trouve, par litre, $2^{gr},16$ de principes fixes, sur lesquels on a :

	Gram.
Bicarbonates en général........................	1,67
Bicarbonate de chaux..........................	0,58
— de soude...........................	0,52

Le Fontfort alimente le village d'eau pour l'usage domestique. Transportée, elle se boit aux repas soit pure, soit mêlée avec le vin. C'est une excellente eau de table, qui par sa composition nous paraît bien supérieure à celle de Saint-Galmier.

SAINT-GALMIER. — *Eaux froides calcaires bicarbonatées.* — Petite ville bâtie sur une colline granitique : au bas coule la Coire. En face à l'ouest s'étend la plaine de

Montbrison, coupée par la Loire. Les soulèvements du Forez forment, au loin, sa limite. Le source ancienne, naturelle, le *Fontfort* ou *Source de la Ville*, captée dans un puits, a toujours servi à la boisson des gens du pays. On tient pour constant, dans la contrée, qu'au milieu des chaleurs de l'été, le corps étant en sueur, on peut boire de son eau, qui est froide, impunément. Les malades se rendaient autrefois au *Fontfort* de Saint-Galmier pour se guérir des maladies des organes digestifs et urinaires. Cette coutume est tombée en désuétude. L'eau est limpide, gazeuse, inodore, d'une saveur fraîche et piquante. Elle contient un peu plus de son volume de gaz acide carbonique libre. Elle abandonne, par litre, un résidu de $1^{gr},89$. Et dans ces principes fixes on trouve à peu près : $1^{gr},30$ de bicarbonates divers ; et 1 gramme de bicarbonate de chaux.

L'eau de Saint-Galmier qui s'exporte est fournie par un certain nombre de puits creusés autour du *Fontfort*, le long des rives de la Coire, dans un périmètre assez restreint et à une profondeur plus ou moins grande. Ces sources nouvelles, artificielles, fournissent une eau minérale froide, de composition chimique à peu près semblable ou analogue à celle du Fontfort. Toutes ces eaux, d'ailleurs, s'échappent de la roche cristalline qui limite à l'ouest le sol granitique des régions du Beaujolais et du Lyonnais.

L'eau de Saint-Galmier, transportée, se boit couramment à table par fantaisie, comme de l'eau gazeuse artificielle ; et son bas prix la met, pour ainsi dire, à la portée de tout le monde. Un point important de l'exploitation de cette eau, est le rapport qu'il y a entre son exportation et les fabriques de bouteilles du département de la Loire. Les deux industries sont solidaires ; et, en somme, c'est pour pouvoir entretenir le travail de ces verreries que l'on exporte l'eau. On n'achèterait pas les bouteilles vides, mais on les achète pleines ; et c'est ainsi que des verriers ont inondé le monde d'eau gazeuse, uniquement pour faire passer leurs produits manufacturés.

VALS

Eaux alcalines froides.

Vals est une petite ville du Vivarais, située à quelques kilomètres d'Aubenas, dans une vallée des Coirons, sur les bords de la Volane, affluent de l'Ardèche. Elle est entourée de montagnes fertiles; mais cette région, d'ailleurs pittoresque, est, en général, couverte de cratères de volcans éteints et de roches basaltiques. On y rencontre un grand nombre de filets d'eau minérale gazeuse émergeant du granit. Du fond même de la Volane, au temps de la sécheresse, on voit s'élever des bulles de gaz qui démontrent que des échappées d'eau minérale viennent se faire jour dans son lit. La station est convenablement aménagée sous le rapport balnéaire. Il y a de nombreuses buvettes. Elle est assez fréquentée par les gens des environs. On s'y rendait autrefois de contrées éloignées : le Midi y adresse encore quelques malades. Mais c'est surtout au point de vue de l'exportation de ses eaux que Vals occupe une grande place en hydrologie médicale.

La source qui a fondé la réputation séculaire de Vals et l'a fait classer, dès le xviii⁰ siècle, au nombre des stations célèbres, est celle de la *Marquise*. Elle jaillit sur la rive gauche de la rivière. Son eau est froide, limpide, gazeuse, piquante, agréable à boire. Elle contient environ $8^{gr},50$ de principes fixes, sur lesquels on trouve 7 grammes de bicarbonate de soude. Action en général diurétique : chez certaines personnes elle provoque l'excrétion intestinale, mais c'est rare, à moins qu'on en boive, en un temps très court, de fortes doses. Cette eau passe facilement, sans fatiguer l'estomac, lorsqu'on en boit raisonnablement, et force l'action digestive. Vantée, enfin, contre les affections gastriques, duodénales, du foie et des organes urinaires.

A côté de la source de la Marquise nous signalerons encore, parmi les anciennes sources, celle de la *Madeleine*, dont l'eau est presque semblable et, par suite, fortement minéralisée ; celle de *Saint-Jean*, qui a eu son heure de célébrité, où l'on ne trouve que $1^{gr},50$ de bicarbonate de soude sur 3 grammes de principes fixes ; la *Dominique* formée par les suintements d'une roche granitique, encroûtée de pyrite de fer arsenical. L'eau de cette dernière source nous offre une composition remarquable, plus intéressante, d'ailleurs, pour le géologiste et le minéralogiste que pour le médecin. Elle contient, en effet, parmi ses principes, des proportions relativement assez élevées de sulfate et d'arséniate de fer, et seulement des traces de bicarbonates alcalins. On s'en servait autrefois à Vals, paraît-il, et sans doute à l'époque où Fowler employait sa liqueur à titre de vomitif, comme émétique dans les maladies aiguës. Patissier assure que cette eau tourmente beaucoup moins les malades que les autres agents de la médication vomitive, et que ses effets sont beaucoup plus puissants. Il est permis de douter de ces assertions. On se sert de cette eau, encore aujourd'hui, dit-on, comme d'une solution arsenicale et ferrugineuse, dans les maladies où l'arsenic et le fer sont recommandés : fièvres palustres, chlorose, anémies diverses, diabète, etc.; mais c'est certainement un médiocre, pour ne pas dire un mauvais médicament et, certes, bien inutile.

Depuis quelques années, Vals a pris une extension considérable, on peut dire énorme et peut-être même excessive; et le nombre de ses sources est devenu si grand, qu'il n'y a plus même à songer à en dresser un catalogue. On en crée de nouvelles chaque jour. Elles sont constituées par des puits artésiens forés sur les bords ou dans le lit de la Volane. Chaque propriétaire d'un lopin de terre ou d'une maison troue le sol à ciel ouvert ou dans sa cave, et en tire de l'eau minérale : c'est une sorte de fureur. Il y a là, sous la contrée, à une profondeur médiocre, une masse d'eau froide, gazeuse, carbonique, de composition chimique uniforme, mais variant d'un forage à l'autre, suivant le volume d'eau pluviale infiltrée, sous le rapport de la quantité de bicarbonate de soude, qui oscille, en effet, dans des proportions énormes, de $0^{gr},45$ à près de 10 grammes par litre d'eau. Entre ces deux limites extrêmes, on peut dire que tous les poids sont représentés.

Les meilleures de toutes les eaux nouvelles nous paraissent être celles qui sont le plus faiblement minéralisées ; et qui, contenant beaucoup d'acide carbonique libre, renferment le moins de bicarbonate de soude. Elles peuvent jouer le rôle des carboniques proprement dites et se boire comme eaux de table. Viennent ensuite les eaux sodiques bicarbonatées faibles, ou dont le poids, en soude bicarbonatée saturée, est inférieur au poids du même principe dissous dans l'eau de Vichy prise pour type, 2 à 3 grammes, par exemple, et qui peuvent s'appliquer à certains cas dans lesquels l'eau de Vichy transportée pourrait sembler trop minéralisée et pas assez gazeuse. Quelle que soit, d'ailleurs, la composition particulière de toutes ces sources moyennes, elles n'ont point d'autre action physiologique et médicinale que celle des sources fortes que nous avons attribuée à l'eau de la source de la Marquise.

Parmi les sources nouvelles nous citerons avec éloge la *Source Hélène*, dont l'eau fraîche, très gazeuse, très agréable à boire, passant facilement et favorisant la digestion, contient, par litre, sur environ 2 grammes de principes fixes :

		Gram.
Bicarbonate de soude	....	1,20
— de chaux	....	0,80

C'est, comme on voit, une eau sodique bicarbonatée légère, faiblement minéralisée. Elle fait virer la couleur du vin rouge au violet tendre, mais elle n'en altère pas sensiblement les autres qualités; et elle est vraiment excellente avec le vin blanc et les sirops de sucs acides.

IV. — DROME ET VAUCLUSE.

CONDILLAC. — *Eau calcaire bicarbonatée.* — La source de Condillac, dite *Anastasie*, fournit une eau gazeuse froide, exclusivement exploitée comme eau de table. Quoique située dans la Drôme, à dix kilomètres au nord de Montélimar, sur la rive gauche du Rhône, son origine se rattache aux terrains volcaniques du Vivarais. Elle se trouve, en effet, dans le prolongement de la crête basaltique des Coirons, qui forme le couronnement des collines du sud de Privas. L'eau de Condillac contient environ, par litre, $2^{gr},20$ de principes fixes, sur lesquels les bicarbonates de chaux, de soude, de magnésie, représentent $1^{gr},60$ en poids total, la chaux bicarbonatée dominant de beaucoup les deux autres sels.

MONTBRUN. — *Eaux séléniteuses sulfurées froides.* — L'établissement s'élève à un kilomètre du village, au hameau des Gipières, au pied septentrional du mont Ventoux. Son altitude est de 600 mètres. Deux sources l'alimentent : l'une dite des *Roches*, et l'autre des *Plâtrières*. Cette dernière s'échappe d'une immense grotte volcanique. Leur température est de 11° C. Une analyse récente paraît démontrer que l'eau de Montbrun est principalement sulfatée, sodique et magnésienne, accidentellement sulfureuse. Elle est utilisée de toutes les manières : en bains, douches, boisson; on la pulvérise et l'on respire ses émanations sulfurées. Employée surtout dans les maladies catarrhales des organes respiratoires.

MONTMIRAIL

Eau sulfatée sodique et magnésienne froide.

Cette station intéressante est située à quinze kilomètres d'Orange et à quatre de Vacqueyras, sur les derniers épanouissements méridionaux du mont Ventoux, au milieu d'un bois de sapins d'une centaine d'hectares, qui appartient à l'établissement même. Le chemin de fer de Lyon la dessert par la gare de Sarrians, à laquelle on parvient de Paris en quatorze heures. Voiture d'Orange à Montmirail : 1 heure 25. On y trouve trois sources d'eaux minérales différant beaucoup par leur composition :

1° Une source d'eau sulfatée sodique et magnésienne qui est purgative ;

2° Une source d'eau sulfurée calcique qui possède toutes les propriétés thérapeutiques, anticatarrhales, dépuratives ou antidartreuses des eaux de cette classe ;

3° Une source d'eau ferrugineuse qui forme une excellente boisson de table, à la fois hygiénique et tonique.

L'eau sulfatée sodique et magnésienne, désignée communément sous le nom d'*eau verte de Montmirail*, mérite toute notre attention. Cette eau, en effet, par une exception unique dans nos eaux françaises, est bien franchement purgative, non seulement à la source, mais même lorsqu'on la boit transportée. Nous avons pu nous en assurer dans notre pratique, soit de la ville, soit des hôpitaux. Cette eau minérale se fait jour au fond d'une grotte, où l'on rencontre des efflorescences de soude et de magnésie sulfatées. Elle est le produit d'une sorte de lixiviation des ter-

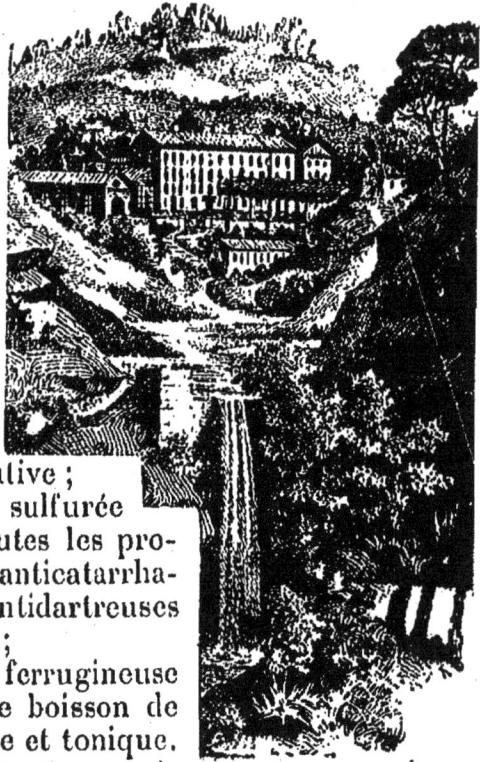

MONTMIRAIL.

rains qu'elle traverse et qui renferment les principes fixes
caractéristiques et actifs qu'elle tient en dissolution. Vue
en masse, l'eau est verte, mais limpide, incolore, transparente sous un petit volume ; non gazeuse, d'ailleurs, et
légèrement amère. Elle doit ses propriétés purgatives à la
magnésie et à la soude combinées avec l'acide sulfurique,
dans les proportions suivantes, en supposant les sels
hydratés et cristallisés, d'après l'analyse d'O. Henry :

	Gram.
Sulfate de magnésie	19
Sulfate de soude	10

pour un litre d'eau. On y trouve, en outre, $1^{gr},70$ de chlorures alcalins et terreux. On l'a comparée, non sans quelque raison, aux eaux de Sedlitz et d'Epsom, dont elle
rappelle, à la fois, la composition chimique et les vertus
médicinales. Cependant, il est à noter que son goût est
moins désagréable.

L'eau verte de Montmirail passe facilement et purge
très bien et à des degrés variés, suivant les doses ingérées.
On l'emploie avec succès dans les états gastriques, soit
muqueux, soit bilieux, contre les constipations opiniâtres,
les engorgements abdominaux en général, et les maladies
du foie. On la prend par verre, demi-bouteille ou bouteille,
à la manière ordinaire.

La direction de l'établissement de Montmirail vient
d'organiser, tout récemment, un petit chalet-buvette auprès
de la grotte de l'eau verte. Ainsi les malades pourront, tout
en se promenant sous les sapins, suivre un traitement qui
demande souvent, pour être efficace, un certain exercice
et surtout la marche à l'air libre, qui, ici, est rendu en
quelque sorte médicinal par les émanations résineuses. La
source étant située à proximité de l'établissement, il n'y a
pas lieu de redouter la moindre fatigue. Ajoutons, enfin,
qu'au point de vue de la cure des affections catarrhales et
des dermatoses, la boisson alternée ou concomitante de
l'eau purgative avec l'eau sulfureuse et l'eau ferrugineuse,
constitue une médication puissante qui rend de très grands
services.

On trouve à Montmirail tout un agencement bien compris pour l'application des eaux en bains, douches, injections, etc. L'établissement possède, en outre, des salles

d'inhalation et de pulvérisation, et des appareils pour l'administration des bains térébenthinés.

Transport. — L'eau verte et l'eau sulfurée mises en bouteille se conservent parfaitement. La première est d'un emploi usuel en France, et s'expédie dans tous les pays étrangers.

V. — CORSE.

Pays riche en eaux minérales, mais la plupart inexploitées. Les plus connues de ces eaux ont été presque toutes rapportées à la classe des sulfureuses : les unes chaudes, telles que celles de Piétrapola, Guagno, Guitera, Caldaniccia, etc. ; les autres froides, entre autres Puzzichello. Les gazeuses calcaires et les ferrugineuses y sont également abondantes. On peut citer parmi les premières, Pardina, parmi les secondes, Orezza.

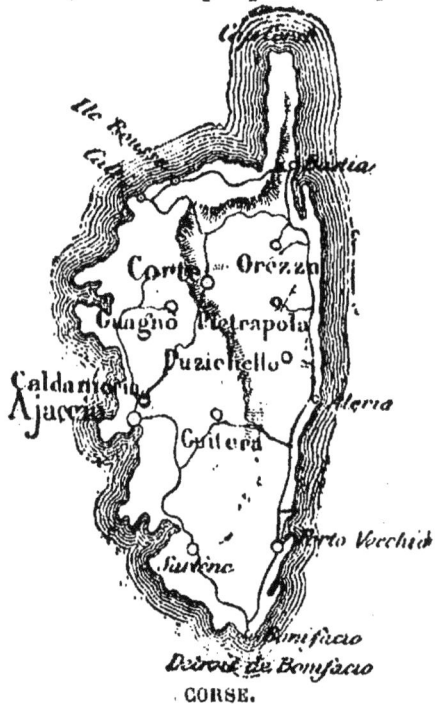

CORSE.

Il existe des établissements, plus ou moins bien aménagés, auprès des sources sulfureuses. Le plus important est celui de Guagno ; et c'est la seule station, avec Orezza, que nous décrirons ici.

OREZZA
Eau ferrugineuse et gazeuse.

La source d'Orezza occupe dans la classification des eaux minérales de l'Europe une place à part, nettement caractérisée, moins encore par la haute proportion des principes minéralisateurs qu'elle contient que par la rencontre simultanée d'agents thérapeutiques formant la plus heureuse des

7.

associations sous un état moléculaire particulier que le laboratoire s'ingénierait en vain à vouloir reproduire. En effet, ce qui caractérise cette eau sans rivale, c'est que le fer s'y trouve sous une forme directement assimilable, avec le manganèse comme succédané et l'acide carbonique libre pour dissolvant et support digestif.

Comme on le voit, l'Eau d'Orezza est à la fois, ferrugineuse, manganésifère, carbonique et c'est à cette triade, unique en son genre, que sont dus le rang spécial qu'elle occupe dans la gamme de l'hydrologie et la place importante qu'elle a prise dans la thérapeutique moderne.

A 30 kilomètres environ de Bastia, au sud, dans le centre d'une région montagneuse que l'on appelle Castagniccia ou pays des châtaignes, car elle est entièrement couverte de châtaigniers, se trouve la source d'Orezza, célèbre dans toute l'Europe et qui est bien l'une des plus précieuses qui existent. « Cette source, dit Élisée Reclus dans sa géographie universelle, verse en abondance une eau ferrugineuse et gazeuse à la fois, qui contient jusqu'à deux litres d'acide carbonique dans un litre de liquide. Chaque année, elle attire un grand nombre de visiteurs et de malades. On la boit en Corse au lieu de l'eau ordinaire. »

Située sur la rive droite du Fiumalto, au fond d'une ravissante vallée, sur la commune de Rapaggio, canton de Piédicroce, arrondissement de Corte, la source d'Orezza jaillit, à 600 mètres au-dessus du niveau de la mer, de cette partie de la *terra del comune* qui garda si longtemps le sentiment de son indépendance et ne fut jamais domptée par les conquérants de la Corse.

C'est un pays superbe dont tous les voyageurs ont célébré à l'envie la puissante végétation et les sites pittoresques. Par la beauté des points de vue, l'étendue de l'horizon, la fécondité inépuisable du sol, cette partie de la Corse peu être sans désavantage, comparée à la Suisse elle-même.

La source a été captée, à son point d'émergence, dans l'endroit même où elle s'échappe du granit. Un pavillon solidement muré la protège contre les éboulements et les eaux pluviales. Elle pétille et mousse en sortant ; sa fraîcheur est extrême (14° C). Recueillie dans un verre, à la vasque, cette eau se trouble légèrement par le dégagement de nombreuses bulles de gaz acide carbonique. Sa saveur est piquante, aigrelette, acidule, avec un arrière-goût styptique excessivement agréable. Prise à jeun, elle procure un sentiment de bien être ; et, plus frais, plus dispos, le buveur attend avec impatience l'heure du déjeuner.

On aperçoit sur tout le trajet que parcourt la source, des dépôts rougeâtres et filamenteux, qui ne sont autre chose que du carbonate de fer mêlé d'un peu de glairine. Quant au sous-sol, il est presque exclusivement formé d'argile marneuse dans laquelle le fer existe avec tant d'abondance qu'il n'est même pas passé à l'état d'oxyde.

Les malades qui fréquentent le pays trouvent à se loger à Stazzona, qui est le village le plus près de la source

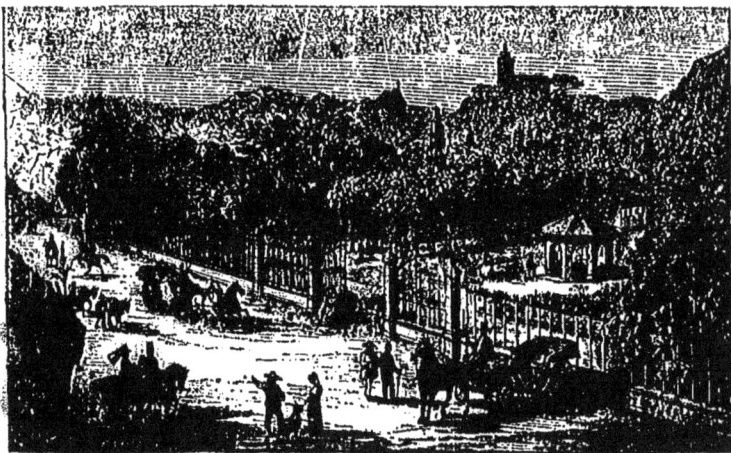

OREZZA. — La source et le parc.

d'Orezza. On sait ce qu'est l'hospitalité corse, vertu héréditaire et domestique de ce petit peuple qui, au milieu de notre civilisation, a su garder intactes ses traditions patriarcales. On connaît le respect religieux de ses habitants pour l'étranger. Tout concourt donc à faire de la source d'Orezza l'une des stations thermales qui méritent le plus d'attirer et de retenir la sympathie des voyageurs et des malades.

Il y a malheureusement un inconvénient : la distance (si par ce temps de chemins de fer et de bateaux à vapeur on peut considérer comme éloigné un pays que les services combinés de Paris à Marseille et de Marseille en Corse, mettent à moins de cinquante heures de Paris). Mais encore ce léger inconvénient disparaît-il par les facilités que l'on a de prendre l'Eau d'Orezza sans se déplacer. Certes, lorsqu'on le peut, il vaut mieux aller faire une cure à Orezza même. Le malade y bénéficierait de tous les charmes d'un séjour dans un site pittoresque, sous un climat absolument salubre et qui vaudrait à lui seul le déplacement; mais d'autre part, les conditions dans lesquelles s'effectuent aujourd'hui la prise de l'eau à la source, sa conservation, son transport et, d'autre part, le prix modique auquel on peut maintenant se la procurer, sont de nature à offrir toutes les garanties possibles d'efficacité aux personnes qui se trouvent obligées de la prendre loin de son pays d'origine, ce qui nous permet de citer cet aphorisme dont un succès persistant a démontré la justesse : « Grâce aux facilités de transport de l'Eau d'Orezza, la santé vient à nous si nous ne pouvons pas aller à elle. » Examinant les propriétes thérapeutiques et physiologiques de l'Eau d'Orezza, il n'y a plus aujourd'hui à démontrer la puissante et salutaire influence du Fer et du Manganèse sur l'organisme. Or, l'Eau d'Orezza est le véhicule naturel de ces éléments. Aucune eau, en effet, ne renferme le Fer et le Manganèse dans une plus haute proportion, et, de plus, aucune eau ne présente le principe ferrugineux aussi richement allié à un autre élément dont la présence est l'une des conditions essentielles à son assimilation : l'acide carbonique.

Dans une remarquable étude consacrée par le Dr Durand-Fardel à l'Eau d'Orezza dans son *Traité des eaux minérales de France*, l'éminent praticien détermine ainsi le rôle de l'acide carbonique dans les eaux ferrugineuses :

« Il faut que ce gaz existe en proportion suffisante pour maintenir le fer à l'état de bicarbonate soluble, et en proportion excédente pour que l'eau minérale soit facile à introduire et à tolérer. Il est à remarquer, du reste, que, en dehors des sulfurées-sodiques, l'usage interne des eaux minérales et leur tolérance par l'estomac sont en rapport direct avec la proportion de gaz carbonique, libre ou émanant des bicarbonates, qu'elles renferment. »

Et le Dr Durand-Fardel ajoute : « sous ce double rapport, l'Eau d'Orezza contient 0^{gr},128 de carbonate de protoxyde de fer (proportion considérable pour un principe que les eaux minérales naturelles ne peuvent jamais contenir qu'en petite quantité), et 1 litre 248 de gaz carbonique, libre ou provenant des bicarbonates (Analyse de

Poggiale, 1853). » D'autre part, des analyses plus récentes, en modifiant sensiblement le rapport de ces deux éléments au profit de l'acide carbonique libre (1 litre et demi environ), ont permis de doser le manganèse (MnO,CO^2) dont la proportion atteint près de 11 milligrammes par litre d'Eau d'Orezza.

Une eau minérale naturelle aussi riche en principes ferrugineux, manganésifère et carbonique devait, on le conçoit, attirer l'attention des médecins et des savants et, sans vouloir entreprendre ici une étude qui nous entraînerait au delà des proportions de cette description, nous pouvons dire que l'Eau d'Orezza a conquis ses lettres de grande naturalisation dans la thérapeutique universelle, dès le jour où la Corse a cessé d'être un pays inexploré et presque sauvage, c'est-à-dire dès 1776. Avant cette époque les habitants de l'île avaient bien remarqué la source d'Orezza et leur simple expérience en avait constaté les qualités salutaires ; mais ce n'est guère qu'à ce moment que la science s'en empara et que des analyses et des résultats cliniques vinrent en soutenir et en agrandir la réputation aujourd'hui universelle.

Dujardin-Beaumetz dit notamment dans son *Dictionnaire de thérapeutique*, que l'Orezza est beaucoup mieux supportée par l'estomac que les eaux de Spa et de Pyrmont. « Elle embrasse dans sa spécialisation, dit-il, tous les états pathologiques dépendant d'une altération de la composition du sang ; c'est ainsi qu'elle donne les meilleurs résultats dans la chlorose et toutes ses manifestations, dans la convalescence des maladies graves et les suites des grands traumatismes, il en est de même dans les engorgements hépato-spléniques résultant de l'empoisonnement paludéen ou du long séjour dans les pays chauds, et, en un mot, dans tous les cas où la médication martiale se trouve indiquée. »

Jaccoud, dans son *Nouveau dictionnaire de médecine et de chirurgie*, s'exprime ainsi : « Parmi les eaux ferrugineuses qui méritent une mention sérieuse, nous citerons comme eau carbonatée gazeuse, l'Eau d'Orezza (Corse). Ses indications sont, en premier lieu, les états chloro-anémiques idiopathiques ou dépendant des maladies graves, les névroses ou névralgies subordonnées à ces états, les troubles de la menstruation également en rapport avec eux ; l'impuissance, la stérilité liée à un état utérin connu, ensuite les dyspepsies, les gastralgies, les engorgements abdominaux, quelques maladies des reins. Dans le pays, on croit à la guérison des fièvres même récentes; ce n'est pas le premier exemple d'application des eaux aux maladies aiguës. »

Dechambre, aussi, dans son *Dictionnaire encyclopédique des sciences médicales*, déclare que « l'Eau d'Orezza en boisson est agréable, facilement assimilée; elle fait retrouver l'appétit diminué ou perdu quelquefois depuis longtemps; elle favorise les digestions; elle procure un sentiment de bien-être et elle augmente sensiblement les forces. Elle est manifestement diurétique et elle ne détermine pas une constipation aussi constante que beaucoup d'eaux minérales dont un principe ferrugineux constitue la caractéristique, etc., etc. ».

Enfin le Dr Petrequin, médecin en chef de l'hôpital de Lyon, dans son étude médicale sur l'Eau d'Orezza, n'hésite pas à placer cette source au premier rang des eaux martiales carbonatées, et, il prend soin d'ajouter que la présence du manganèse contribue encore à augmenter ses propriétés thérapeutiques. L'Eau d'Orezza se prend à la dose d'une bouteille par jour (sauf avis contraire du médecin) pendant les repas, mélangée au vin, à la bière, au lait ou additionnée d'eau-de-vie.

GUAGNO

Eau sulfureuse chaude.

Station située à 63 kilomètres d'Ajaccio, et à 10 de Vico, dans un vallon que traverse le Grosso, une des principales branches du Limone. La route, dans quelques parties de son parcours, longe la mer. Elle est partout grande, belle, bien entretenue; seulement, comme il faut gravir et descendre plusieurs chaînes de montagnes à pentes très raides, le voyage se fait lentement.

L'établissement thermal, qui comprend en même temps un hôpital militaire, est alimenté par deux sources réunies à leur point d'émergence, de sorte qu'aujourd'hui elles n'en forment qu'une seule, dont la température est de 41° C. Une partie de l'eau minérale se rend directement aux douches; l'autre partie se déverse dans deux vastes bassins, d'où, après un refroidissement convenable, elle se distribue aux piscines et aux baignoires. C'est au milieu du bâtiment central que se trouve la buvette. Cette eau exhale une faible odeur d'hydrogène sulfuré ; sa saveur est fade et nauséabonde.

D'après Poggiale, les eaux de Guagno ne contiennent, par litre, que $0^{gr}.024$ de sulfure de sodium. Indépendamment du principe sulfureux, il existe dans ces eaux quelques sels à base de soude, de potasse et de chaux, un peu de silice et beaucoup de barégine.

L'action thérapeutique des eaux de Guagno a été l'objet d'études d'autant mieux suivies, que l'hôpital militaire, recevant chaque année trois ou quatre cents malades, fournit un vaste champ d'observation. Nul doute que ces eaux n'agissent sur l'ensemble de la constitution comme médication excitante. Elles sont utiles contre certaines affections cutanées, et en particulier l'eczéma et ses différentes formes ; elles rendent, au contraire, peu de services dans le psoriasis et les dermatoses squameuses. Les rhumatismes simples ou compliqués d'engorgements articulaires, les névralgies sciatiques, s'en trouvent généralement bien. Il en est de même des accidents consécutifs aux blessures par armes à feu : sous ce rapport, les eaux de Guagno ne sont pas sans quelque analogie avec celles de Barèges. Elles agissent également en provoquant vers les parties malades une stimulation artificielle et intime, qui a pour effet de ramener la vitalité des tissus à des conditions meilleures, et, comme Barèges aussi, elles comptent de fort belles cures. Les effets du bain sont quelquefois secondés par ceux de la boisson : la dose à laquelle on boit ces eaux est de trois à quatre verres. Elles seraient plutôt laxatives que constipantes.

La saison des eaux commence en juin pour se prolonger sans interruption jusqu'en septembre. Mais comme les matinées sont fraîches et un peu humides, il faut se précautionner de vêtements chauds.

La vie matérielle est bonne à Guagno, et le service des eaux parfaitement organisé sous tous les rapports. Quant aux distractions de société, elles se bornent à celles que les malades peuvent se procurer par la promenade, l'établissement thermal étant éloigné de tout village. En revanche, il est entouré de toutes parts de montagnes couvertes de forêts grandioses, dont l'aspect sauvage et mystérieux impressionne d'autant plus vivement l'imagination qu'on est là, en quelque sorte, sur la terre classique des anciens bandits. C'est à Guagno qu'est né le plus célèbre d'entre eux, le roi Théodore comme on l'appelle, dont les *exploits* défrayent encore aujourd'hui les veillées du soir et les légendes. Heureusement, grâce aux mesures vigoureuses adoptées dans ces derniers temps, le banditisme n'existe plus guère en Corse qu'à l'état de souvenirs.

VI. — ALGÉRIE ET TUNISIE.

L'Algérie possède un assez grand nombre de sources, donnant des eaux minérales, généralement de la classe des salines, et de celle des ferrugineuses. Les premières, lorsqu'elles sont thermales, servent à former des bains ou Hammam, très mal installés, d'ailleurs, quoique assez fréquentés par les indigènes. L'administration de la guerre a fait installer des hôpitaux militaires, auprès des sources de Hammam-Meskhoutine et de Hammam-Rir'a. C'est dans les dépôts laissés par les eaux chaudes de Hammam-Meskhoutine, que Tripier a trouvé de l'arsenic; et a démontré, pour la première fois, l'existence de ce métalloïde dans les eaux minérales.

Les eaux minérales de la Tunisie nous sont encore fort peu connues. Toutefois, il existe dans la Régence un certain nombre de bains extrêmement fréquentés par les Juifs et les Arabes; et, où les Européens commencent à se rendre depuis l'établissement du protectorat. Nous citerons au nombre des sources les plus renommées, celles de Hammam-Lif, de Korbeus ou Gourbès, de Bou-Chater : et enfin la source remarquable qui porte le nom de Garzi. Dans toutes ces localités on trouve d'ailleurs, et de même qu'en Algérie, des ruines antiques, qui indiquent combien toutes les eaux minérales qu'on y rencontre, avaient été estimées et suivies par les Romains.

HAMMAM-LIF. — *Eaux salines chlorurées chaudes.* — Cette station est située sur le bord du golfe de Tunis, au sud et à 18 kilomètres de la ville : au pied du Djebel-bou-Kornine, petite montagne se rattachant à un massif que l'on aperçoit de très loin, en mer. Il y a deux sources désignées par les qualificatifs de *supérieure* et d'*inférieure*. La première est destinée aux militaires et aux malades pauvres. La seconde sort de terre dans l'établissement même.

Les eaux de ces deux sources sont limpides, salées et amères : leur température varie de 46° à 51° C. L'analyse faite par Leprieur, pharmacien de l'hôpital de Bône, en 1856, y a décelé, entre autres principes : 9^{gr},75 de chlorure de sodium, 1^{gr},60 de chlorures de calcium et de magnésium ; ainsi qu'une quantité à peu près équivalente de sulfate de chaux, etc. Il y aurait enfin 220 centimètres cubes de gaz acide carbonique. En tout 13 grammes environ de principes fixes.

Les eaux de Hammam-Lif étant bues, excitent toutes les excrétions et purgent aisément. Elles sont prises en bains ; et ont la réputation de guérir les affections abdominales, les dermatoses, les rhumatismes et la syphilis.

Korbeus, situé non loin du cap Bon, moins fréquenté que le Hammam-Lif, possède des eaux minérales tout à fait analogues et jouissant des mêmes propriétés thérapeutiques.

GARZI

Eau gazeuse bicarbonatée sodique et calcique froide.

La source de Garzi jaillit du dernier contrefort du Djebel-Garzi, à 12 kilomètres environ d'Enfidaville, au centre d'une région extrêmement pittoresque. D'après Tissot, Garzi serait l'ancienne Aggarsel (1). Il y avait là, certainement, autrefois, un établissement important ; on y voit encore un bassin de 6 mètres de largeur, sur près de 8 mètres de longueur, où l'on descendait par un escalier de neuf marches parfaitement conservé. L'eau y était amenée de la source voisine qui, dit Tissot, « fournit en abondance une eau gazeuse très agréable au goût », par un petit acqueduc à ciel ouvert. La source, captée à l'époque romaine, est canalisée ; et sort par un conduit rectangulaire qui déverse ses eaux dans une chambre intérieure d'environ 1^m,50 de largeur sur 3 de longueur : d'où elle s'écoule entre deux murs taillés dans le roc. De l'endroit d'où sort la source, lieu qui se trouve à près de 40 mètres au-dessus de la plaine d'Enfidaville, on voit la mer et le

(1) *Exploration scientifique de la Tunisie*, par *Ch. Tissot*, ancien ambassadeur, membre de l'Institut. Imprimerie nationale, Paris.

curieux village berbère de Takrouna, perché tout au sommet presque inaccessible d'une colline de 109 mètres de hauteur.

L'eau de Garzi est très recherchée par les indigènes qui lui attribuent de précieuses qualités thérapeutiques. Mais il est bien regrettable que cette eau, fraîche et d'une saveur piquante, ne soit pas exportée à titre d'eau de table, dans les grands centres populeux de la Tunisie. On y trouve, par litre, 1^{gr},93 de principes fixes, sur lesquels l'analyse décèle :

	Gram.
Bicarbonates en général	1,800
Bicarbonate de soude	1,024
— de chaux	0,588
— de fer	0,003

Il est à remarquer que cette eau contient une proportion de bicarbonates presque identique à celle que renferment les eaux de Couzan, de Seltz et les eaux à minéralisation faible de Vals, comme on peut s'en assurer par l'examen du tableau suivant :

	Couzan	Seltz	Vals	Garzi
Bicarb. de soude	0,52	0,07	1,20	1,02
— de chaux	0,58	0,55	0,80	0,58

L'eau de Garzi, très bonne à boire, se conservant indéfiniment, n'altère pas la couleur du vin. Ses qualités digestives la rendent très recommandable. On y a trouvé une certaine proportion de lithine, principe qui ne peut encore, avec le fer, qu'accroître ses bienfaisantes propriétés.

L'emploi de l'eau de Garzi paraît donc tout indiqué dans les affections des organes abdominaux, estomac, reins, etc.; et nous ne pouvons mieux faire que souhaiter d'en voir l'usage se répandre dans la Régence; car, bue à table, avec le vin, elle pourrait prévenir, dans ce climat chaud, bien des dyspepsies; et remédier en même temps à l'anémie et à la gravelle urinaire.

CHAPITRE III

RÉGION DU CENTRE

I. — ALLIER.

VICHY

Eaux alcalines gazeuses, chaudes et froides.

La station thermale de Vichy est la première de France et l'une des plus importantes de l'Europe. La ville, bâtie sur la rive droite de l'Allier, au confluent du Sichon, et presque entièrement cachée sous les arbres de ses parcs et de ses boulevards, se développe en plaine, au fond de la vallée, entre la Montagne Verte et la côte de Saint-Amand. Elle est défendue contre les débordements de la rivière par une jetée puissante qui forme une magnifique promenade le long du nouveau parc et de l'Allier, dont les eaux, élevées pendant la saison au moyen d'un barrage placé en aval, représentent comme un vaste lac. Aux extrémités de l'ancien parc, entouré de très beaux hôtels et de magnifiques villas, se trouvent, d'un côté, le Casino, et de l'autre le Grand établissement thermal. Le Casino est considéré, avec raison, comme l'un des monuments les plus élégants et les plus confortables qui aient été construits en ce genre. Placé dans l'axe de l'établissement thermal, avec sa terrasse toujours à l'ombre et dominant la promenade, avec son salon des fêtes, son théâtre, ses salles de jeux et de lecture, il offre aux malades et aux touristes les distractions les plus variées.

L'établissement thermal de Vichy, les sources qui ont rendu cette station si célèbre, les parcs, le Casino et ses dépendances, appartiennent à l'État, et sont administrés par une Compagnie fermière, dont l'activité a puissamment contribué à répandre le nom de Vichy dans toutes les parties de la terre.

Des sources et des installations balnéaires. — Les

sources de l'État à Vichy sont au nombre de neuf : d'abord, les plus fameuses, la Grande-Grille, l'Hôpital, les Célestins ; ensuite, le Puits-Carré, la plus abondante et la plus chaude avec le Puits-Chomel, qui en dépend évidemment, mais que l'on considère comme une source distincte. Enfin, toujours dans la ville, Lucas et le Parc ; et au dehors : Hauterive, à six kilomètres, en amont de l'Allier ; Mesdames, sur les bords du Sichon, à deux kilomètres. L'eau de cette dernière source est amenée dans une des galeries du grand établissement thermal, où s'élève sa buvette.

Voici le degré de température de l'eau, au griffon de chacune de ces sources :

Puits-Carré...............................	41° C.
Grande-Grille.........................	42°
Puits-Chomel..	42°
Hôpital..................................	31°
Lucas..........................	29°
Parc....................................	23°
Mesdames................,...	17°
Hauterive...............................	15°
Célestins	12°

Nous rapporterons à la composition de l'eau de la Grande-Grille celle de toutes les eaux de Vichy. L'eau de cette source est incolore, limpide, faiblement gazeuse, chaude, d'une saveur lixivielle ou saline peu appréciable, sans odeur particulière. Cette eau contient, par litre, environ $5^{gr},25$ de sels de soude ; et $0^{gr},91$, ou un demi-litre à peu près d'acide carbonique libre. Et sur la quantité des sels sodiques, nous observons que la soude bicarbonatée saturée, autrement dit le bicarbonate de soude et le sel marin, sont représentés par les poids suivants :

	Gram.
Bicarbonate de soude..................	4,88
Chlorure de sodium......................	0,50

Les autres principes minéralisateurs que découvre l'analyse chimique y sont en quantités insignifiantes. Il suffira de les énumérer : ce sont les bicarbonates de potasse, de magnésie, de strontiane, de chaux ; les bicarbonates de protoxyde de fer et de manganèse ; la lithine, le sulfate de potasse ; le phosphate, l'arséniate et le borate de soude ; la silice, et des matières organiques bitumineuses, etc. L'ensemble des principes fixes hydratés, de toute nature, s'élevant, d'après Bouquet, à 7 grammes environ.

Sauf de certaines variations, inévitables, d'ailleurs, il nous semble qu'on peut affirmer que l'eau de toutes les sources indiquées plus haut est, pour ainsi dire, fort analogue. Cependant, nous croyons utile de signaler, en passant, la matière organique verte de la source de l'Hôpital et les dépôts ferrugineux, ocracés, de l'eau de Mesdames, Enfin, Lucas et le Parc répandent une vague odeur sulfurée. Le principe dont la quantité varie le plus d'une source à l'autre est l'acide carbonique libre. Il est soumis, ici, à la règle générale : il y en a, en effet, d'autant moins que l'eau est plus chaude, et d'autant plus que la température de l'eau est moins élevée.

A Vichy, on boit l'eau de toutes sources. Cependant,

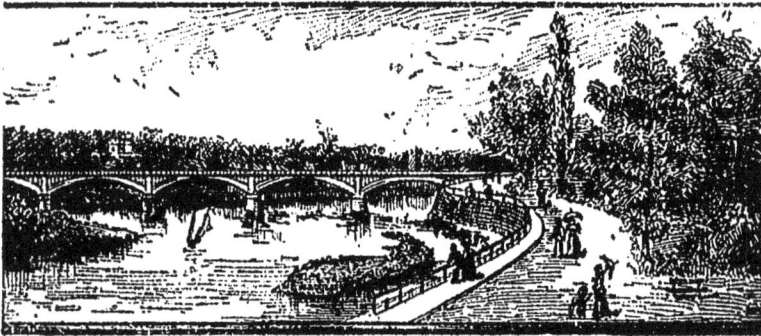

VICHY. — L'Allier, le pont et le parc.

les buvettes les plus fréquentées, les buvettes fondamentales, sont celles de la Grande-Grille, de l'Hôpital et des Célestins. Et voici le tableau des attributions médicales spéciales de chacune de ces sources. La Grande-Grille est réputée pour le traitement des maladies du foie et surtout des calculs ; l'Hôpital pour les affections de l'estomac ; les Célestins pour les désordres des organes urinaires, la gravelle, la goutte, le diabète ; Chomel s'adresse aux affections catarrhales des bronches ; la source Lucas joindrait à ces diverses applications une vertu antidartreuse ; Mesdames, enfin, est recommandée aux anémiques, et celles du Parc à ceux qui respirent difficilement.

L'établissement thermal de Vichy, très confortablement installé, contient tous les appareils et moyens de traitement appropriés à la cure des maladies par les méthodes externes. Il renferme aujourd'hui des salles d'hydrothérapie, de massage et de douches d'après le système d'Aix. Les bains de gaz acide carbonique, les salles pour les inhalations d'oxygène et autres, pour les pulvérisations diverses et pour le lavage de l'estomac, etc., sont aménagées dans un *Chalet* spécial.

Le *Grand Etablissement*, alimenté par le Puits-Carré, la Grande-Grille, Lucas, le Parc, est affecté aux bains de première classe. Il borde la partie nord de l'ancien parc et contient cent cabinets de bains et une piscine. Cet édifice imposant est traversé du sud au nord par une galerie-promenade, qui donne accès dans les galeries latérales conduisant aux cabinets de bains, dont les fenêtres s'ouvrent sur des jardins intérieurs. C'est à l'extrémité nord de cette galerie que se trouvent les buvettes de la Grande-Grille, de Mesdames, et celle du Puits-Chomel, avec sa salle de gargarismes.

A côté du Grand Établissement, et alimentées par les mêmes sources, se développent les *Galeries balnéaires*, contenant cent quatre-vingts cabinets affectés aux bains de seconde classe, et vingt cabinets à ceux de troisième classe. La seule différence qu'il y ait, d'ailleurs, entre les bains des diverses classes ne consiste que dans le luxe de l'ameublement des cabinets et la quantité du linge fourni aux baigneurs : car l'eau minérale qui sert aux applications balnéaires, dans toutes les classes, est exactement la même.

Les *Bains de l'Hôpital* ont été totalement reconstruits en 1875. Ils doivent leur nom au voisinage de l'hôpital civil, transporté dans ces dernières années à l'une des extrémités de la ville ; et sont alimentés par la source de l'Hôpital, qui, elle-même, a été l'objet, ainsi que la place sur laquelle elle jaillit, de telles transformations que l'aspect du quartier en a été complètement changé. On y trouve trente-quatre baignoires de première classe, plusieurs cabinets de douches et une piscine.

De l'action médicinale des eaux. — La médication de Vichy repose principalement sur l'introduction réglée de l'eau dans le corps. L'eau minérale, étant ingérée, baigne l'estomac et le duodénum ; ensuite elle est absorbée, et ses principes, qui se présentent aux émonctoires, sortent en masse avec l'urine et la bile, baignant la paroi des voies urinaires et biliaires, comme ils ont baigné l'estomac. Exposons brièvement l'idée la plus simple qu'on puisse se faire de leur action.

Les eaux de Vichy facilitent la fermentation spécifique vitale qui décompose et recompose les humeurs ; elles possèdent, par leurs qualités dissolvantes et neutralisantes, une action dépurative remarquable : enfin, elles agissent sur la sensibilité et sur l'irritabilité des parties vivantes. Cette dernière action physiologique est très remarquable ; et c'est à elle qu'il faut rattacher surtout l'action curative de ces eaux. La qualité dissolvante des principes constitutifs des eaux de Vichy se manifeste principalement sur les dépôts muqueux de l'estomac, du duodénum, des voies biliaires et urinaires, ainsi que sur l'acide urique et ses sels ; les qualités neutralisantes, sur tous les acides et matières acides susceptibles de former dans l'organisme des corps étrangers.

L'action sur la sensibilité et l'irritabilité s'observe surtout aux points mêmes de pénétration de l'eau et d'excrétion des principes minéralisateurs après absorption. Cette action est excitante, et, pour parler un langage plus précis, elle est stimulante et tonique. Et, sous l'influence d'une sensibilité rendue plus vive, s'observe une irritabilité plus manifeste avec des mouvements toniques et musculaires plus effectifs. Cette action, portant sur le système digestif gastro-duodénal, réveille l'appétit, le force et rend la chymification ainsi que la chylification plus parfaites. Ajoutez à cette action sthénopepsique les effets de l'eau de Vichy sur l'ensemble des humeurs vivantes, et vous aurez une action médicinale trophosthénique des plus étendues.

Le rétablissement des fonctions de nutrition, l'action dépurative, enfin le réveil et l'excitation de la sensibilité et de l'irritabilité, rétablissent le jeu intime des vaisseaux circulatoires et des canaux excrétoires, qui fait disparaître et prévient les congestions, les épanchements, les engorgements muqueux ou calculeux et ramène les organes, lorsque la lésion est résoluble, à leur état naturel. On comprend l'influence décisive que ce rétablissement des organes de l'absorption et de l'excrétion, et de la fermentation régulière des humeurs, doit exercer sur les déviations des fonctions digestives qui provoquent l'amaigrissement et l'embonpoint pathologique, l'anémie, le diabète, la formation en excès, relative ou absolue, de l'acide urique qui sert à constituer le genre des maladies goutteuses, etc.

Ces actions physiologiques diverses des eaux de Vichy, en ce qui concerne surtout la sensibilité et l'irritabilité, sont d'une énergie modérée. La stimulation qu'elles sont susceptibles de produire est extrêmement faible et secondaire ; aussi peut-on les considérer comme un remède à action douce, peu appréciable sur le moment même, agis-

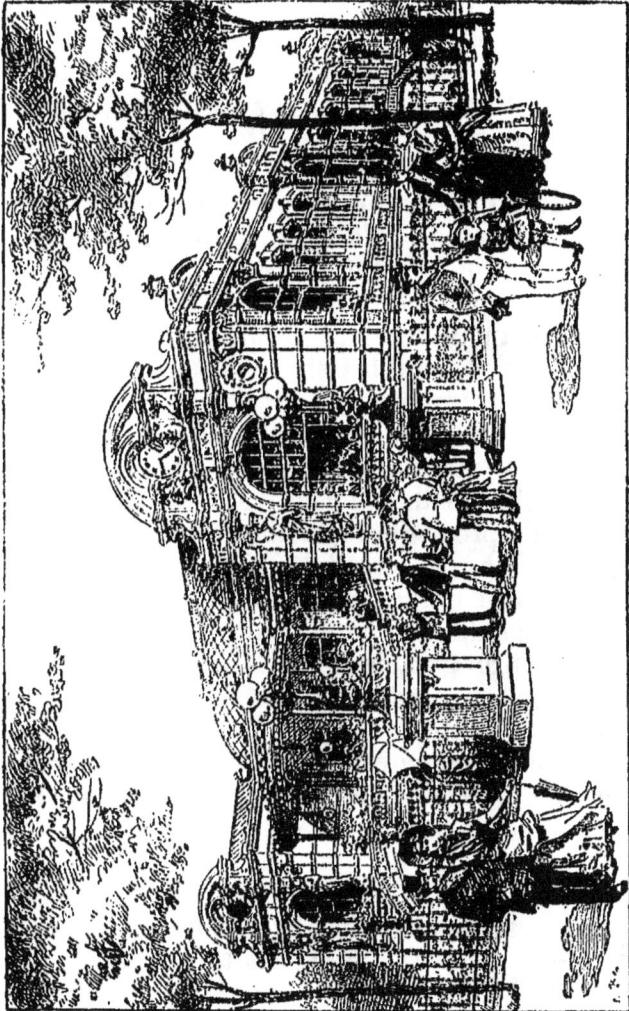

VICHY. — Le Casino.

sant silencieusement, comme agit, par exemple, une alimentation régulière, dans la convalescence, pour renouveler l'énergie. Voici maintenant une étude sommaire de quelques-uns des états morbides qui subissent le plus aisément, d'après l'expérience, l'action curative des eaux de Vichy.

MALADIES DU SYSTÈME ORGANIQUE GASTRO-DUODÉNAL. — Ce système s'étend du cardia au commencement de l'intestin grêle, et comprend l'estomac, le duodénum, le foie et le pancréas, qui ne sont que des glandes duodénales.

Affections de l'estomac et du duodénum. — La dys-pepsie ou indigestion gastrique, quelle qu'en soit la cause, quel que soit le genre de la lésion qui l'accompagne, pourvu que cette lésion soit résoluble, guérit par l'emploi des eaux de Vichy, si l'on a eu soin de supprimer toutefois les causes occasionnelles. Parmi ces lésions génériques résolubles, on peut citer, comme étant les plus fréquentes : l'inflammation commune due aux excès dans le boire et le manger, ainsi qu'à la mastication imparfaite, au nico-tinisme, à l'inflammation catarrhale due aux vicissitudes atmosphériques ; l'inflammation symptomatique des fièvres et autres maladies aiguës spécifiques ou non, lorsque la fluxion et les troubles digestifs survivent à la maladie pri-mitive et prolongent la convalescence.

La dyspepsie gastrique s'accompagne toujours d'un degré plus ou moins prononcé d'inertie de l'estomac, par suite de l'insensibilité relative de la muqueuse ; inertie qui va jusqu'à provoquer parfois la formation du cloaque gas-trique. Vichy dissipe très bien cette inertie, et même le cloaque, qui exige cependant quelquefois la mise en pra-tique préalable ou concomitante du lavage de l'estomac. La dilatation gastrique, en tant que fait essentiel, est une lésion fort rare quoi qu'on en ait dit. Elle est liée à l'inertie en tant que symptôme, et se traite alors comme l'inertie. Due à d'autres causes, au rétrécissement du pylore, par exemple, ou coïncidant avec une hypertrophie de la paroi gastrique, elle est incurable et n'a rien à voir, du moins directement et pour une cure radicale, avec le traitement de Vichy.

La dyspepsie duodénale commune, de même ordre que la dyspepsie gastrique, se traite comme elle au moyen des eaux de Vichy. Il en est de même des dyspepsies duodé-nales spéciales dont il sera question plus loin.

Les irritations gastro-duodénales douloureuses ou non douloureuses, mais avec flux bilieux, muco-bilieux, que la bile soit rejetée par haut et par bas, ou vomie exclusi-vement, ou exclusivement expulsée par déjection, lors-qu'elles sont simples, non liées à des intoxications ordi-naires ou miasmatiques et virulentes, et qu'elles sont

8

idiopathiques et dues à des lésions légères et résolubles,
sont dissipées, avec la dyspepsie qui les accompagne, en
général sans difficulté, par l'usage de l'eau de Vichy; et
l'usage de cette eau rétablit, en ramenant la digestion et
les excrétions glandulaires de l'appareil gastro-duodénal
à un état meilleur, le fonctionnement régulier de l'intestin,
et par conséquent ramène à l'état normal les déjections
stercorales troublées par une chymification imparfaite,

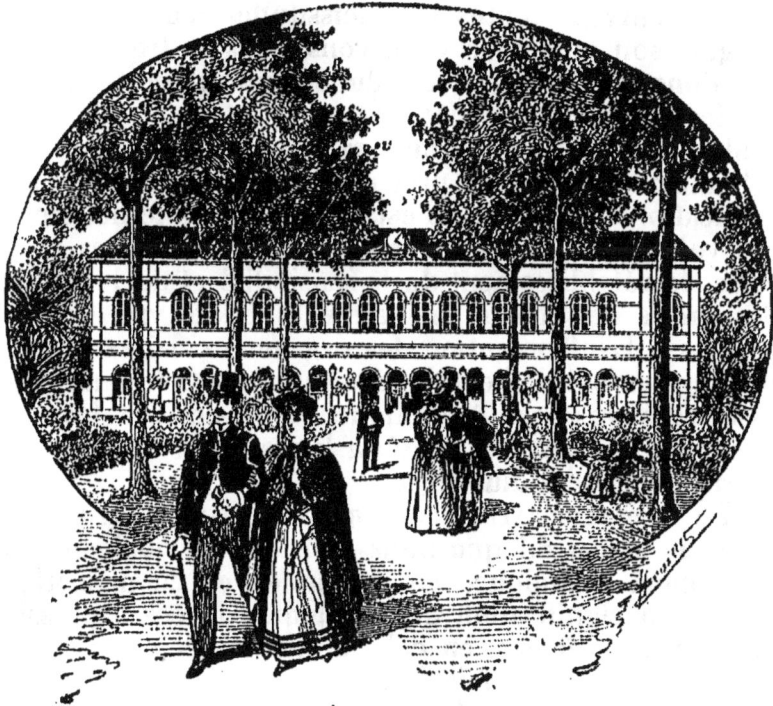

VICHY. — L'Établissement thermal.

conduisant elle-même à une imperfection de la chylification.

Affections du foie. — Toutes les maladies du foie, congestives ou inflammatoires résolubles, se trouvent bien de
l'emploi des eaux de Vichy; mais, où ces eaux triomphent
vraiment, c'est dans l'obstruction muqueuse ou lithiasique
des voies biliaires. Elles rendent la perméabilité, la sensibilité, l'irritabilité aux conduits du foie; et l'on voit disparaître alors, en même temps que les douleurs, l'ictère
et tous les phénomènes de la rétention de la bile.

Affections du pancréas. — Nous ne connaissons pas

l'action des eaux de Vichy sur les maladies du pancréas isolément affecté ; mais on peut estimer, par analogie, que les lésions résolubles de la glande pancréatique guérissent, sans doute, sous l'influence des eaux de Vichy, comme guérissent celles du foie, des glandes de l'estomac et de la muqueuse du duodénum. Quant aux maladies résolubles du pancréas qui lui sont communes avec celles du système entier gastro-duodénal, cas certainement le plus fréquent, nous pouvons admettre, sans difficulté, qu'elles suivent toutes les vicissitudes d'amélioration et de guérison que nous observons dans le traitement des affections de l'estomac, du duodénum et du foie, par la médication de Vichy.

MALADIES DES ORGANES URINAIRES. — Elles se placent immédiatement après les précédentes et donnent lieu à des applications analogues. C'est toujours dans le nettoiement des voies excrétoires, l'expulsion des poussières et graviers, le rétablissement de la sensibilité et de l'irritabilité des parois des canaux urinaires, qu'est le vrai succès de ces eaux. L'inflammation des organes urinaires se trouve bien également de l'emploi des eaux de Vichy ; mais il est assez rare qu'on ait à appliquer, dans ces cas, les eaux à la source : on les boit plutôt à la maison et comme tisane rafraîchissante et diurétique.

MALADIES VISCÉRALES EN GÉNÉRAL ET MALADIES ARTHRITIQUES. — Nous avons dit que nous divisions les maladies, sous le rapport organique, en viscérales et en arthritiques, d'après la signification étymologique de ces expressions. Nous nous écartons, en cela, de l'enseignement classique ou vulgaire, qui, en fait d'arthritisme, n'a guère lâché jusqu'ici que d'obscures divagations.

Viscérisme abdominal. — C'est surtout dans les maladies viscérales que Vichy convient : principalement dans les viscéroses abdominales. Ce genre organo-pathologique comprend, en bloc, toutes les affections que les hommes contractent dans les pays chauds : affections dont la nature causale et dont les déterminations locales sont extrêmement variées ; mais qui se trouvent admirablement d'une cure à Vichy et de l'emploi de ses eaux. Rien n'égale leur puissance, dans ces états complexes avec engorgement, ictère, hydropisie, etc., troubles gastriques et intestinaux variés, où tous les organes semblent détruits irrémédiablement, et où l'on voit pourtant les fonctions abdominales renaître, leur jeu se rétablir et le système entier revenir à des conditions presque naturelles, après une ou plusieurs saisons.

Le viscérisme abdominal, chez la femme, lié à des désordres des organes génitaux, abstraction faite de la cause occasionnelle, lié à la chlorose, etc., se trouve également bien de l'usage des eaux de Vichy.

Gravelle arthritique. — Nous ne doutons pas que cette gravelle, constituée par les tophus formés principalement d'acide urique, ne puisse s'améliorer et se guérir même, sous l'influence des eaux de Vichy. Mais on nous permettra de demeurer dans le doute, car cette espèce d'arthritisme est si rare en France, que nous avons eu à peine l'occasion de l'observer, sur un nombre infini de malades traités par nous, jusqu'ici, soit à Vichy, soit ailleurs. Nous n'en avons même pas relevé de cas bien net, dans notre clientèle d'étrangers, qui s'étend, actuellement, sur toutes les parties du monde.

DYSPEPSIES DUODÉNALES SPÉCIALES. — Revenons à ces dyspepsies importantes. Leur traitement constitue une des applications les plus constantes et les meilleures de la médication de Vichy. La production en excès du glucose diabétique ou qui forme un corps étranger, la production anomale d'acide urique, sont les conséquences d'un trouble de la sensibilité de l'appareil duodénal, toujours pancréas et foie compris, qui dénature l'activité altérante de ces organes. Les eaux de Vichy agissent essentiellement sur ces désordres, en rétablissant le jeu normal de la sensibilité dans l'appareil organique dont le duodénum est le centre.

Diabète. — La dyspepsie duodénale diabétique, en général constitutionnelle ou liée à l'évolution de l'âge, et alors assez souvent héréditaire, reconnaît aussi pour cause un grand nombre de circonstances extérieures ou intérieures, qui étant passagères ne donnent naissance qu'à un désordre passager comme elles, cela va de soi ; et ce sont ces cas que l'on dissipe aisément par l'usage de l'eau de Vichy, lorsque la dyspepsie duodénale persiste malgré l'éloignement de ses causes. Lorsque cette dyspepsie est due à quelque lésion organique irrémédiable du pancréas, par exemple, Vichy n'agit plus. Quand elle est due à des impressions morales tristes, Vichy l'améliore sans doute, comme celle qui est constitutionnelle ; mais, pour qu'il y ait guérison, il est nécessaire qu'il y ait rétablissement de l'état moral. Dans tous les cas, il est utile de joindre à l'emploi des eaux de Vichy un régime approprié que nous n'avons pas à décrire. La diabète constitutionnel est comme

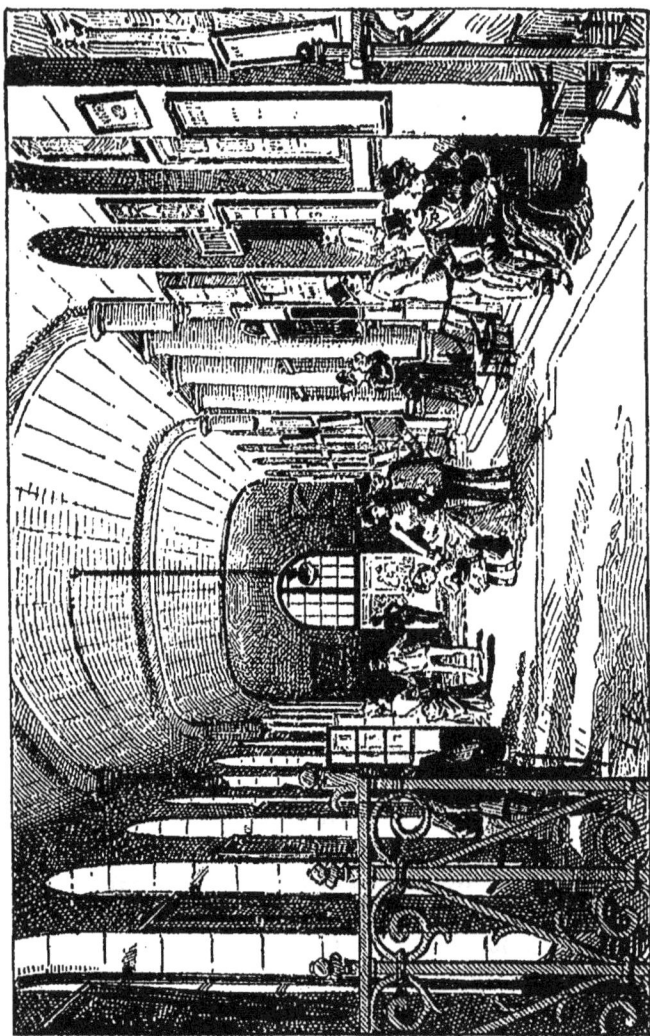

VICHY. — La Galerie des sources : côté nord de l'Établissement thermal. Vue prise de la vasque de Mesdames. Au fond, la Grande-Grille. Au milieu, dans le sous-sol, le Puits-Carré, et à droite, au haut des marches, le Puits-Chomel.

guéri par l'usage de ces eaux, quoique les urines puissent renfermer encore du glucose, soit constamment, soit de temps à autre, lorsque l'ensemble des fonctions s'exécute d'ailleurs convenablement. L'action médicatrice relative est d'autant plus assurée que le sujet sue naturellement, et plus promptement et plus abondamment.

Goutte.— La dyspepsie duodénale uratique, ou la goutte, est extrêmement fréquente : une foule de causes accidentelles sont susceptibles de la provoquer aisément. Elle est aussi très souvent constitutionnelle, s'observe à tout âge, et est peut-être moins soumise à l'action des causes morales que la dyspepsie diabétique. La prédisposition à cette affection est, pour ainsi dire, universelle. Ce désordre jette dans les humeurs et dans toutes les parties de l'organisme des proportions plus ou moins fortes d'acide urique, qui s'éliminent normalement par les reins. On a attribué à la présence de cet acide en excès une foule de désordres dont il est absolument innocent; et on l'attaque vivement, avec les eaux de Vichy, pour le neutraliser ou l'éliminer. Il est certain que l'emploi de ces eaux forme une médication des plus efficaces de cet état. Mais cet état est surtout remarquable au point de vue théorique, puisque la présence en excès de cet acide dans les urines, et sa précipitation en dehors des circonstances ordinaires physiologiques qui produisent la concentration des urines, ont servi à établir un genre de maladies auquel Barthez, son fondateur, a donné le nom de Maladies goutteuses. Nous allons en dire un mot.

MALADIES GOUTTEUSES. — Nous entendons par cette expression un genre de maladies dont les espèces sont très variées, mais qui ont pour caractère commun la formation pathologique, en excès, de l'acide urique, dans la dyspepsie spéciale duodénale que nous avons appelée uratique. Nous donnons également, comme on l'a vu, à cette formation pathologique le nom d'uratisme ou de goutte. La goutte n'est donc pas une espèce morbide, mais la caractéristique d'un genre morbide extraordinairement étendu. Or, la dyspepsie duodénale uratique, la goutte, indiquant l'emploi des eaux de Vichy, par sa nature même ainsi que par son produit et la lésion uratique des humeurs qui en est la suite, ces eaux pourront génériquement convenir dans toute maladie goutteuse, de quelque espèce qu'elle soit, fébrile ou non fébrile, aiguë ou chronique.

Goutte vulgaire. — La podagre de Sydenham, qui est l'origine et le vrai modèle de la goutte classique ou goutte vulgaire actuelle, n'est ni une espèce morbide, ni un état morbide symptomatique, pas même un genre pathologique; c'est une sorte de production littéraire fabuleuse, constituée par l'association imaginaire d'une foule de dé-

sordres fort divers, et principalement par le mélange des-
criptif de trois maladies entièrement différentes : l'alcoolisme
viscéral, l'arthrite blennorrhagique (goutte contagieuse),
la podagre d'Arétée ou rhumatisme articulaire aigu débu-
tant par les pieds et le gros orteil. Ces trois maladies :
rhumatisme, alcoolisme, blennorrhagie, peuvent se com-
pliquer, cela va sans dire, et nous en avons vu de remarquables exemples : mais une telle complication, pour les
esprits réfléchis et scientifiques, quel que soit le degré
d'influence réciproque de chaque affection, ne peut pas
passer pour une espèce morbide particulière et déterminée. L'alcoolisme et le rhumatisme sont certainement, dans
bien des cas, des maladies goutteuses ou avec dyspepsie
uratique. La blennorrhagie bien rarement, pour ne pas
dire jamais, à moins qu'elle ne soit essentiellement fébrile :
nous faisons, d'ailleurs, abstraction ici de l'état constitutionnel du sujet qui la contracte. Aussi les eaux de Vichy,
qui conviennent très bien à l'alcoolisme viscéral et au rhumatisme tant viscéral qu'arthritique, ne sont point spécialement indiquées pour les arthrites blennorrhagiques.

Rhumatisme goutteux viscéral. — On peut bien traiter
à Vichy cette forme de rhumatisme ; mais l'arthritique, qui
y était traité autrefois, n'y est plus traité aujourd'hui,
parce que le mode d'administration des eaux a changé. On
ne jette plus, en effet, directement, sur les parties rhuma-
tisées les eaux chaudes du Puits-Carré et de la Grande-
Grille, comme on faisait au xvii° et au xviii° siècles, dans le
petit établissement qui portait le nom de Maison du Roi.
On n'y administre plus, en piscine, ces eaux chaudes
puisées immédiatement aux griffons et à leur température
native. Toutefois, l'introduction du massage d'Aix sous
l'affusion d'eau chaude, dans l'établissement thermal, pourrait ramener à Vichy la forme arthritique de l'affection rhumatismale, surtout celle d'un genre goutteux.

ALCOOLISME OU ŒNOLISME, PYROSIS ET NICOTINISME. — L'œnolisme ou alcoolisme est encore un des triomphes de la médication de Vichy, et nous y joignons le nicotinisme ; car, chez
l'homme, l'un va assez rarement sans l'autre. Il s'agit, ici,
de l'alcoolisme viscéral abdominal, n'ayant point encore
amené de lésion irrémédiable, de cirrhose, par exemple.
Mais l'inflammation alcoolique nettement accusée, avec
commencement d'ascite et anurie relative albuminurique
ou non, ne doit pas faire reculer devant l'emploi de ces

eaux. Les formes simples, vulgaires, la dyspepsie gastrique et gastro-duodénale, le pyrosis, le catarrhe, la pituite, les gastralgies, etc., etc., sont dissipées, à Vichy, avec une promptitude extraordinaire, lorsque le sujet veut bien modifier ses habitudes. Et comme tout est relatif, il importe de savoir que ces désordres peuvent se déclarer pour une bien faible dose de vin, de liqueur spiritueuse. Un peu de vin, pris pur, lorsque l'estomac est mal disposé, malade, et ne peut pas le digérer, provoque infailliblement les aigreurs et l'acidité gastrique. Si, après avoir modifié les

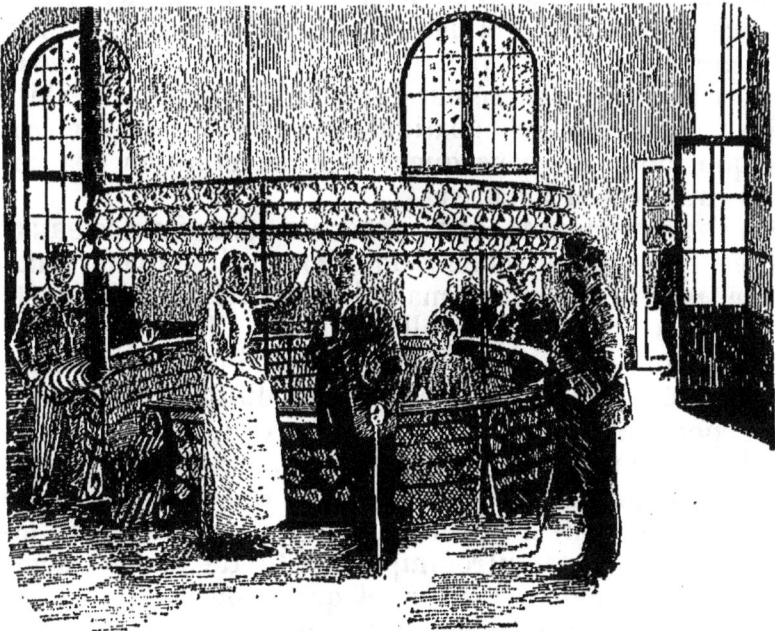

VICHY. — La Grande-Grille.

habitudes par rapport à l'usage du vin, les désordres ne cessent pas, malgré un emploi rationnel de l'eau de Vichy, faites cesser l'usage du tabac à fumer, et généralement tout disparaîtra.

LITHIASE BILIAIRE ET URINAIRE, COLIQUES HÉPATIQUES ET NÉPHRÉTIQUES. — Il y a sans doute une certaine altération dans la constitution chimique de la bile et de l'urine, à l'origine des dépôts et des calculs; mais le fait essentiel, dans la formation de la lithiase, est l'insensibilité relative de la muqueuse des canaux biliaires et urinaires, et l'amoindrissement de l'irritabilité, qui permettent le séjour des matières précipitées dans les voies excrétoires, leur agglomération et l'accroissement des poussières, des sables et des calculs. Il arrive pourtant un moment où le corps étranger est assez volumineux, assez lourd, assez irrégulier dans sa forme, pour devenir suffisamment irritant, et s'il ne peut pas glisser ou passer, il provoque des éraillures, des déchirures, des spasmes et de la douleur. La sensibilité et l'irritabilité de la muqueuse et des canaux peuvent, d'ailleurs, être excitées par des émotions fortes, par l'acte de la digestion, et alors les parois des voies excrétoires se mettant en mouvement sur les calculs, il se produit des effets analogues à ceux dont nous venons de parler. L'expérience a démontré combien, dans ces divers cas, la cure de Vichy était efficace pour lever les obstructions, pour nettoyer les canaux excréteurs, rendre les voies perméables et dissiper les coliques hépatiques et néphrétiques, l'ictère, ainsi que toutes les conséquences de la rétention des humeurs urinaires et biliaires.

Des eaux transportées et produits extraits des eaux. — Bien que l'établissement de Vichy soit ouvert toute l'année, peu de personnes, malgré la facilité du traitement, sont tentées d'aller s'y installer pendant l'hiver. Il y a là, en effet, une assez triste perspective d'isolement, qu'à moins de nécessité absolue on se décide difficilement à braver. Cependant, il n'est point rare d'y rencontrer quelques malades, surtout des malades étrangers, aux deux extrêmes de ce qu'on appelle la saison thermale, c'est-à-dire en avril et en octobre. Mais il en est d'autres que les distances, les infirmités, ou toute autre impossibilité de déplacement, retiennent forcément chez eux, et qui, si on ne leur venait en aide, se trouveraient ainsi privés d'une précieuse médication. C'est pour eux qu'il a fallu trouver le moyen d'avoir Vichy chez soi, et comme boisson et comme bains. C'est dans ce but que les eaux de Vichy et les sels de Vichy, soit en nature, soit dissimulés en pastilles, sont expédiés tant en France qu'à l'étranger; et cette expédition, qui n'a cessé de s'accroître avec les années, a atteint des proportions vraiment colossales.

EAUX TRANSPORTÉES. — Toutes les sources de Vichy supportent bien le transport; mais les plus demandées au dehors sont celles des Célestins, de la Grande-Grille et de l'Hôpital. La première étant froide et la plus chargée de gaz carbonique libre, donne une eau minérale qui paraît se conserver, à ce qu'il semble, un temps plus long que l'eau des deux autres. Le chiffre d'expédition de toutes les sources a été, pour le dernier exercice, de sept millions de bouteilles. Heureusement, le débit des sources de Vichy est de cinq cent mille litres par vingt-quatre heures. La progression peut donc continuer, sans qu'il soit à craindre que ce service puisse jamais être interrompu. On se demande, peut-être, en voyant tant de sources venir rivaliser chaque jour avec celles de Vichy, comment il se fait que

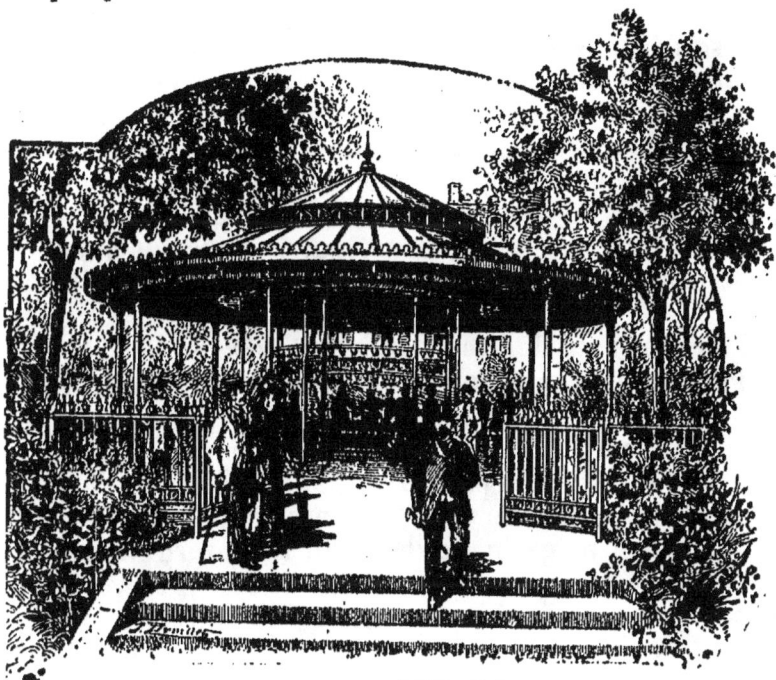

VICHY. — L'Hôpital.

l'expédition de ces dernières ait continué sa marche ascendante. C'est qu'aucune eau minérale n'est à vrai dire similaire : partant, aucune ne saurait être indifféremment remplacée par une autre, même lorsqu'il s'agit d'eau minérale de composition analogue sous le rapport chimique. Mais qu'importent dans la pratique physiologique tels ou tels rapprochements suscités par la chimie ? Les meilleurs juges, pour les questions de ce genre, sont encore les malades. Or, Vichy a, sur les sources chimiquement similaires, le double privilège d'être le mieux approprié aux diverses susceptibilités organiques et de s'adresser à un plus grand nombre d'états morbides.

La manière d'user de l'eau de Vichy transportée diffère suivant qu'on en fait un médicament, ou une eau de table et un moyen prophylactique. Comme eau de table, on la boit aux repas, coupée avec du vin rouge, ou du vin blanc qui a l'avantage de ne point changer de couleur. La couleur rouge du vin passe, en effet, sous l'influence de la soude qui alcalise le mélange, au bleu, au violet foncé, presque au noir. Au moment du mélange, il se produit un grand dégagement de gaz acide carbonique : c'est que la partie acide du vin déplace ce corps avec effervescence, et il se forme du tartrate de soude qui, d'ailleurs, après absorption, se décompose par oxydation et passe à l'état de bicarbonate de soude, etc., etc. L'acide de tous les fruits rouges, l'acide du suc gastrique, enfin tous les acides que l'alimentation naturelle peut introduire dans l'estomac, agissent d'une façon analogue, en dégageant l'acide carbonique dans la cavité gastrique; et, de même, les acides anomaux des mauvaises digestions, qui se trouvent ainsi saturés et neutralisés par les principes alcalins de l'eau de Vichy.

Quand on veut user de l'eau de Vichy à titre de médicament, on la prend ou pure, ou coupée avec le lait, dont elle facilite singulièrement la digestion. Prise pure, on l'administre soit comme une tisane ordinaire, soit comme à Vichy même et en dehors des repas. C'est pour faciliter ce dernier mode d'administration que la Compagnie fermière a institué, dans son magasin de détail du boulevard Montmartre, à Paris, la vente des eaux au verre; et voici comment la chose se fait. L'eau y est expédiée directement de Vichy, dans de petits flacons bleuâtres, de manière à être ainsi complètement soustraite à l'action décomposante de la lumière. Chaque flacon ne contient qu'un verre. Les promeneurs et les gens occupés auxquels cette eau est recommandée entrent dans cette sorte de trinkhall, boivent de la source qui leur convient, puis retournent à leur promenade ou à leurs affaires sans être obligés de rentrer chez eux. Ce mode d'administration, dont on avait fait à Paris le premier essai, n'a pas tardé à prendre de grandes proportions. Il est aujourd'hui en plein exercice dans plusieurs villes, à Lyon, à Marseille, au Havre.

SELS NATURELS. — Lorsque, dans une des premières éditions de ce Guide, nous disions, à propos de l'exploitation de ce produit extrait des eaux de Vichy : c'est une grosse affaire qui commence; nous ne savions pas devoir être si bons prophètes. Il s'en expédie actuellement des masses considérables chaque année. Et c'est le digne pendant des bouteilles d'eau transportées. Les sels naturels de Vichy se divisent en sels pour bains et sels pour boisson : ces derniers servent enfin à confectionner les pastilles dites de Vichy. Ils renferment tous les principes fixes qui minéralisent l'eau de Vichy, et, par conséquent, indépendamment du bicarbonate de soude, on y trouve du chlorure de sodium, du bi-

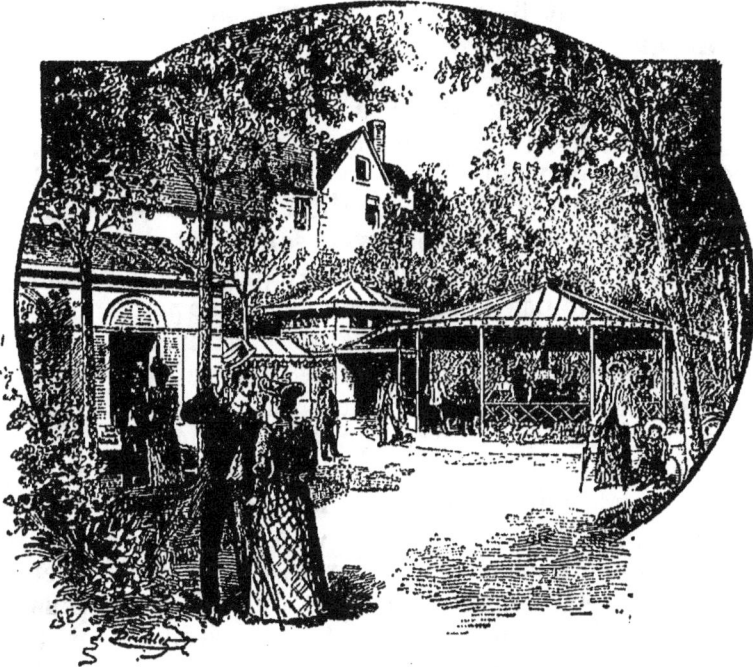

VICHY. — Les Célestins.

carbonate de potasse et de magnésie, des sulfates de soude, de chaux, du silicate de soude, etc.

Sel pour bains. — Le bain alcalin ordinaire ne possède pas l'action tonique du bain préparé avec le sel de Vichy : c'est pourquoi ce dernier doit lui être préféré, lorsqu'on se propose de faire une cure chez soi, avec le sel pour boisson, ou l'eau de Vichy transportée. Ces deux agents thérapeutiques réunis représentent, autant qu'il est possible loin de la station, la cure thermale de Vichy.

Sel pour boisson. — Par suite des soins spéciaux dont sa

cristallisation est l'objet, ce sel a une apparence beaucoup plus belle que le précédent. Il se distingue par sa blancheur mate, son extrême légèreté, sa texture spongieuse et sa saveur franchement alcaline sans mauvais goût. On le réduit en poudre et on en forme des paquets qui renferment la dose nécessaire pour un litre d'eau. Bien que ce sel soit supérieur, sous le rapport médicinal, au bicarbonate de soude du commerce, cependant l'eau alcaline artificielle qu'il sert à composer, ne peut pas être comparée à l'eau minérale naturelle : la commodité seule doit justifier son emploi. On doit boire cette eau artificielle au repas, avec le vin qui en dégage le gaz acide carbonique.

Pastilles de Vichy. — Il s'en fait une immense consommation. Elles sont fabriquées avec les sels pour boisson, dont la saveur âcre est dissimulée par la gomme adragante, le sucre et un arome agréable. Ces pastilles représentent un excellent agent digestif, particulièrement utile dans la suite des digestions laborieuses, avec sentiment de pesanteur et de brûlure à l'épigastre et régurgitation acide, lorsqu'il ne convient pas de surcharger l'estomac par le poids d'un verre d'eau alcaline. La dose est indéterminée ; c'est à chacun à la régler, d'après ses propres observations.

L'établissement thermal fabrique aussi des pastilles de sucre d'orge dit de Vichy ; c'est un bonbon délicieux, et dont la vogue est aussi grande que celle des pastilles mêmes. La grande usine où se fabriquent tous ces produits, la halle aux bouteilles pour l'exportation, enfin les annexes de l'établissement thermal, sont dignes d'être visités ; et représentent, certainement, une des curiosités les plus intéressantes de la station. Ainsi se trouve résolu, dans la mesure du possible, le problème de Vichy chez soi. Toutefois, qu'on nous permette de rappeler que c'est auprès des sources seulement qu'on trouve l'action entière, complète et parfaite des eaux minérales :

Dulcius ex ipso fonte bibuntur aquæ.

L'eau, bue à la source même, a quelque chose de plus favorable ou de plus doux.

CUSSET. — *Eau alcaline froide.* — Assez forte ville reliée à Vichy par une belle route, d'environ deux kilomètres, et par l'allée de Mesdames, le long du Sichon et de son bief. Elle est bâtie sous la montage Verte, du sommet de laquelle on aperçoit Vichy et Cusset comme assises aux deux extrémités de la côte Saint-Amand. Eau froide, alcaline gazeuse, provenant de divers puits forés : parmi lesquels celui de Mesdames, le plus important, appartenant à l'État, mérite surtout d'être signalé (voyez ci-dessus, à la station de *Vichy*). On use de l'eau minérale de Cusset sur place, en boisson, en bains ; et on la transporte.

SAINT-YORRE. — *Eau alcaline froide.* — Hameau situé sur la rive droite de l'Allier, à neuf kilomètres en amont de Vichy, au delà de la côte Saint-Amand, au pied de la colline de Bourbon-Busset. Eau alcaline gazeuse froide, provenant de nombreux puits artésiens. On ne l'emploie que transportée. Ce centre hydro-minéral a été fondé par Larbaud-Saint-Yorre, en 1853, la *Source Larbaud-Saint-Yorre* est la principale source de la station.

HAUTERIVE. — *Eau alcaline froide.* — Hameau situé sur la berge même de l'Allier, rive gauche, à quatre kilomètres de Vichy, route de Randan par Maulmont. Puits artésien, appartenant à l'État : qui donne une eau alcaline gazeuse froide. On la transporte (voyez, ci-dessus, la station de *Vichy*). Divers autres puits y ont été forés, dans ces derniers temps.

NÉRIS.
Eaux bicarbonatées mixtes chaudes.

La petite ville de Néris est située à sept kilomètres de Montluçon. On y accède aisément de tous les points de la France, soit par la gare de Montluçon, soit par celle de Chamblet-Néris. Un service d'omnibus relie ces deux gares à la station thermale. Bâtie à 354 mètres d'altitude sur le versant d'une colline d'où l'on embrasse un immense horizon, elle possède un climat salubre, avec une température assez régulière, et modérée.

A la place où Néris s'élève aujourd'hui existait jadis une grande et magnifique cité. Les débris qui sont encore debout, et les ruines que le sol recouvre, attestent sa magnificence passée, et si, à l'époque gauloise, le mamelon qui s'étend à quelques centaines de mètres de la ville, sur le chemin de Villebret, n'était qu'un centre de stratégie militaire, on peut dire que le Néris romain devint rapidement une ville luxueuse, aristocratique, où les arts luttèrent à l'envi pour la décoration des splendides demeures dont le sol nous a révélé toute la finesse et tout le luxe. Consultez Nicolas de Nicolaï, et dans un manuscrit rédigé pour Catherine de Médicis, en 1566, vous trouverez de belles descriptions sur Néris à l'époque romaine. Du reste, les preuves vivantes de cette antique splendeur sont là : colonnes, chapiteaux, vases, bas-reliefs, voies romaines, aqueducs, tout atteste la gloire du passé.

Les thermes de Néris se composent de deux établissements : 1° le *Grand .tablissement*, commencé en 1826 et terminé en 1853. De forme monumentale, il rappelle cette ampleur de lignes qui présidait, au commencement du siècle, aux créations architecturales ; 2° le *Petit Établissement*, qui repose sur les sources mêmes, est aménagé pour la classe indigente et les hospitalisés qui y viennent au nombre de cinq à sept cents, chaque année. L'ensemble des thermes comprend quatre-vingt-quatre cabinets de bains avec appareils de douches, huit piscines chaudes ou tempérées, deux étuves, quatre salles de bains, douches de vapeur générales ou locales, deux salles de pulvérisation et une buvette, de vastes baignoires pour bains prolongés, deux salles de douches écossaises, et un système complet de douches de toute nature.

Les eaux de Néris qui, en réalité, ne forment qu'une seule nappe d'eau thermale, sont captées dans six puits différents sur un espace de seize mètres de longueur et de six de largeur. Leur volume, diversement apprécié, s'élève à plus de 1,800 mètres cubes par vingt-quatre heures. Des six puits, un seul, le *Grand Puits*, alimente les deux établissements. La température de l'eau est de 52° C.

D'une limpidité et d'une transparence parfaites, les eaux minérales sont douces, onctueuses même, ce qui tient à leur richesse en matières organiques. Elles présentent, à leur surface, un dégagement de gaz azote et acide carbonique. Par leur abondance et leur continuité, ces bulles gazeuses produisent une sorte de bouillonnement très sensible au griffon du Grand Puits. Au *Puits de la Croix*, le dégagement du gaz est intermittent ; l'azote y est accompagné d'une certaine proportion d'oxygène. Librement exposée à l'air, l'eau s'altère très vite, en raison de la matière organique qu'elle tient en dissolution. Mise en bouteilles

mal fermées, elle reste limpide, mais dégage au bout d'un
mois une forte odeur ammoniacale. Renfermée, au contraire, dans des bouteilles hermétiquement closes, sa conservation peut être indéfinie, puisque l'eau garde sa limpidité et conserve toutes ses propriétés.

Enfin, une des particularités les plus curieuses de Néris,
c'est sa *conferve*. Plante d'une végétation sous-marine fort
intéressante, elle se présente tantôt sous un vert sombre,
tantôt sous des reflets moins accentués ; en réalité, elle
n'est qu'une masse gélatineuse renfermant un grand nombre de bulles gazeuses, de l'eau et quelques carbonates et
silicates calcaires.

L'eau minérale de Néris, qui vient d'être analysée par
Willm, contient, par litre, $1^{gr},30$ de principes fixes, sur
lesquels nous relevons un poids de $0^{gr},66$ pour les seuls
bicarbonates de soude, de chaux, de magnésie et de fer.
Les trois principes dominants sont les suivants :

	Gram.
Bicarbonate de soude......................	0,50
Sulfate de soude..........................	0,36
Chlorure de sodium........................	0,18

On y trouve, en outre, de très faibles proportions de lithine et d'acide carbonique libre ; enfin des traces de matière organique. Il résulte d'une analyse antérieure de
Lefort, exécutée sur l'eau des puits de César et de la
Croix, qu'on y rencontrerait un certain volume d'azote et
des traces sensibles d'iodure et de fluorure de sodium : ce
dernier corps même, au poids de $0^{gr},0059$.

L'eau de Néris est peu employée en boisson ; et ce serait à tort, selon le Dʳ Morice, car elle serait, d'après lui,
très efficace dans certains cas de dyspepsies gastro-intestinales ou gastralgies de nature rhumatismale ou nerveuse.
Il la conseille après les bains, à la dose de un demi-verre
à trois verres par jour, suffisamment espacés. En gargarismes et en pulvérisations, l'eau s'adresse aux inflammations
chroniques de la gorge et des fosses nasales, liées surtout
à l'état rhumatismal. Mais c'est principalement en bains
et sous forme de douches que l'eau minérale est administrée. Comme partout, la température du bain varie de 30°
à 36°, 37°, 38° C., suivant les indications. Les douches
isolées, ou données à la suite du bain, varient également
dans leur température, suivant les cas. L'emploi des va-

peurs par les étuves découle naturellement de l'application de la thermalité des eaux. Après l'étuve partielle ou générale le patient passe à la douche, ou se soumet au massage. Ce dernier mode thérapeutique est spécialement employé chez les rhumatisants et certains névropathes. Enfin l'hydrothérapie, écossaise ou froide, termine la liste des moyens médicaux utilisés à Néris pour la guérison des malades. Cependant, si l'on ne peut refuser à l'hydrothérapie des effets indiscutables sur l'organisme malade, il convient de ne pas oublier que son application doit être restreinte, et que toujours la médication thermale devra tenir et garder la première place. L'action de l'hydrothérapie se borne en effet, ici, à une action tonique reconstituante et antinerveuse ; la médication thermale, au contraire, faisant les frais des actions résolutives et sédatives.

L'action physiologique des eaux de Néris n'est pas encore déterminée. Mais il semble qu'on peut admettre avec assez de raison que leur application est susceptible de développer une action intime primitive sur l'innervation cutanée ; et secondaire, par voie de sympathie, sur l'innervation des autres systèmes de l'économie. Par cette théorie, se trouveraient expliquées, d'une part, l'excitation thermale développée par les premiers bains, et, d'autre part, la résolution ou la sédation définitive qui termine de près ou de loin tout traitement thermal.

Une eau minérale présente d'autant plus d'indications thérapeutiques, disent les auteurs, que sa minéralisation est moins caractérisée. Cependant, à Néris, le champ des applications, tout en demeurant très vaste, reste bien net, bien défini, ce qui faisait dire à Pidoux, que les eaux de cette station étaient les plus inimitables de toutes, grâce à leur diversité et à leur spécialité d'action. Trois grandes catégories de maladies sont justiciables du traitement thermal de Néris. Nous allons les passer en revue.

Maladies nerveuses. — Sous ce titre, nous classons les maladies des centres nerveux, les maladies des nerfs ou névralgies, les névroses et enfin les névropathies diverses.

En tant que maladies des centres nerveux, citons l'hémiplégie d'origine cérébrale : les contractures douloureuses, certains tremblements hémichoréiques et les troubles sensoriaux qui suivent souvent les paralysies de ce genre, y seront grandement améliorés ; et de même certaines paraplégies d'origine rhumatismale ou hystérique. Quant à celles qui sont franchement symptomatiques d'une lésion médullaire, Néris sera impuissant à produire l'amélioration organique, mais il pourra calmer l'élément douleur. Enfin, dans certaines myélites ou scléroses, dans l'ataxie en particulier, les eaux de Néris jouissent d'une réputation justement méritée. La dernière affection relève particulièrement de Néris, quand elle présente la forme éréthique, c'est-à-dire lorsque les douleurs fulgurantes, l'état nerveux ou douloureux dominent la scène.

Quant aux névralgies, toutes, sans conteste, se donnent rendez-vous à Néris : depuis la névralgie faciale, jusqu'à la névralgie plantaire ; qu'elles soient intercostales, sciatiques, qu'elles s'accompagnent de névrite ou d'une affection interne (métrite, ovarite, entérite), elles peuvent y trouver la guérison.

Parmi les névroses, l'hystérie s'y présente sous toutes les formes, à tous les degrés, et elle est susceptible de grande amélioration. Que le début de cette redoutable affection survienne chez l'enfant, en le rendant irritable, céphalalgique, impressionnable sans motif, ou chez l'adulte, par une série de prodromes peu trompeurs du côté du ventre ou de la tête ; que ce début soit une attaque elle-même que rien ne faisait prévoir ; que les phénomènes nerveux dépendent de désordres de la motilité en se manifestant par des convulsions, des contractures ou des paralysies, ou de la sensibilité en faisant apparaître des hyperesthésies ou des anesthésies générales, partielles ; qu'ils amènent des troubles sensoriels de l'ouïe, de la vue, ou des troubles circulatoires ou sécrétoires ; qu'ils s'accompagnent de psychose (hallucinations, mélancolie), le traitement par le bain simple ou le bain prolongé suffit dans la plupart des cas. Une autre névrose également justiciable de Néris, c'est la chorée complète ou incomplète. Nous n'en dirons pas autant de l'épilepsie sur laquelle les eaux de Néris, semblent n'avoir aucune prise.

Enfin toutes les névropathies, condensées dans le terme de nervosisme ou neurasthénie, se trouvent bien de Néris. Sont aussi avantageusement influencées, l'irritation spinale, les névroses cardiaques, certaines formes de fausse angine de poitrine, et une foule de dyskinésies professionnelles, crampes des écrivains, des flûtistes, etc.

Maladies rhumatismales. — Sous cette expression, nous

comprenons le rhumatisme articulaire, qu'il siège sur une ou plusieurs articulations. A l'état subaigu, on obtient d'excellents résultats si l'on a soin de faire prendre des bains courts et tempérés. A l'état chronique, il se présente sous forme de douleurs vagues et variables, ou il se manifeste dans un ou plusieurs articles avec ténacité. Dans le premier cas, le succès sera complet; dans le second, il convient d'ajouter des moyens extra-balnéaires, tels que les douches thermales fortement appliquées, les étuves et le massage. Le rhumatisme articulaire chronique, progressif, nerveux, déformant, ne saurait être traité à Néris. Bien au contraire, le succès des eaux s'affirme sur les formes musculaires et nerveuses du rhumatisme ; citons le rhumatisme des parois thoraciques (pleurodynie), du cou (torticolis), de la masse sacro-lombaire (lumbago), de l'épaule (scapulodynie). Enfin, les viscéralgies de l'estomac, de l'intestin, de la vessie, qu'on les appelle gastralgies ou entéralgies. D'une façon générale, on devra tenir un grand compte de l'état général, du tempérament du rhumatisant à envoyer. S'il est herpétique, dyspeptique ou névropathe, — et ils le sont presque tous, s'ils ne sont pas scrofuleux, — Néris est formellement indiqué.

Maladies des femmes. — Ici encore, l'indication s'impose nette et précise. Toutes les fois qu'une inflammation chronique de l'utérus ou des annexes sera accompagnée d'un élément arthritique, congestif, nerveux ou spasmodique, les eaux de Néris seront ordonnées. Mais si, au contraire, le sujet présente des éléments diathésiques, tels que la syphilis ou la scrofule, il faut l'adresser ailleurs. Mentionnons rapidement les différentes maladies des femmes tributaires de Néris : la métrite chronique et ses variétés cliniques, développées en particulier chez les rhumatisantes chlorotiques, névropathes, en dehors des phases congestives actives ; les lésions des annexes, concernant le péritoine utérin, intestinal ou vésical ; les salpingites, ovarites, paramétrites diverses ; les troubles de l'innervation utérine, c'est-à-dire les névralgies liées aux inflammations de l'ovaire, de l'utérus, du péritoine (névralgies utéro-ovariennes graves); le vaginisme, le prurit vulvaire, la nymphomanie, le satyriasis, etc. ; les troubles fonctionnels amenés par l'aménorrhée liée à l'éréthisme nerveux ; la dysménorrhée spasmodique, la stérilité (cette dernière indication s'applique aux lésions qui peuvent entraîner la

stérilité). Quant aux aménorrhées ou dysménorrhées congestives, hémorragiques, ne les adressez pas à Néris.

En dehors de ces trois grandes catégories d'affections,
mentionnons quelques applications secondaires des eaux
de Néris aux traumatismes, contusions anciennes, luxations, ainsi qu'aux fractures ayant occasionné des névralgies rebelles, des raideurs ou des engorgements ; enfin,
pour être complet, signalons les principales contre-indications, savoir : les congestions actives, les hémorragies,
les affections cancéreuses, tuberculeuses, les maladies
chroniques à leur période ultime, la grossesse, et les maladies de cœur avec dégénérescences.

La durée de la cure est au minimum de 25 à 30 jours.
Dans certaines maladies nerveuses, une cure plus longue
ou deux cures s'imposent absolument. Après la cure,
repos aussi complet que possible.

Lors de notre dernière visite à Néris, nous avons constaté, avec plaisir, que les nouveaux concessionnaires,
MM. Guétonny et Coudert, ont apporté de notables améliorations aux divers services de l'établissement thermal.
Une plus large part est accordée à l'hydrothérapie. Les
bains sont installés avec un plus grand confortable ; des
cabinets de luxe ont été créés. Les douches de toute nature,
ainsi que le massage d'Aix sous la douche, sont administrés avec le plus grand soin par un personnel choisi et
bien exercé. Un élégant casino est en voie de construction.
La station thermale de Néris se trouve donc, maintenant,
parmi les mieux aménagées au point de vue médical. Elle
est aussi parmi les plus agréables à fréquenter, à cause des
distractions qu'elle offre aux malades et aux touristes.

BOURBON-L'ARCHAMBAULT.—*Eaux salines chlorurées chaudes.*—Petite ville située entre quatre collines escar-
pées, au fond d'une charmante vallée qu'arrose une rivière
agréable. Il y a un hôpital militaire et un hôpital thermal
civil assez importants. L'établissement balnéaire est alimenté par une seule source, mais très abondante, qui
émerge d'un îlot de roches cristallines, entouré de toutes
parts de terrains sédimentaires. Elle donne 5,000 hectolitres par vingt-quatre heures. Sa température est de 53°C.
Le dégagement, au griffon, du gaz acide carbonique est
très abondant. Recueillie dans un vase, l'eau est claire,
limpide, bien qu'elle tienne en suspension de petits cor-

puscules de couleur jaune d'ocre. Par le refroidissement, elle prend une teinte un peu louche et se couvre d'une pellicule de carbonate de chaux. Sa saveur est un peu salée, son odeur nulle. Elle abandonnerait, d'après Willm, par évaporation, un résidu fixe, par litre, de $3^{gr},51$, dont les éléments caractéristiques seraient les suivants : chlorures de sodium et de lithium $1^{gr},79$; bicarbonates alcalins et terreux avec oxyde de fer et de manganèse $1^{gr},12$. Il y au-

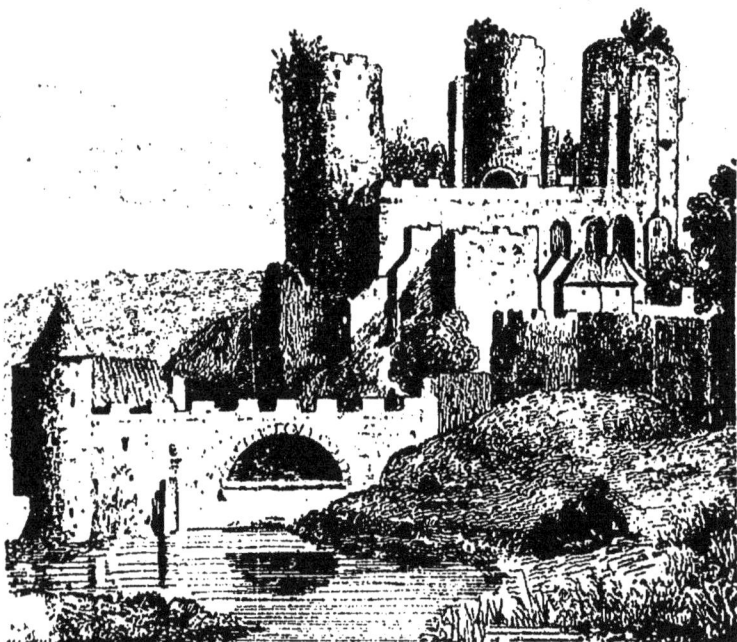

BOURBON-L'ARCHAMBAULT. — Le château.

rait, en outre, $0^{gr},35$ de sulfate de soude et des traces de brome, d'iode, de fluor, d'arsenic et de cuivre.

L'eau minérale n'est guère employée, à l'établissement thermal de Bourbon, qu'en applications externes, mais sous toutes les formes; et l'on y traite principalement les affections rhumatismales, la plupart des maladies des os et des ligaments, les fausses ankyloses, enfin les paralysies diverses qui indiquent l'emploi d'une méthode stimulante et fortement excitante. Cette eau chaude, bue le matin, à la dose de deux ou trois verres, peut favoriser l'action diaphorétique des bains, des douches et même des étuves. Elle active aussi la sécrétion urinaire, mais on en use peu.

9.

On boit plutôt, à Bourbon, de l'eau de la *fontaine de Jonas*, qui jouit de propriétés laxatives assez prononcées. Cette source, qui doit son nom à un Suisse qui la découvrit vers la fin du XVIIe siècle, jaillit au sud-ouest de la vallée à 200 mètres environ de la précédente. Elle est captée dans un petit bassin recouvert d'une sorte de campanile. Son voisinage du jardin public en fait un but de promenade. L'eau en est froide et limpide, avec une saveur atramentaire assez prononcée. Willm y a trouvé un résidu fixe de 1gr,63 formé principalement de bicarbonates et de sulfates alcalins et terreux. Bien qu'elle soit médiocrement gazeuse, l'estomac la supporte bien. On vient souvent en boire quelques verres avant le dîner.

Les deux sources de Bourbon-l'Archambault appartiennent à l'État, de même que celle de *Saint-Pardoux*, dont l'eau gazeuse bicarbonatée froide, s'emploie comme eau de table, à peu près exclusivement à Bourbon. Sous Louis XIV, cette station fut très en vogue. Le roi lui-même y vint; et c'est de là que Racine, Boileau, Mme de Sévigné et tant d'autres personnages illustres, datèrent si souvent leur correspondance. Mais aujourd'hui, par suite d'un revirement extraordinaire, cette même station ne reçoit plus, de Paris, que quelques rares malades; et au delà d'un certain rayon, c'est à peine si elle est connue. Ne serait-il donc pas possible de lui rendre, du moins en partie, son ancienne célébrité?

II. — PUY-DE-DOME.

LA BOURBOULE

Eaux alcalines arsenicales chaudes.

On se rend de Paris à la Bourboule par le chemin de fer d'Orléans, jusqu'à la station de Laqueuille. La durée du trajet est de dix heures. Correspondance à tous les trains. De cette station à la Bourboule, trajet d'une heure.

Les eaux de la Bourboule sont, comme eaux arsenicales, ce que les eaux de Vichy sont comme eaux alcalines : ce sont des eaux uniques en leur genre. Est-ce à dire qu'elles renferment des substances qu'on ne rencontre dans aucune autre source? Non. Leur supériorité tient surtout à ce que les principes qui les minéralisent sont combinés de telle sorte, que les effets qu'elles déterminent l'emportent sur ceux que produisent des sources en apparence similaires. On ne sera donc pas surpris de nous voir consacrer aux eaux de la Bourboule des développements circonstanciés.

Des sources : caractères de l'eau minérale. — Ces eaux sont représentées actuellement par deux sources, la *source Perrière* et la *source Choussy.* Toutes les deux sont le résultat de forages artésiens, qui ont fait successivement disparaître les anciennes sources. Elles émergent du granit à une profondeur de 75 à 80 mètres. Deux pompes monstres servent à monter l'eau pour les besoins du service. Celle-ci, à la sortie des pompes, marque environ 56°C.; au griffon, sa température est de 60°.

Il y a bien encore d'autres sources minérales, également artésiennes, mais, ainsi que nous le verrons, leur importance et leur rôle sont tout à fait secondaires. Ne nous occupons donc que des sources Perrière et Choussy.

Les orifices extérieurs par où ces deux sources s'échappent à la surface du sol sont presque voisins l'un de l'autre ; il en est de même de leurs griffons ; seulement, particularité importante, ces griffons communiquent ensemble, de telle sorte que c'est la même eau avec deux conduites et sous deux noms différents. La preuve de cette communication souterraine est facile à donner ; elle se démontre même toute seule pendant la saison thermale. Ainsi, quand on fait jouer simultanément la pompe Choussy et la pompe Perrière, elles fournissent toutes les deux de l'eau en abondance ; mais, si l'on ne fait jouer que l'une des deux pompes, le niveau de l'eau baisse simultanément aussi dans les deux puits.

L'eau de la Bourboule est d'une limpidité parfaite et offre quelque chose d'onctueux au toucher. Il s'en exhale une légère odeur de soufre ou plutôt d'ail. Particularité curieuse : à sa chaleur native, elle a un goût salé ; si, au contraire, on la laisse refroidir, sa saveur paraît plutôt acidule. Voilà pour les propriétés physiques de l'eau. Voyons maintenant quelle est sa composition chimique.

Cette composition a été donnée dans le rapport officiel fait à l'Académie de médecine par Poggiale, le 28 mai 1878, relatant les résultats de l'analyse exécutée par Lefort et Bouis. Ce qui ressort de cette analyse, c'est la prédomi-

nance dans l'eau de la Bourboule du chlorure de sodium
(2ᵍʳ,84 par litre), du bicarbonate de soude (2ᵍʳ,89) et
de l'arséniate de soude (28 milligr. correspondant à
7 milligr. d'arsenic métallique). C'est donc une eau chlorurée sodique, bicarbonatée et *fortement arsenicale.* Notons ce dernier caractère : il fait de l'eau de la Bourboule
une eau complètement à part.

Installations balnéaires. — Maintenant que nous voici
suffisamment renseignés sur les propriétés physiques et
chimiques de cette eau, nous allons jeter un coup d'œil
sur les établissements où elle est utilisée.

Ces établissements sont au nombre de trois : l'établissement Mabru, l'établissement Choussy et l'établissement
des Thermes.

ÉTABLISSEMENT MABRU. — Ce petit bâtiment, tout modeste qu'il paraisse aujourd'hui, était une vraie merveille
comparativement aux bains primitifs de la Bourboule. Il
est alimenté, comme les deux autres établissements, par
la source Choussy-Perrière. Son aménagement comprend
vingt-neuf cabinets de bains, une salle d'inhalation, une
salle de pulvérisation et de humage, une salle de bains de
pieds et un chauffoir pour le linge. Les baignoires y sont,
comme dans les autres établissements, en fonte émaillée,
et chaque cabinet est pourvu d'un appareil de douches
locales, disposé et alimenté de façon à donner la douche
sous telle forme et à telle température que l'on veut, avec
une pression de 5 à 6 mètres.

ÉTABLISSEMENT CHOUSSY. — Cet établissement est l'œuvre
de notre regretté confrère Louis Choussy. C'est un bel
édifice auquel on ne peut reprocher que son manque d'u-
nité architecturale. C'est que, pour le construire, il a
fallu attaquer par le fer et le feu le rocher gigantesque
auquel il est adossé. L'emplacement qu'il occupe n'est
autre que l'échancrure pratiquée au cœur même du granit.
Ce qui frappe le plus dans cet établissement Choussy, c'est
la magnifique salle où sont disposées les buvettes. Elle sert
tout à la fois de lieu de réunion et de promenoir couvert ;
elle sert aussi de cabinet de consultation en plein air, car
c'est là que le médecin rencontre ses malades aux heures
du service et répond à toutes ces petites questions de détail
qu'on aime tant à lui adresser.

L'établissement Choussy comprend quarante-quatre cabinets de bains contenant cinquante-trois baignoires. Une

moitié se trouve au rez-de-chaussée, qui est affecté aux hommes, et l'autre moitié au premier étage, réservé aux dames. A cet étage se trouvent aussi des salles de pulvérisation, avec appareils de humage, douches pharyngiennes,

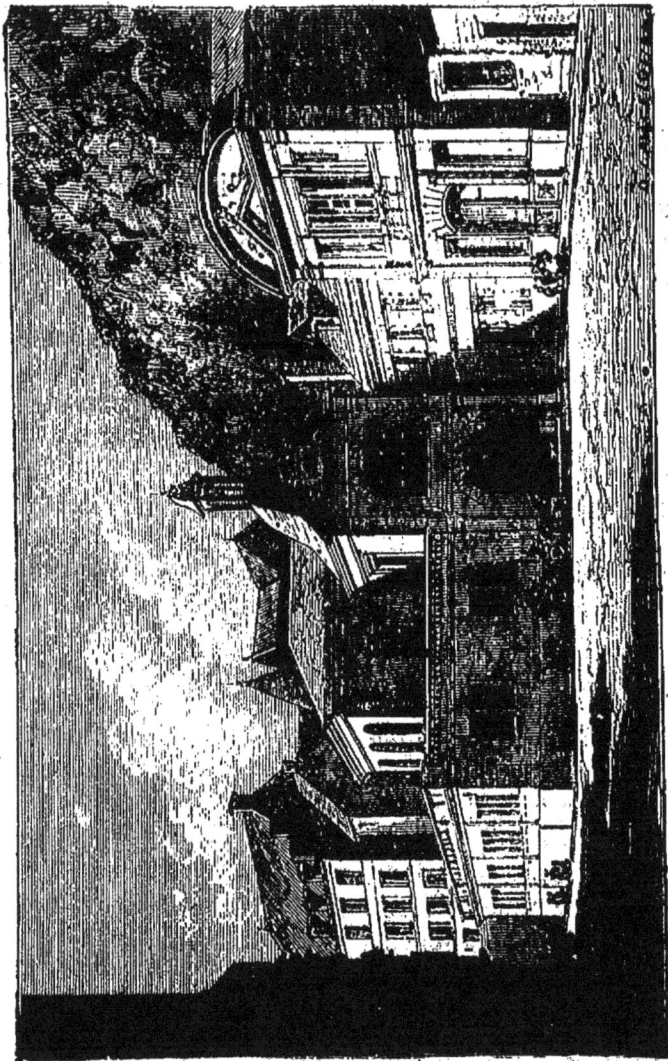

LA BOURBOULE. — Établissement Choussy.

nasales, etc., et les bureaux de l'administration. Au rez-de-chaussée, il y a une belle piscine, avec salles de grandes douches, puis des salles de vapeur, douches et sudation. On y a ajouté dans ces dernières années des salles d'inhalation desservies par l'eau minérale poudroyée, auxquelles

sont annexés des cabinets de bains et des vestiaires ; le tout
est double, de façon que le service des hommes et celui
des femmes puisse se faire simultanément, mais d'une
manière séparée.

ÉTABLISSEMENT DES THERMES. — Cet édifice, dont l'aspect
monumental et la décoration intérieure en font un établissement jusqu'à ce jour sans rival, s'élève sur un terrain
compris entre la Dordogne et la route du Mont-Dore, à
une centaine de mètres des deux autres établissements, qui
sont adossés aux rochers granitiques de la Bourboule. La
partie actuellement construite et complètement terminée,
forme un ensemble composé de deux vastes galeries de
bains, parallèles, aboutissant, à leur extrémité occidentale,
à deux grands pavillons reliés, par la portion du bâtiment
qui contient les salles de pulvérisation et leurs vestiaires,
et celles des bains de pieds. A leur autre extrémité, ces
deux galeries donnent dans la grande galerie centrale,
perpendiculaire à la Dordogne. Elles sont affectées, l'une
au service des hommes, l'autre au service des femmes, et
comprennent chacune trente cabinets, dont plusieurs sont
doublés d'un élégant petit salon. Une nouvelle galerie,
construite et ouverte en 1890, contient vingt cabinets de
bains, des salles de massage et de bains de siège, et des
piscines pour bains prolongés.

Les pavillons de l'extrémité ouest contiennent, de chaque côté, des salles d'inhalation avec vestiaires chauffés,
des salles de douches ascendantes et des chauffoirs pour le
linge. Les salles de pulvérisation comprises entre ces deux
pavillons sont très vastes et chacune peut recevoir vingt-
cinq personnes à la fois. Dans des galeries nouvelles sont
installées, d'un côté, des douches nasales, de l'autre, des
cabinets pour bains de pieds.

Les cabinets de ces divers bains sont pourvus d'appareils
de douches locales desservis à l'aide de réservoirs spéciaux,
où l'eau minérale est emmagasinée à la température prescrite. Les murs de ces salles et cabinets sont revêtus de
marbre jusqu'à la hauteur de 1m,50, et la partie supérieure
est ornée de fresques de l'aspect le plus riant.

La grande galerie centrale, qui divisera en deux parties
égales l'établissement des Thermes, lorsqu'on en aura bâti
la dernière partie, constitue dès maintenant une magnifique salle des pas-perdus, au centre de laquelle s'élève une
buvette monumentale. De chaque côté de cette salle sont

disposées des installations accessoires relatives à la distribution des billets et aux bureaux de l'administration. Puis,
dans la partie médiane, se trouvent à droite et à gauche
les entrées des salles de grandes douches chaudes et froi-

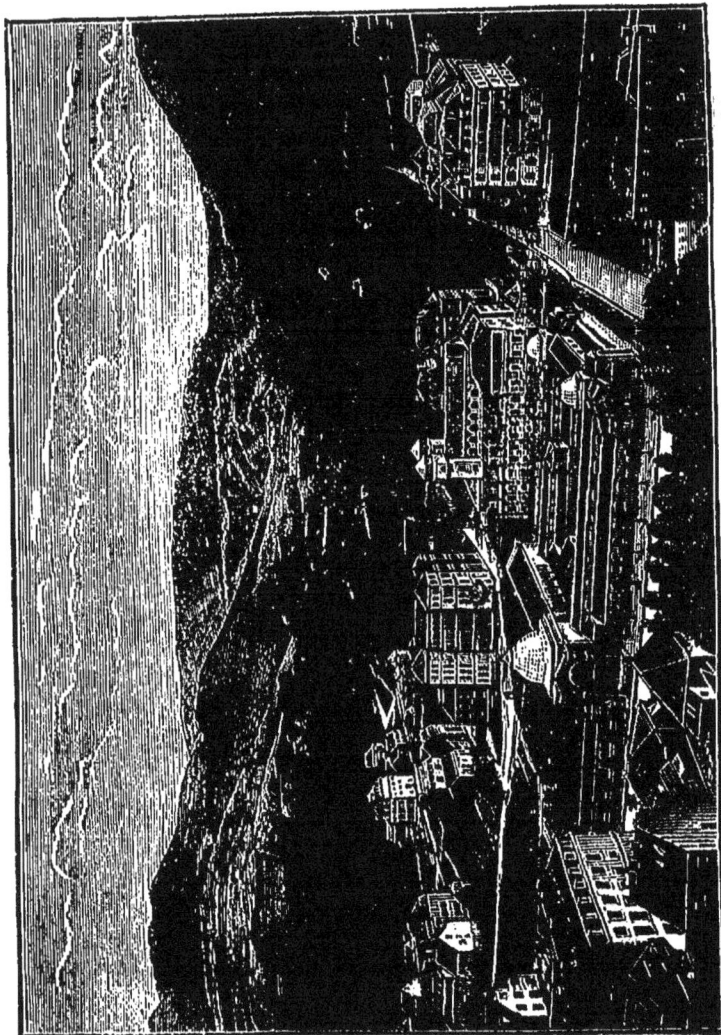

LA BOURBOULE. — Vue générale. Établissement des Thermes.

des, d'hydrothérapie à l'eau douce, d'inhalation, de fumi-
gation et de vapeur; enfin les salles de massage. Depuis
un an, une des salles de vapeur des Thermes, est pourvue
de l'appareil Berthe, procurant à volonté le bain de chaleur sèche ou de vapeur. On y peut, soit donner le bain

général, soit traiter, séparément ou simultanément, les
membres inférieurs, les membres supérieurs, la colonne
dorsale, etc., en réglant l'arrivée de la vapeur et le degré
de la température avec la plus grande précision.

Telle est la distribution intérieure, ainsi que la destination des principales pièces de ce splendide édifice. N'avons-
nous donc pas eu raison de dire qu'il représente à tous les
points de vue un établissement sans rival ?

Nous venons de voir que dans les trois établissements se
trouvent des salles de pulvérisation et des salles d'inhalation. C'est qu'il est parfaitement démontré aujourd'hui
que les eaux de la Bourboule, administrées sous ces formes
particulières, rendent d'importants services dans le traitement des maladies des voies respiratoires. Nous croyons
donc devoir y revenir de nouveau.

Les appareils de pulvérisation, disposés sur des pieds
articulés et à double genouillère, peuvent être employés
dans toutes les directions et recevoir des ajutages variés
qui correspondent à tous les usages prescrits par la science
moderne. Dans les mêmes salles se trouvent les appareils
de humage, de douches auriculaires et de douches nasales.
Celles-ci sont alimentées par des réservoirs spéciaux, permettant de régler la pression et la température au degré
prescrit.

Quant aux salles d'inhalation, elles sont de plusieurs
sortes. Dans les salles situées à l'extrémité occidentale de
l'établissement des Thermes, l'eau minérale arrivant à une
température voisine de celle de la source, c'est-à-dire de
50° à 55° C., et sous une pression de douze mètres, tombe
verticalement d'une large pomme d'arrosoir sur un plateau
de bois horizontal, placé à 1m,50 plus bas. Il en résulte un
poudroiement et une vaporisation de l'eau minérale chaude,
qui remplit la salle d'une épaisse buée, imprégnée de fines
molécules d'eau. En outre, à ces salles sont annexés des
cabinets de bains, de sorte que les malades peuvent, en
sortant de la salle d'inhalation, se plonger immédiatement
dans le bain, sans être exposés à une atmosphère plus
froide.

Dans les salles de l'établissement Choussy sont installés
des appareils spéciaux, qui projettent l'eau minérale avec
une forte pression, considérablement accrue par un jet de
vapeur, contre une calotte métallique, de manière à produire un poudroiement complet de l'eau minérale, tout en

maintenant la salle à une température constante, conformément aux indications des médecins de la station. Comme aux Thermes, on peut passer immédiatement de la salle d'inhalation dans le bain ; en évitant toute occasion de refroidissement.

Dans l'établissement Mabru se trouve une salle d'inhalation munie d'un appareil semblable à ceux de l'établissement Choussy.

Action médicinale des eaux. — Mais en voilà assez sur ces divers aménagements des eaux de la Bourboule. Disons maintenant quelles sont les vertus médicinales de ces eaux.

On peut établir, comme règle générale, que l'action des eaux de la Bourboule est tonique, reconstituante et éminemment dépurative. Nous venons de voir qu'on les emploie dans ce but sous toutes les formes. Ajoutons que l'estomac les supporte à merveille, particularité d'autant plus importante que c'est surtout par l'absorption stomacale que s'opère la dépuration de l'organisme. Or nous n'avons pas oublié quelle quantité énorme d'arsenic contient l'eau de la Bourboule. Comment s'étonner dès lors qu'une pareille eau agisse si puissamment sur le « sang et les humeurs » ? Ainsi s'explique pourquoi vous verrez à la Bourboule tant d'enfants dont le seul état maladif consiste dans une débilité congénitale qu'il importe de combattre dès ses débuts, ne fût-ce que pour rendre plus facile l'évolution de la puberté.

Quant aux maladies proprement dites pour lesquelles on prescrit ces eaux, ce sont, au premier rang, toutes les affections de la peau se rattachant à l'herpétisme. Ainsi, les dartres rebelles, le lichen, le psoriasis, l'eczéma dartreux et l'eczéma arthritique s'améliorent rapidement ; on voit même souvent les plus tenaces de ces maladies arriver à la guérison à la suite de plusieurs cures, aidées par l'usage de l'eau en boisson pendant les hivers qui séparent les saisons thermales. Quant aux affections dartreuses légères, elles disparaissent généralement en quelques jours par l'usage des lotions combinées avec la boisson.

Il en est de la diathèse scrofuleuse comme de la diathèse herpétique ; elle est de même puissamment modifiée par les eaux de la Bourboule. Vous verrez ces eaux triompher, avec une rapidité qui tient quelquefois du prodige, de l'engorgement des muqueuses des yeux, des oreilles et du nez, des gonflements articulaires, des caries, des ulcérations glanduleuses, de tout le cortège, en un mot, de ce qu'on appelle les « humeurs froides ».

Il y a longtemps également que l'action de ces eaux a été reconnue toute-puissante contre les fièvres intermittentes, d'où le nom de *Source des Fièvres* donné à une ancienne source de la Bourboule. On sait, du reste, quelle est l'efficacité de l'arsenic contre ce genre d'affection, alors que le sulfate de quinine a échoué. Il n'est pas jusqu'à la cachexie paludéenne qui ne cède à leur puissante influence.

Ce que nous disons de la cachexie paludéenne s'applique de même à tous les états cachectiques dans lesquels l'indication principale est de tonifier l'organisme et de stimuler la nutrition : telle est tout particulièrement la cachexie goutteuse.

La cure des diabétiques maigres et affaiblis est devenue classique à la Bourboule. Nous pouvons ajouter que, dans ces dernières années, des succès nouveaux et nombreux sont venus confirmer les résultats signalés précédemment par les médecins les plus compétents de la station. Aussi n'hésiterez-vous pas à envoyer à la Bourboule les diabétiques auxquels les eaux alcalines de Vichy ne sauraient convenir, notamment ceux chez lesquels sont survenus des accidents du côté de la peau et des voies respiratoires.

Nous ferons remarquer, à propos de ces affections des voies respiratoires, que ce n'est pas seulement dans les cas de diabète que les eaux de la Bourboule sont indiquées ; elles le sont également chaque fois que la maladie se rattache à quelque principe herpétique. Cette action curative des eaux que des constatations faites, il y a quelque temps déjà, dans les hôpitaux de Paris, ont mise hors de doute, s'affirme chaque année davantage, comme le prouve la progression considérable du nombre des malades de cette catégorie qui se rendent à la Bourboule. On y vient surtout pour l'asthme, les angines granuleuses, les laryngites, les bronchites chroniques, le catarrhe et même la phthisie pulmonaire. C'est ce qui justifie le développement donné au service des inhalations et la variété des aménagements balnéaires combinés pour les besoins de cette clientèle.

Avons-nous besoin d'ajouter que, pour tout ce qui touche ainsi au traitement des maladies de poitrine et autres par les eaux de la Bourboule, on ne saurait exécuter trop ponctuellement, vu la très grande activité de ces eaux, les prescriptions du médecin chargé de la cure? Qu'on le sache bien, la moindre imprudence peut tout compromettre, tandis qu'un bon régime peut tout sauver.

Un mot, avant de finir, sur ce qu'est la Bourboule, comme lieu de séjour des baigneurs.

L'emplacement où jaillissent les sources qui, hier encore, n'était qu'un point ignoré et perdu au milieu d'une des plus riantes, mais aussi des plus désertes vallées de l'Auvergne, offre aujourd'hui un heureux ensemble de villas, de cottages et d'hôtels, où chacun trouve facilement à se loger suivant ses ressources et ses convenances. Il y a de plus deux casinos et un théâtre. Mais c'est la promenade qui constitue la principale distraction de la Bourboule. Le beau parc de la Compagnie offre, en plus de ses riantes allées et de ses frais ombrages, des appareils de gymnastique et autres jeux à l'usage de l'enfance, que nous avons dit constituer l'un des principaux éléments de la clientèle de ces bains.

Transport. — (*Source Perrière et Source Choussy*). — Ces eaux se conservent parfaitement. La dose à laquelle on les boit est de un à deux ou même trois verres dans la journée. Mêmes usages que les eaux prises sur les lieux. On en retire d'excellents résultats, sous forme d'irrigation, dans le traitement de l'acné et de la couperose. — Parmi les hôtels de la station, signalons spécialement le *Grand Hôtel de l'Etablissement*. Cet hôtel, duquel dépendent plusieurs chalets ou villas, ne laisse rien à désirer au point de vue de l'aménagement; et se distingue par un confort de premier ordre. A proximité des Casinos et de l'Etablissement: il va être, en 1895-1896, l'objet de nombreux agrandissements; et sera muni d'un ascenseur.

MONT-DORE

Eaux bicarbonatées arsenicales, chaudes.

La vallée du Mont-Dore est une des parties les plus curieuses et les plus pittoresques de l'ancienne Auvergne. Les soulèvements du sol, les cratères et les coulées de laves attestent que, dans des siècles reculés, ces contrées, aujourd'hui si paisibles et si fertiles, furent bouleversées par d'affreux cataclysmes. Aussi le double chemin qui va de Clermont au Mont-Dore, n'est-il pas moins fréquenté par

les touristes que par les malades. On s'y rend de Paris par
le chemin de fer d'Orléans, Montluçon et Eygurande, jusqu'à la station de Laqueuille, 9 heures 40 minutes ; voitures
de cette station au Mont-Dore, une heure et demie.

Le village des Bains est situé au pied du Sancy, dans la
vallée que traverse la Dordogne : celle-ci n'est encore qu'un
simple ruisseau, presque à sec en été et comme perdu au
milieu d'un ravin rocailleux.

C'est sur la rive droite, à la base de la montagne de
l'Angle, que jaillissent les sources minérales, à 1050 mètres
d'altitude. On en compte treize, une froide et douze thermales. La source froide, dite *Fontaine de Sainte-Marguerite*, donne une eau de saveur piquante et acidule qu'elle
doit au gaz acide carbonique. Sa minéralisation est à peu
près nulle ; sa température, de 12° C. seulement. On la boit
souvent aux repas. Les douze sources thermales sont : la
Source des Bains romains, ancienne source du Pavillon ou
du Grand Bain, la *Source de César*, la *Fontaine Caroline*,
qui n'est, paraît-il, qu'un des griffons de César, le *Bain
Ramond*, le *Bain de Rigny*, la *Fontaine de la Madeleine*,
enfin les *Sources Bertrand, Chazerat, Boyer, Pigeon, Bar-
don* et *du Panthéon*. Ces sources, dont la température oscille entre 42° et 47° C. et qui donnent un rendement de
9444 hectolitres d'eau par jour, sont renfermées dans l'établissement thermal. Cet édifice, qui vient d'être entièrement transformé par le nouveau concessionnaire, M. J. Cha-
baud, est bâti sur l'emplacement même où sourdent les
eaux.

Les eaux du Mont-Dore sont limpides, incolores et fortement gazeuses. Le gaz qu'elles tiennent en dissolution est
fourni par un mélange d'azote, d'acide carbonique et
d'oxygène ; mais où domine surtout l'acide carbonique.
Elles n'ont pas d'odeur : leur saveur, légèrement acidule,
puis salée, laisse un arrière-goût styptique et désagréable.
Exposées à l'air libre, elles se couvrent d'une mince pellicule irisée, formée de matière organique, de carbonate de
chaux et de silice. Analysées par Willm, en 1892, ces eaux
ont donné, par litre, à la source de la Madeleine, prise
pour type, sur un total de 1^{gr},4708 de principes fixes des-
séchés : bicarbonate de soude 0^{gr},4076 ; bicarbonate de
chaux et de magnésie 0^{gr},3413 ; bicarbonate de fer 0^{gr},0128 ;
chlorure de sodium 0^{gr},3697 ; principes auxquels il convient
d'ajouter des quantités très faibles ou des traces de sulfate

de soude, de silice, de borates, de phosphates, d'iodure, enfin un poids de *un milligramme* d'arséniate disodique anhydre.

Les grands bains, ou bains à haute température, dits *Bains Saint-Jean, Bains du Pavillon* et actuellement *Bains romains*, constituent la méthode curative particulière du Mont-Dore. On les prend dans les quatre cuves du Pavillon, chacune correspondant à l'un des naissants de la source ; et dans six cabines de César. La durée de semblables bains pris aux griffons même, est nécessairement très courte. Beaucoup de malades ne peuvent y demeurer plus de cinq ou six minutes.

Les bains ne constituent pas seuls le traitement. On boit les eaux du Mont-Dore à une température également très élevée. La dose est de trois ou quatre verres par jour. Ces eaux, rapidement absorbées, augmentent la quantité des urines et de la sueur, en imprimant à la circulation une nouvelle activité. C'est pour soutenir et forcer encore cette action médicinale stimulante, à la fois diaphorétique et bronchophorétique, qu'on fait, dans cette station, un si fréquent usage des bains de pieds ; et qu'on emploie, dans le même but, la douche, le massage, l'enveloppement, les bains d'étuve, les inhalations, en un mot tous les moyens qui provoquent la sueur et accroissent l'excrétion bronchique. Mais sous l'influence de cette médication, mal dirigée ou poussée trop loin, on voit quelquefois survenir un état fébrile, des fluxions ou inflammations diverses et des éruptions cutanées, etc., qui forcent à interrompre le traitement.

Les grands bains, administrés dès le début, auraient souvent l'inconvénient de déterminer tout d'abord des pertubations générales beaucoup trop vives. Aussi est-il prudent, dans certains cas, de commencer par des bains à la température de 35° à 36° C., qu'on augmente graduellement tous les jours, jusqu'à ce qu'on arrive au degré de chaleur des grands bains. Toutefois il est des malades, surtout des femmes, dont le système nerveux, délicat et impressionnable, ne pourrait supporter aucunement les Bains romains. Il faut alors s'en tenir aux bains tempérés, dont la durée est d'environ une heure. Ces bains stimulent doucement la peau, la rendent halitueuse et fortifient l'action musculaire ; cependant, quels que soient leurs bons effets, ils sont loin, dans beaucoup de cas, d'avoir

l'importance et l'efficacité des bains à haute température,
qui forment, en quelque sorte, comme nous l'avons dit, le
cachet de la thérapeutique thermale du Mont-Dore.

Voici, d'ailleurs, un aperçu des cas principaux dans lesquels la médication mont-dorienne est employée avec le plus
de succès : bronchite chronique, phtisie pulmonaire, asthme,
pleurésie chronique, laryngite, pharyngite, maux de gorge,
coryza. — Affections oculaires externes : blépharite ciliaire,
conjonctivite chronique, kératite chronique, catarrhe
du sac lacrymal, etc. — Surdité catarrhale. — Chlorose. —
Affections rhumatismales, et principalement le rhumatisme
noueux et le rhumatisme viscéral ou larvé. — Dyspepsie
nerveuse et avec constipation opiniâtre. — Hystérie, névroses. — Catarrhe utérin. — Maladies de la peau, et principalement l'eczéma chronique et les éruptions impétigi-
neuses.

La durée d'une saison au Mont-Dore est de quinze jours
à trois semaines, terme moyen; prises plus longtemps, ces
eaux auraient souvent le grave inconvénient de trop exciter. Surtout que les malades aient soin de se précautionner
de vêtements d'hiver. Les matinées et les soirées sont
froides dans ces montagnes, et la peau, devant être maintenue dans un état de moiteur habituel, le moindre refroidissement pourrait avoir les plus fâcheuses conséquences.

Le séjour du Mont-Dore est agréable par ses promenades, ses points de vue et ses distractions champêtres.
La foule des baigneurs se presse dans les délicieuses allées
du Capucin et des autres montagnes qui dominent le village; seulement il faut aller chercher l'ombrage un peu loin.
Mais aussi vous trouvez là ce qu'en langage du pays on
appelle des *Salons*, espèces de quinconces dont le plus connu
porte le nom de Mirabeau. Dans ces salons, il circule un
air vif, sous la voûte des sapins qui les encadrent. On vante
un peu trop les cascades, qui nous ont paru peu de chose :
en revanche, nous ne connaissons pas d'excursion plus intéressante que celle du Puy de Sancy, ce géant de l'Auvergne (1887 m.), avec son château du Diable, ses gorges
d'Enfer, ses ravins et ses neiges éternelles. C'est de ses
flancs que la Dordogne prend naissance par deux filets
d'eau, la Dore et la Dogne, qui ne tardent pas à confondre
leurs noms en se perdant dans le même lit.

La Compagnie fermière de l'Établissement thermal du
Mont-Dore vient de prendre une décision importante. Les

abonnements de vingt jours, du 20 août au 10 septembre, seront abaissés dans d'immenses proportions, pour venir en aide aux petites bourses. Le prix de ce traitement sera désormais réduit : celui de 175 francs, en cabinets de luxe, à 100 francs ; celui de 125 francs, en cabinets de 1ʳᵉ classe, à 60 francs ; celui de 85 francs, en cabinets de 2ᵉ classe, à 40 francs : avec le droit de suivre en entier, toutes les pratiques thermales de chaque classe. Quant à la période du 15 mai au 10 juin, les prix journaliers seront fixés comme suit : à 5 francs par jour le traitement en cabinets de luxe ; à 3 francs en cabinets de 1ʳᵉ classe ; à 2 francs en cabinets de 2ᵉ classe : avec le droit de suivre en entier, toutes les pratiques thermales de chaque classe. — Dans ces conditions le public ne pourra manquer d'apprécier pleinement l'idée, toute philanthropique qui a présidé à cette décision.

Transport. — Les soins extrêmes qui, dans ces derniers temps, ont présidé à l'embouteillage des eaux du Mont-Dore, en même temps qu'ils en assuraient la conservation, en généralisaient de plus en plus l'emploi. Il s'en expédie aujourd'hui des quantités considérables.

SAINT-NECTAIRE. — *Eaux muriatiques bicarbonatées chaudes.* — Cette station semble bâtie sur une sorte de bassin thermal, car il suffit de creuser le sol de quelques mètres pour obtenir de suite un nouveau griffon. La température des eaux varie de 18° à 40° C., ce qui permet de les utiliser à l'état naissant, sans être obligé de les réchauffer ni de les refroidir pour les approprier à l'usage auquel on les destine. Limpides et transparentes à leur point d'émergence, elles prennent, au contact de l'air, une couleur légèrement louche. On les administre sous toutes les formes dans deux établissements balnéaires occupant les deux extrémités du village, que l'on a divisé, pour les distinguer, en *Saint-Nectaire-le-Haut* et *Saint-Nectaire-le-Bas*.

Les eaux minérales de Saint-Nectaire appartiennent à la classe des muriatiques bicarbonatées. Le *Mont Cornadore*, la source la plus importante du groupe de Saint-Nectaire-le-Haut, a donné à Willm les résultats analytiques suivants, sur 6ᵍʳ,34 de principes fixes, par litre : Bicarbonates, poids total 3ᵍʳ,95 ; bicarbonate de soude 2ᵍʳ,31 ; chlorure de sodium 2ᵍʳ,12 ; acide carbonique libre, un tiers de litre environ. La proportion d'arséniate ferreux varie, suivant les sources, de 0ᵍʳ,0013 à 0ᵍʳ,0027. N'oublions pas de mentionner la buvette, dite de la *Source Rouge*, à cause de la teinte des sels de fer que l'eau laisse déposer. Toutes ces eaux conviennent pour les engorgements de la matrice, les leucorrhées atoniques, l'état lymphatique exagéré des adultes, et tout particulièrement des enfants. Leur efficacité est, de même, depuis longtemps reconnue contre les diverses formes de la scrofule, l'atonie de l'intestin, la gravelle, le rhumatisme et les névralgies, principalement la névralgie sciatique.

ROYAT
Eaux alcalines chaudes.

Nous n'avons jamais visité la célèbre vallée de Tempé ; nous ne la connaissons que par les récits enthousiastes de poètes qui, très probablement, ne l'avaient pas visitée plus que nous. Eh bien ! même en prenant à la lettre la description qu'ils nous en ont laissée, nous doutons fort que la vallée de Royat lui soit de beaucoup inférieure. Là aussi vous trouvez une splendide nature, des eaux vives et murmurantes, des cascades, des grottes, de frais ombrages, tout ce qui peut, en un mot, charmer les yeux et prêter aux plus douces rêveries. Nous savons bien que le mont Olympe est voisin de Tempé, et qu'Apollon, escorté des neuf Sœurs, se plaisait à fouler en cadence ses sommets odoriférants. Mais le Puy-de-Dôme touche à Royat, et c'est sur ses hauteurs que Pascal découvrit la grande loi de la pesanteur de l'atmosphère. Or la solution d'un aussi admirable problème de physique ne peut-elle pas être opposée avec quelque avantage aux plus beaux triomphes de la chorégraphie ? Mais laissons de côté ces rapprochements et ces souvenirs pour n'envisager dans Royat que la station thermale.

Royat, situé sur la rive droite du ruisseau de Tiretaine, est proche de Clermont, auquel il est relié par un tramway électrique. — La durée du parcours est d'environ dix minutes.—Ce tramway sera prochainement prolongé jusqu'au sommet du Puy-de-Dôme. On accède, d'ailleurs, à Royat, desservi par une gare particulière, de tous les points de la France, soit par la ligne d'Orléans, soit par celle du Bourbonnais. De Paris à Royat, par le Bourbonnais, le trajet s'effectue en moins de neuf heures. — La saison s'étend du 15 mai au 15 octobre.

Au cœur même de la cité jaillit une magnifique source que son bouillonnement fait ressembler au Sprudel de

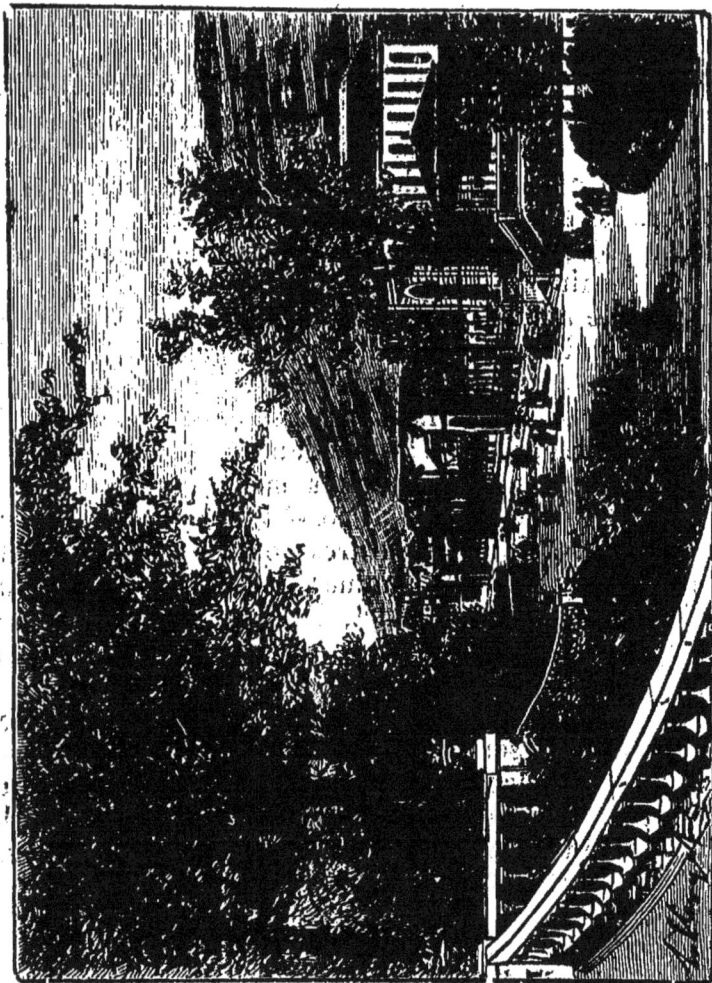

ROYAT. — Établissement thermal.

Carlsbad : c'est la Grande Source, dite *Source Eugénie.* L'eau en est claire, limpide, légèrement écumeuse, d'une saveur atramentaire et piquante, avec un arrière-goût alcalin. Il résulte des analyses de Lefort qu'elle contient, par litre : $5^{gr},623$ de principes fixes dont $2^{gr},901$ de carbonates alcalins ; $1^{gr},040$ de carbonate de fer et $1^{gr},728$ de chlorure de sodium. Il y a de plus des traces d'arsenic

10

et 0gr,377 de gaz acide carbonique libre. Enfin, on y a constaté récemment la présence de la lithine à la dose de 35 milligrammes par litre. Notons ce fait, nous aurons à y revenir.

C'est pour utiliser la source Eugénie qu'on a élevé, à peu de distance de son griffon, le *Grand Établissement*. Cet édifice comprend quatre-vingt-six baignoires et une piscine de natation traversées sans cesse par un courant d'eau minérale. Par ses vastes dimensions, la piscine de natation représente une véritable naumachie. C'est que la source Eugénie a un rendement de 1,500,000 litres par vingt-quatre heures, et une température fixe de 35° C., laquelle représente précisément le degré de chaleur le mieux approprié pour le bain. On trouve, de plus, dans le Grand Établissement, de nombreuses salles d'inhalation, de pulvérisation et d'hydrothérapie ; il y en a également pour le traitement par le gaz acide carbonique. Enfin, les douches réunissent toutes les variétés possibles de direction, de forme et de force, d'après les meilleurs modèles.

Tel est l'immense parti qu'on a su tirer de la source Eugénie ; et, cependant, Royat possède encore, sur la rive gauche de la Tiretaine trois autres sources, également de premier ordre, que l'on nomme : source César, source Saint-Victor, source Saint-Mart, dont les eaux supportent très aisément le transport et sont fort utilisées au loin un mot sur chacune.

Source Saint-Mart. — Cette source, dite « fontaine des goutteux » pour les services qu'elle rend dans le traitement de la goutte, s'élance par jets intermittents de la vasque qui la reçoit. Son eau, claire et limpide, pétille dans le verre comme du vin de Champagne : et bien qu'elle n'en ait pas la saveur, les malades la boivent avec plaisir. Sa température (30° C.), qui est intermédiaire entre la source Eugénie et la source César, la rend précieuse pour les bains tempérés. Quant à sa minéralisation, elle a pour base des sels alcalins, des chlorures et de la lithine. Ce dernier sel y entre pour 35 centigr. Est-ce à sa présence qu'il faut attribuer la spécialité de l'eau de Saint-Mart contre la goutte ? Nous ne sommes pas éloignés de le croire.

Source César. — Sa saveur fraîche et piquante en fait une eau de table parfaite, dont la plupart des malades usent aux repas et qui certainement entre pour quelque chose dans les bons effets de la cure. Elle a été captée dans un petit pavillon appelé *Bain de César*, où l'on a organisé tout un système de bains frais, de courte durée. Sa minéralisation, relativement faible, a pour caractéristique des sels alcalins mixtes, avec un peu de fer.

Source Saint-Victor. — Elle a son griffon dans le sous-sol d'anciens thermes romains, d'une extrême magnificence. La somme de ses principes minéralisateurs est de $4^{gr},637$, par litre, de sels ferrugineux et calcaires. Mais elle contient de plus 4 miligr. 1/2 d'arséniate de soude, quantité bien supérieure à celle que renferme la source *Dominique* de Vals ; et qui doit entrer pour beaucoup dans les excellents effets de la source Saint-Victor contre toutes les formes de la chloro-anémie.

Disons maintenant, d'une manière générale, pour quelles maladies on prescrit avec le plus de succès le eaux de Royat. Ce sont : l'asthme humide, le catarrhe bronchique et laryngé, les leucorrhées chroniques et les engorgements mous de l'utérus. Les névroses et les paraplégies hystériques en obtiennent de non moins bons résultats. Il en est de même de certaines dermatoses, telles que l'eczéma prurigineux, le lichen et l'hyperesthésie cutanée. Sous ce rapport, les eaux de Royat rappellent parfaitement l'action des eaux d'Ems. Mais ce qui leur donne une supériorité marquée sur les sources du duché de Nassau, c'est la présence de la lithine.

Parlerons-nous maintenant de la parfaite salubrité de l'air qu'on respire à Royat, de la vie paisible et calme qu'on y mène? Nulle part vous ne trouverez des promenades plus faciles, des excursions plus variées. L'ascension du Puy-de-Dôme, grâce surtout à la nouvelle route qui y conduit, est devenue obligatoire pour tout ce qui est valide, un peu comme le pèlerinage de la Mecque pour tout ce qui est croyant. A ceux qui ne peuvent faire cette ascension, le Parc, dont les concerts sont très suivis, offre ses ombrages. Il est admirablement disposé, planté de toutes les essences régionales, orné de corbeilles et de bordures du plus séduisant effet. Son étendue comprend la largeur de la vallée, entre le Casino et le Grand Etablissement.

Quand arrive le soir, les nombreux visiteurs qui chaque année affluent à Royat n'ont qu'à choisir parmi les distractions qu'une administration intelligente a su réunir. Ici, c'est le Grand Théâtre, beau et vaste monument, nouvel-

lement construit, parfaitement aéré, éclairé à l'électricité
et contenant sept cents places. Il permet d'offrir à un public

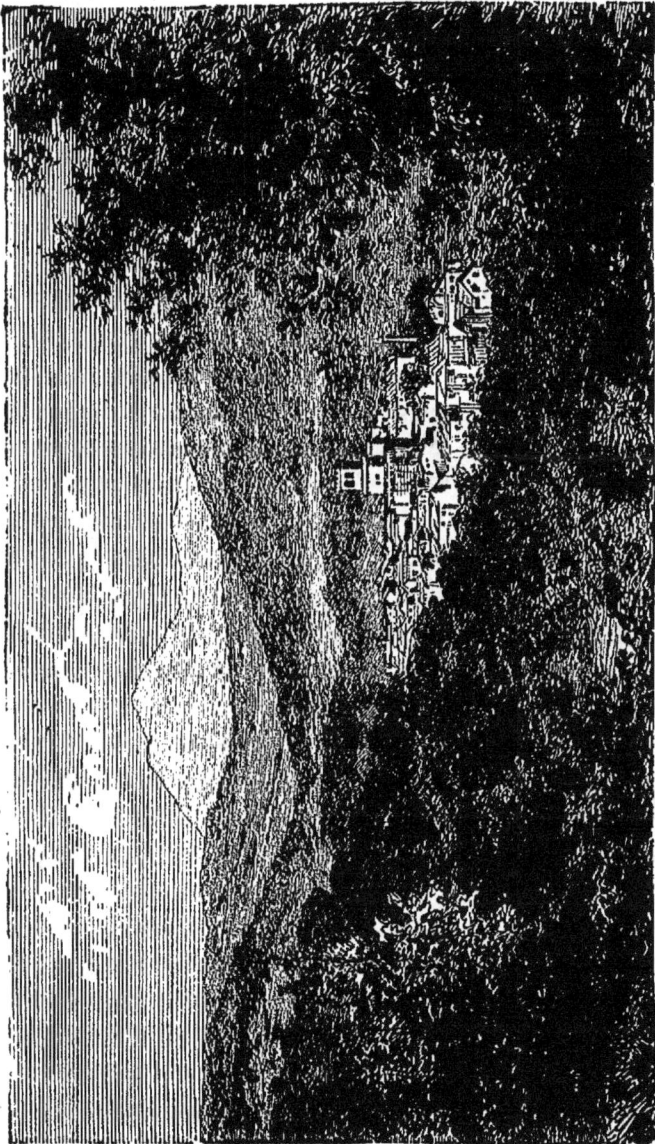

ROYAT. — Vu dans son nid.

d'élite ces représentations théâtrales, ces fêtes qui, par la
force de l'habitude, sont devenues un besoin pour les gens
du monde. Là, c'est un splendide Casino dont vous êtes

convié à visiter le Cercle, ainsi que les brillants salons de jeu et de lecture.

Telle est aujourd'hui la station de Royat. Nous disons « aujourd'hui », c'est que cette délicieuse résidence doit en grande partie sa prospérité actuelle aux améliorations de tous genres apportés par la Compagnie qui la dirige.

Ce qui donne au séjour de Royat un attrait et une animation de plus, c'est le haut intérêt archéologique qui y attire chaque année bon nombre d'antiquaires. Il y a quelques années on a découvert, dans le parc même, au moment où l'on s'occupait de l'agrandir, tout un établissement romain avec ses piscines, ses baignoires et ses étuves. Et le mont Gergovia ! Sur ces hauteurs s'élevait la puissante forteresse que défendait Vercingétorix, et contre laquelle les légions de César subirent leur premier échec dans les Gaules (1). Tout près de l'établissement thermal, des débris de muraille et des grains de blé noircis par l'incendie indiquent l'emplacement du château de Waifre, duc d'Aquitaine, que Pépin assiégea et détruisit en 768. Enfin, au centre même du village, se dresse, intacte et respectée, la petite église fortifiée de Royat qui, elle aussi, a eu ses mauvais jours, à en juger par les déchirures de ses créneaux démantelés. Son attitude près de ces ruines n'est-elle pas tout à la fois un enseignement et un emblème ?

Transport (*Sources César, Saint-Mart et Saint-Victor*). — Ces eaux se conservent parfaitement. C'est au point qu'après plusieurs années d'embouteillage elles n'offrent aucune altération sensible. La caractéristique de leur minéralisation indique la spécialité de leur emploi. Ainsi : César convient pour les dyspeptiques; Saint-Mart, pour les goutteux et les rhumatisants ; Saint-Victor, pour tous les appauvrissements du sang compris sous le nom d'anémie.

(1) De l'aveu même de César, le dernier assaut coûta aux Romains sept cents hommes tués ; la retraite de l'armée vers le pays des Eduens (le Morvan) ressembla presque à une déroute. Mais bientôt César reprit l'offensive. Il assiégea Vercingétorix dans Alésia, aujourd'hui Sainte-Reine, le fit son prisonnier et en orna son triomphe. Peu de jours après, le noble défenseur de l'indépendance gauloise était, par les ordres du Sénat, étranglé à Rome dans son cachot. Ce cachot, ce n'est pas sans une vive émotion que nous l'avons visité.

CHATEL-GUYON
Eaux alcalines chlorurées chaudes.

Châtel-Guyon est un petit village des environs de Riom, auquel il est relié par une très belle route. Placé au milieu d'un site des plus riants, sur les confins de la Limagne, il s'étend au pied d'un monticule que surmonte une croix gigantesque. Cette croix indique, comme une sorte d'enseigne funéraire, l'endroit où s'élevait jadis le château féodal de Guy III, duc d'Auvergne, dont il est souvent parlé dans les guerres du moyen âge, mais dont il ne reste pas une pierre debout aujourd'hui. La seule notoriété que Châtel-Guyon possède encore, il la doit à ses eaux minérales. Or voici le jugement que nous portions sur ces eaux dans la sixième édition de notre Guide :

« Les eaux de Châtel-Guyon conviennent pour les mêmes maladies que celles que l'on traite à Kissingen, dont notre station française nous paraît être, à la température des sources près, l'équivalent. Qui sait même si elle n'est pas destinée à nous affranchir un jour de l'onéreux tribut que nos baigneurs vont tous les ans payer à ces sources de la Bavière ? »

Il y a quelque chose comme vingt-cinq ans que ces lignes ont été écrites ; elles l'ont été, par conséquent, à une époque bien antérieure à nos derniers désastres. Aussi passèrent-elles autant dire inaperçues. Mais depuis lors, l'attention s'est portée tout particulièrement sur les richesses thermales de notre propre sol, et chacun s'est fait un devoir patriotique de rechercher quelles sont parmi nos sources celles qui pourraient nous suffire. De là l'importance qu'a prise tout à coup Châtel-Guyon et qu'a singulièrement favorisée la Compagnie formée de capitalistes intelligents qui est aujourd'hui à la tête de ces thermes.

Les sources de Châtel-Guyon sont au nombre de vingt-six. Les principales sont les Sources *Gubler* n°s 1, 4, 5 ; et les *Sources Deval, Henri, Marguerite, Romaine, Duclos, Yvonne.* Le débit total dépasse deux millions de litres par vingt-quatre heures, chiffre énorme qui place cette station au rang des plus importantes de l'Europe. Cinq buvettes sont établies dans le parc et donnent aux malades la possibilité de varier leur traitement selon les indications du

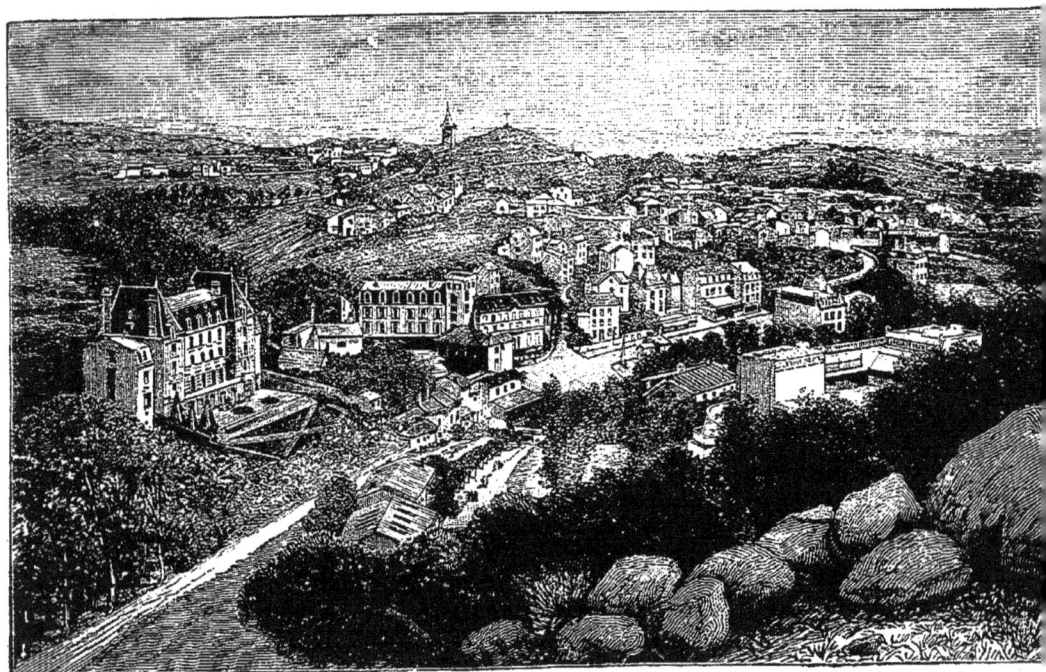

CHATEL-GUYON.

médecin. Ce sont les buvettes Deval, Gubler n° 4, Marguerite, Romaine et Yvonne.

La source Gubler n° 1 est spécialement affectée à l'expédition des eaux. C'est la seule, en effet, dont le captage, effectué sur le rocher d'où elle émerge, ait permis d'opérer la mise en bouteilles, en évitant tout contact de l'eau avec l'air extérieur. La source Duclos, la source Yvonne, la source Gubler n° 5 et la source du Gouffre, alimentent plus spécialement les bains de l'ancien *Établissement Brosson*. La source Henri est affectée aux bains du *Nouvel Établissement*. Les vingt et une autres sources ne sont employées que pour les bains et pour les douches.

L'eau de ces diverses sources, transparente et limpide au point d'émergence, finit par prendre au contact de l'air une teinte légèrement opaline. Son odeur est nulle. Sa saveur au contraire est aigrelette, avec un arrière-goût un peu salé. Analysée en dernier lieu par M. Magnier de la Source, elle a offert près de 8 grammes de principes fixes et volatils par litre. En voici l'énumération :

	Gram.
Gaz acide carbonique libre...	1,1120
Chlorure de magnésium.....	1,5630
— de sodium.................. ..	1,6330
Bicarbonate de calcium...........	2,1769
— de sodium................. ...	0,95.0
— de fer.................	0,0685
— de lithium....	0,0194
— de potassium..............	0,2538
Sulfate de chaux.......	0,4990
Silice...............	0,1108
Arsenic...................... ..	Traces
Acide phosphorique.......	—
Acide borique. Alumine................	—
	8,3914

Ce sont, comme on voit des eaux mixtes dont la composition tient tout à la fois des eaux chlorurées, alcalines, ferrugineuses et magnésiennes. Enfin leur température moyenne est de 31° à 35° C., c'est-a-dire la mieux appropriée pour le bain.

Châtel-Guyon possède, comme nous l'avons dit, deux établissements : l'ancien établissement Brosson et le Nouvel établissement. Ce dernier, beau monument dont l'aspect architectural, les vastes dimensions, placent Châtel-Guyon au rang des stations de premier ordre. Ces établissements possèdent plus de soixante baignoires et deux grandes piscines de natation, des services complets de douches de toutes sortes, ascendantes, générales, vaginales, nasales, etc. La quantité d'eau dont on dispose est

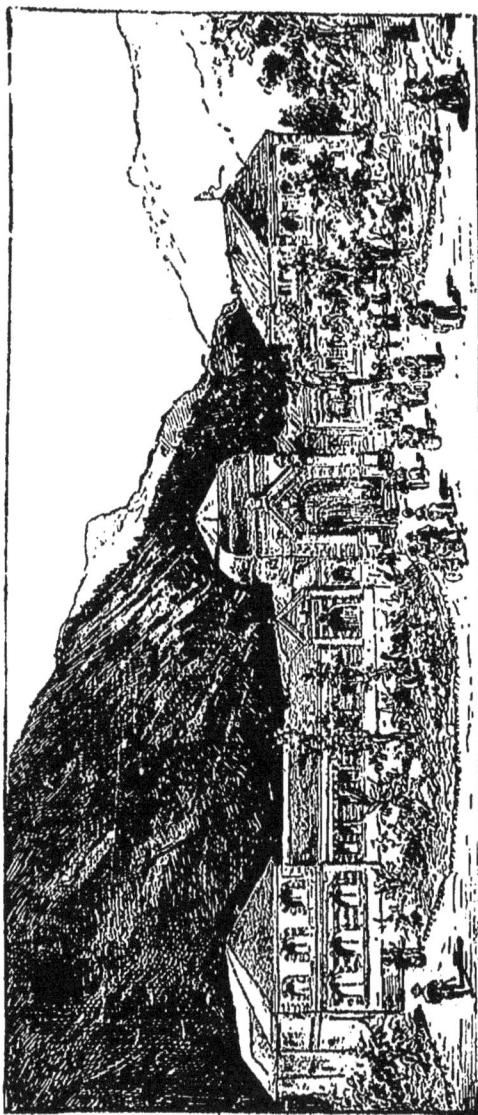

CHATEL-GUYON. — Le nouvel établissement.

telle, que baignoires et piscines sont, pendant la durée du bain, traversées par de véritables courants d'eau minérale venant des griffons à leur chaleur native.

Nous avons dit que cette eau est très gazeuse. C'est surtout quand le malade est au bain qu'on peut en juger par la quantité de petites bulles qui couvrent son corps. La formation de ces petites bulles à la surface de la peau est une particularité fort curieuse que nous n'avons observée nulle part ailleurs aussi accentuée qu'à Châtel-Guyon. Elle explique assez bien du reste, par la réaction dont elle est suivie, comment le bain, qui tout d'abord avait produit une impression de fraîcheur, ne tarde pas à provoquer ensuite une sensation tout autre, et comment, par conséquent, il est à la fois calmant et tonique.

Les eaux de Châtel-Guyon sont laxatives, bues à faible dose ; et purgatives, bues à doses plus élevées. C'est là ce qui les rend pour nous précieuses entre toutes, la plupart de nos sources étant plutôt échauffantes.

Les affections pour lesquelles on conseille Châtel-Guyon avec le plus de succès sont les dyspepsies et les flatuosités stomacales, surtout quand elles s'accompagnent de constipation. Les engorgements du foie et de la rate, les obstructions mésentériques, désignées vulgairement sous le nom de carreau, s'en trouvent très bien également.

Toutefois, il peut se rencontrer certaines affections de l'appareil digestif qui, soit par leur gravité, soit par leur ténacité, réclament le concours d'une médication auxiliaire. Telles sont plus particulièremrnt les ulcérations et les dilatations de l'estomac. C'est alors qu'on fait intervenir les « lavages » de cet organe. Châtel-Guyon est la station thermale où l'on a, pour la première fois, introduit cette nouvelle méthode de traitement qui consiste à lessiver par des irrigations continues la muqueuse gastrique. Les appareils dont on se sert sont d'une extrême simplicité. Ils sont installés de telle manière qu'ils établissent à l'intérieur de l'estomac un courant d'eau minérale, à sa température native, qu'on peut rétablir ou supprimer à volonté, et qui souvent fait merveille.

On prescrit encore avec avantage les eaux de Châtel-Guyon contre la goutte, la gravelle, la chlorose et les divers flux utérins qui ont pour point de départ l'atonie. Enfin, par la dérivation qu'elles provoquent vers l'intestin, elles sont éminemment aptes à prévenir toute tendance du sang à se porter au cerveau, tendance qui devient si souvent l'occasion d'accidents paralytiques.

Tels sont les principaux cas pour lesquels on se rend à Châtel-Guyon. Or, ainsi que nous verrons en parlant des eaux d'Allemagne, celles de Kissingen s'adressent aux mêmes individualités pathologiques. Pourquoi, dès lors, préférer ces dernières à nos eaux de France? Serait-ce à cause du pays? L'Auvergne, avec son sol accidenté, sa splendide végétation et ses admirables points de vue, parle bien plus à l'esprit et aux yeux que la vallée monotone de Kissingen.

Châtel-Guyon, depuis que la Compagnie y a fait élever un élégant Casino, un Kiosque à musique, et agrandi considérablement le parc des eaux, ne laisse pas que d'offrir de très agréables distractions et même de fort jolies fêtes. On y accède par la ligne du Bourbonnais. De Paris à Riom la durée du trajet est de huit heures environ. Voitures de Riom à la station : une demi-heure. La saison s'étend du 15 mai au 15 octobre.

Transport. — Ces eaux se conservent très bien. Si elles ne purgent pas franchement comme les eaux amères de la Bohème, elles déterminent un effet laxatif qui, dans certains cas, est préférable à une purgation vraie. Elles conviennent surtout dans toutes les affections de l'estomac, du foie et de l'intestin. Il s'en expédie aujourd'hui des quantités considérables.

CHATELDON. — *Eau alcaline froide.* — La petite ville de Châteldon est située un peu à droite de la route qui va de Thiers à Vichy, au fond d'une riante vallée qui, par sa position géologique, termine le vaste bassin de la Limagne. L'eau de ses sources est froide, gazeuse, alcaline et éminemment digestive. Mêlée au vin, elle en change peu la couleur, et lui communique une saveur tout à fait agréable. C'est de toutes nos eaux de table celle qui se rapproche le plus de l'eau de Seltz naturelle.

CHATEAUNEUF. — *Eaux calciques, sodiques gazeuses froides.* — Parmi les nombreuses sources d'eaux minérales qui sont disséminées sur les rives de la Sioule, à Château-neuf-les-Bains, il nous paraît utile de signaler la *Source des Grands-Rochers-Desaix* et celle de *Chambon-Lagarenne*, qui représentent le type de l'action thérapeutique effective que développent toutes les eaux gazeuses et ferrugineuses froides, à la fois bicarbonatées calciques et sodiques légères.

L'eau de la source des Grands-Rochers-Desaix renferme

des traces sensibles d'arséniate de soude et près de deux centigrammes de lithine chlorurée. C'est une excellente eau de table, digestive et apéritive, se conservant parfaitement et formant, avec les vins et les sirops, des mélanges agréables. Est-il nécessaire de dire que cette eau, ainsi minéralisée, peut être employée avantageusement dans toutes les maladies et débilités des organes digestifs et dans les diverses affections des femmes et des enfants qui proviennent d'anémie, de faiblesse, de lymphatisme ?

L'eau de la source Chambon-Lagarenne, un peu moins minéralisée que la précédente, mais contenant un peu plus de lithine et beaucoup plus de fer, possède les mêmes propriétés et la même action générale. Cependant, elle paraît être plus spécialement applicable, d'après l'expérience et la teneur en principes ferrugineux, au traitement de la chlorose et de l'anémie. C'est la plus ancienne et la plus appréciée des eaux de table de Châteauneuf. On peut même la boire à jeun, le matin, par demi-verres.

LA RÉVEILLE.

Eau bicarbonatée gazeuse, ferrugineuse, chlorurée.

C'est à Sauxillanges, localité située à 13 kilomètres d'Issoire, qu'émerge la source de la Réveille : ancienne propriété des Bénédictins de Cluny qui, dès l'année 1150, lui avaient imposé son nom si caractéristique, d'après les vertus qu'ils avaient reconnues à l'eau qu'elle donne, d'exciter les forces de l'organisme, en les tirant de leur torpeur. Cette eau, dont la composition chimique est remarquable, contient, par litre : $2^{gr},50$ de bicarbonate de soude, 2 grammes d'acide carbonique, $0^{gr},25$ de bicarbonate de magnésie, $0^{gr},07$ de bicarbonate de fer et à peu près autant de chlorure de sodium. Elle est limpide, fraîche, pétillante, savoureuse, facile à digérer. On peut aussitôt inférer de là, son utilité dans un grand nombre d'états pathologiques. Elle est réputée, par excellence, l'eau des personnes affaiblies et des convalescents.

C'est principalement contre les affections abdominales que la Réveille trouve son application la plus rationnelle. D'abord, elle convient au traitement des diverses dyspepsies et des états congestifs du foie, de la rate, des reins ; et contre les divers désordres des voies urinaires, dans toutes les circonstances où il devient nécessaire de forcer l'excrétion des urines, tout en maintenant dans une proportion suffisante l'excrétion intestinale. Cette action évacuante ne peut point débiliter, grâce à la présence du principe ferrugineux, et aussi du chlorure de sodium.

Mais les effets de cette eau se font encore remarquer, non seulement dans l'anémie et la chlorose, mais encore dans le diabète, l'albuminurie et autres affections qui exigent l'emploi des eaux bicarbonatées sodiques. Et c'est également à ce titre, par les éléments alcalins qu'elle renferme, qu'on peut en faire un usage avantageux contre les maladies arthritiques en général ; et les désordres qui sont sous la dépendance de la diathèse urique.

L'eau de la Réveille se boit à table, coupée avec le vin dont elle n'altère pas la couleur, en quantité variable, mais qui peut s'élever, sans inconvénient, à la dose d'une bouteille par jour. On peut en continuer longtemps l'emploi, sans en éprouver le moindre effet affaiblissant ou cachectisant : bien au contraire ; et son influence reconstituante, est aussi évidente chez l'enfant, chez la femme, que chez l'homme fait.

Transport. — Mise en bouteille avec toutes les précautions usitées, l'eau de la Réveille se conserve indéfiniment avec ses qualités natives ; et cela, dans les pays voisins, comme dans les contrées les plus éloignées.

III. — NIÈVRE ET SAONE-ET-LOIRE.

POUGUES. — *Eaux calcaires bicarbonatées froides.* — Petit bourg situé à onze kilomètres au nord de Nevers sur la grande route de Paris à Lyon. Les sources qui alimentent la station jaillissent tout à fait au bas du village, sur les confins des montagnes du Nivernais, dans la vallée de la Loire. La principale est captée dans un petit puits recouvert d'un pavillon, dont la margelle est presque au niveau du sol. On y puise l'eau avec le verre. Sa température est de 17°C. Elle développe une saveur aigrelette assez agréable : très limpide, d'ailleurs ; mais, exposée à l'air, elle se trouble, laisse déposer quelques flocons ocracés et, en même temps, il s'y forme des cristaux de carbonate calcaire. Il résulte des analyses les plus récentes que cette eau, extrêmement gazeuse, contient, par litre : 3^{gr},834 de principes fixes, sur

11

lesquels les bicarbonates de chaux, de soude et de magnésie sont représentés par un poids de 3gr,052. C'est surtout contre la gravelle, en boisson, que l'eau de Pougues est administrée ; et aussi contre les affections catarrhales de la vessie.

SAINT-HONORÉ

Eaux sulfureuses, sodiques et arsenicales tièdes.

Les eaux de Saint-Honoré, dans la Nièvre (anciennement *Aquæ Nisinei*), sourdent au pied des montagnes du Morvan. M. le marquis d'Espeuilles ayant fait exécuter des fouilles, elles mirent à découvert les griffons des anciennes sources, sous les restes d'une vaste piscine romaine. En 1854, il chargea l'ingénieur Jules François de diriger les travaux de l'établissement actuel, qui est devenu l'un de nos premiers Bains de France, d'autant plus que par des améliorations constantes, il est tenu au niveau des progrès les plus récents de la balnéothérapie. On y arrive par les gares de Vendenesse et de Rémilly, sur la ligne de P.-L.-M.

On compte à Saint-Honoré cinq sources, ce sont : les sources de la *Crevasse*, de l'*Acacia*, de la *Marquise*, des *Romains*, de la *Grotte*. L'eau de ces diverses sources est claire, limpide, d'une saveur douceâtre et hépatique ; elle exhale une légère odeur d'hydrogène sulfuré. La température est, suivant les sources, de 26°,5 à 29° C. Les quatre premières sources réunies fournissent la masse énorme de 842 mètres cubes d'eau en vingt-quatre heures (1892). Analysée sur les lieux mêmes par O. Henry, cette eau a donné, par litre, 0lit,070 d'acide sulfhydrique libre, 0gr,003 de sulfure alcalin, etc. M. Personne y a constaté la présence de l'arséniate de fer à la dose de plus de quatre milligrammes par litre.

L'établissement thermal comprend : une salle centrale servant de promenoir, où sont disposées quatre buvettes ; deux salles d'inhalation (on y respire les gaz de l'eau), ces salles n'ont pas une température élevée, elles ne sont pas humides ; des salles de pulvérisation où l'on a placé récemment des appareils perfectionnés pour le traitement des maladies du nez, de la gorge, des oreilles ; deux galeries offrant une double rangée de cabinets de bains et de douches ; il y a, de plus, une vaste piscine à eau courante

(27°) dans laquelle on peut nager ; enfin un lieu où l'on pratique le gargarisme chaud ou à la température de la

SAINT-HONORÉ. — L'Établissement thermal.

source. A côté de cette construction principale se trouvent deux bâtiments où l'on a installé, dans l'un les douches de pieds et dans l'autre (de construction récente) les douches les plus variées, froides, chaudes, de vapeur, appropriées à tous les traitements, combinées ou non avec les bains. La disposition de cet établissement est des mieux comprises. Maintenant que nous connaissons la nature et le mode d'aménagement des eaux de Saint-Honoré, arrivons à leurs vertus médicinales.

Ces eaux sont apéritives et digestives, anti-catarrhales, modificatrices et régulatrices des échanges organiques, antiseptiques. Leur caractéristique est une grande douceur d'action, qui permet de les appliquer aux malades dont l'affection est susceptible de retour à l'état aigu et chez les enfants dès le bas âge. Il faut cependant qu'elles soient administrées avec prudence, car elles sont loin d'être sans danger dans des mains inexpérimentées. Placées par leur composition entre les eaux sulfureuses et les eaux arsenicales, elles participent aux propriétés des unes et des autres. Voici les cas dans lesquels on peut les employer :

1° Anémie, débilité, lymphatisme, certaines manifestations de l'herpétisme et de l'arthritisme ; convalescences, surtout des maladies des voies respiratoires (angines, bronchites, pneumonies, pleurésies).

2° Catarrhe chronique du nez, du pharynx, du larynx et des bronches ; susceptibilité bronchique ; pleurésie chronique, congestion pulmonaire chronique ; asthme surtout catarrhal.

3° Tuberculose pulmonaire (période sans fièvre et peu hémoptoïque).

4° Syphilis et quelques dermatoses : eczéma, impétigo.

5° Chez les enfants, dont elles activent la nutrition, éliminent les reliquats d'affections antérieures, modifient le système glandulaire lymphatique : convalescences, adénopathie bronchique, débilité.

6° Maladies de la matrice : engorgement chronique, endométrite chronique, catarrhe utérin chronique et la leucorrhée, auxquelles affections il faut ajouter les troubles fonctionnels : dysménorrhée, aménorrhée. L'installation de Saint-Honoré pour le traitement de ces maladies est bonne ; elle est due au Dr Maurice Binet, auquel la station est d'ailleurs redevable de plusieurs modifications très heureuses dans son outillage.

Que dirons-nous de Saint-Honoré en tant que séjour et distractions ? Cette station est située dans un pays salubre et pittoresque, à huit heures de Paris, au milieu d'une superbe campagne, à proximité des monts du Morvan, faciles à gravir, et du sommet desquels on jouit de panoramas magnifiques ; des bois immenses couvrent une partie de la contrée. On peut donc faire des promenades charmantes. Un casino, un orchestre, de jolies villas, des hôtels confortables, au nombre desquels on peut citer l'*Hôtel des Bains*, l'*Hôtel du Morvan*, l'*Hôtel Bellevue*, pour leur aménagement de premier ordre, l'excellence de leur table, leur belle situation, suffisent, n'est-ce pas ? à agrémenter une villégiature, en compagnie de bonne et nombreuse société.

Transport. — Ces eaux se conservent parfaitement : mieux peut-être que toutes les autres eaux de la même classe. Même emploi qu'à la source. Utiles à la fois pour servir de préparation à la cure et pour la compléter.

BOURBON-LANCY. — *Eaux salines chaudes.* — Petite ville du département de Saône-et-Loire, bâtie sur le revers occidental du Morvan. L'établissement thermal, assez important, est la propriété de l'Hospice. Les sources, au nombre de six, mais qui semblent ne représenter que des griffons séparés d'une nappe d'eau unique, prennent naissance dans la cour même de l'établissement, au pied d'un grand escarpement rocheux coupé à pic. Elles sont captées séparément ; mais leurs eaux se rendent dans deux bassins de marbre, d'où elles se distribuent aux diverses parties de l'établissement. La plus abondante et la plus chaude s'appelle le *Limbe :* sa température est de 50° C. La moins chaude porte le nom de *Saint-Léger :* elle marque au thermomètre 36° C. Les trois autres sont la *Source de la Reine*, celle des *Cures*, enfin la *Source Marguerite*. L'eau de toutes ces sources est limpide, sans odeur, sans saveur bien marquée. Le Limbe contient par litre $1^{gr},754$ de principes fixes. Le chlorure de sodium seul y est représenté par les trois quarts de ce poids ; et c'est ce qui fait classer généralement les eaux de Bourbon-Lancy au nombre des muriatiques. Bues, le matin, à la dose de trois ou quatre verres, elles provoquent la diurèse en même temps que la sueur. On les emploie surtout à l'intérieur.

Bourbon-Lancy a beaucoup perdu de son antique réputation ; et cette station ne vit plus, en quelque sorte, que de souvenirs. Ce fut à ces eaux que Catherine de Médicis, envoyée par son médecin Fernel, vit cesser la stérilité dont elle était affligée depuis dix ans. Cependant, elles sont incontestablement utiles dans les affections rhumatismales et nerveuses ; et, sans doute, aussi, l'on peut en tirer un bon parti dans les inflammations et les irritations, lentes mais résolubles, de l'utérus.

IV. — CREUSE, LOT ET CANTAL.

EVAUX. — *Eaux salines chaudes.* — Petite ville, au nord du département de la Creuse. L'établissement balnéaire, isolé, à un demi-kilomètre en avant des habitations, s'élève sur une esplanade entaillée dans le roc. Il est alimenté par de nombreux griffons fournissant une eau minérale chaude, 42° à 57° C., abondante, donnant, en moyenne, un résidu fixe de 1^{gr},58 par litre, dans lequel on remarque la présence de sulfate, de bicarbonate, de silicate de soude et de chlorure de sodium. La matière organique s'y trouve en quantité notable. Ce qui rend cette station remarquable, c'est qu'elle a été créée par les Romains, et qu'il a suffi, lorsqu'on a voulu de nouveau exploiter l'eau minérale, de déblayer l'esplanade à flanc de coteau, qui est leur ouvrage, pour retrouver à peu près intacts les puits de captage des sources et les réservoirs où les eaux étaient recueillies. On traite à Evaux les affections catarrhales et rhumatismales. L'eau s'y administre de toutes les manières : en boisson, douches et même bains de piscine.

MIERS. — *Eau sulfatée sodique et magnésienne froide.* — Petit village de l'arrondissement de Gourdon, dans le Lot. L'eau minérale, qui ne s'emploie, d'ailleurs, qu'en boisson, contient 4^{gr},43 de principes fixes par litre, dans lesquels dominent les sulfates de soude, de chaux et de magnésie. Elle possède une action purgative assez évidente. Il paraît que la source ne fournit pas plus d'un hectolitre d'eau par jour, et que les malades, après un très court séjour, emportent avec eux une provision d'eau, pour achever leur cure à domicile.

CHAUDES-AIGUES. — *Eaux salines gazeuses chaudes.* — La route par laquelle on se rend de Saint-Flour à Chaudes-Aigues se fait remarquer sur plusieurs points, et notamment au *Saut-du-Loup*, par la hardiesse vraiment admirable de sa construction. Chaudes-Aigues doit son nom à ses eaux thermales : ce sont les plus chaudes de France. La principale source, celle du *Par*, a une température voisine de l'ébullition : 81° C. Elle fournit 3,750 hectolitres d'eau en vingt-quatre heures.

Les eaux de Chaudes-Aigues sont sans odeur, presque sans saveur, et très onctueuses au toucher. D'après Blondeau, elles contiennent différents sels à base de soude, chaux et magnésie, un peu de fer et des traces d'arsenic, et laissent dégager beaucoup de gaz, consistant en un mélange d'air et d'acide carbonique. La somme des sels est, pour un litre, de 0^{gr},811, quantité tout à fait minime qui explique pourquoi les familles pauvres se servent de ces eaux pour tous les usages culinaires et domestiques, comme si c'était de l'eau ordinaire, mais avec une grande économie de chauffage. On les a également utilisées pour produire l'incubation artificielle.

Ramenées à un degré de chaleur convenable, elles sont fort utiles dans les affections rhumatismales, certaines maladies de la peau, les ankyloses incomplètes et les rétractions musculaires.

VIC-SUR-CÈRE. — *Eau gazeuse muriatique alcaline froide.* — Au pied du massif du Cantal, et à seize kilomètres d'Aurillac, jaillit l'eau minérale de Vic, dans la riche vallée qui lui doit son nom (*Vick*, en langue celtique, signifie minéral). La source ne se trouve pas dans la ville même, mais à une très petite distance; une promenade agréablement ombragée y conduit. Si l'on en juge par la quantité de médailles trouvées près du griffon, ses eaux durent avoir, sous la domination romaine, une certaine importance.

La source de Vic a une température de 12° C. Elle donne une eau gazeuse dont la composition est remarquable, car on y trouve associés tout à la fois des sels alcalins, des sels muriatiques et des sels ferrugineux. Un litre de cette eau contient 5^{gr},623 de principes fixes, sur lesquels nous relèverons les suivants : bicarbonate de soude anhydre 2^{gr},135; chlorure de sodium 1^{gr},550; crénate de fer 0^{gr},030.

On emploie l'eau de Vic comme stomachique et diurétique ; par conséquent, elle peut être d'une certaine utilité dans la gravelle urinaire, les dyspepsies légères, et, en général, pour remédier aux vices de la digestion et à l'excès d'acide urique dans les maladies goutteuses.

Le séjour de Vic offre les avantages que présentent de

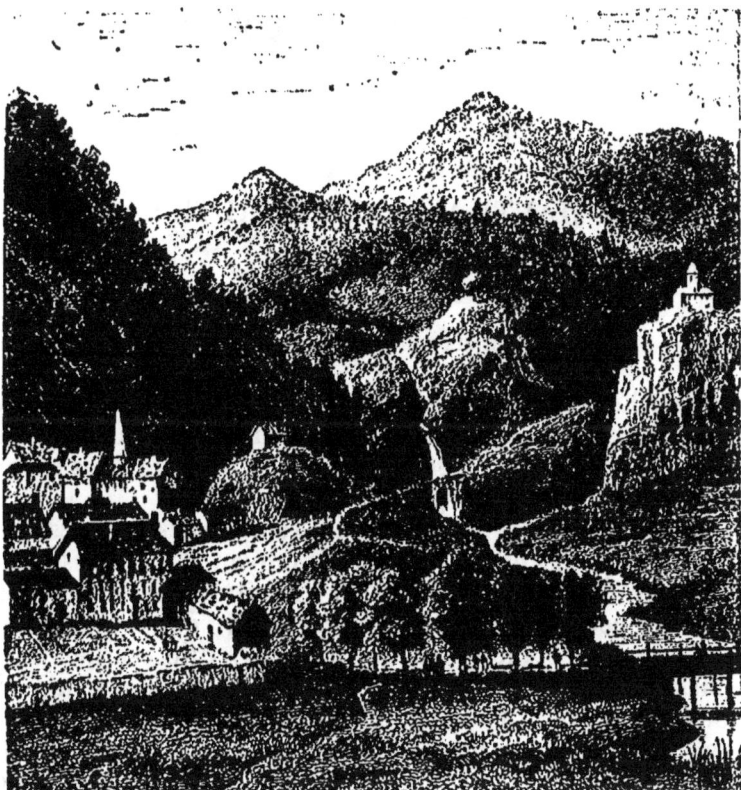

LA CÈRE A VIC.

beaux sites, des promenades variées, un air pur, une végétation luxuriante ; avantages qui pourront paraître bien monotones à la personne qui cherche le plaisir, mais qui, au contraire, seront appréciés par le malade qui désire avant tout le calme dans une solitude passagère.

CHAPITRE IV

RÉGION DE L'EST

I. — HAUTE-MARNE ET HAUTE-SAONE.

BOURBONNE

Eaux chlorurées chaudes.

Bourbonne est une petite ville située à l'extrémité du département de la Haute-Marne, sur le plateau et le versant d'une colline à pente douce, que domine dans le lointain la chaîne des Vosges.

Les anciennes sources ont été remplacées par des puits artésiens d'où l'eau est élevée au moyen de pompes et distribuée à l'hôpital militaire et à l'hôpital civil. La température de cette eau varie de 50° à 65° C., et sa quantité est d'environ 600 mètres cubes par jour. Elle est inodore et parfaitement limpide; sa saveur, salée et amère, n'a rien de désagréable. Willm y a trouvé, par litre, $7^{gr},630$ de sels, dans lesquels le chlorure de sodium entre pour $5^{gr},89$. Les autres principes sont le bromure de sodium, l'iode, l'arsenic, le peroxyde de fer, le lithium. On la boit, depuis un verre jusqu'à un litre et même davantage; et chaude ou froide, suivant les effets qu'on veut obtenir.

Les bains et les douches constituent en grande partie la médication de Bourbonne; aussi est-ce sous cette double forme qu'il importe d'étudier l'emploi de ces eaux.

Le bain, à la température de 34° à 35° C., où on le prend d'habitude, détermine, dans les premiers moments de l'immersion, une sensation agréable de chaleur et une sorte de bien-être par tous les membres. Mais bientôt il semble que toute la surface cutanée se resserre sur elle-même, comme si elle venait de subir le contact d'une liqueur astringente. C'est que les eaux de Bourbonne, au lieu d'avoir le caractère onctueux de la plupart des eaux minérales,

11.

communiquent, au contraire, à la peau une tonicité voisine de la rudesse.

On donne habituellement la douche après le bain. Pour la recevoir, le malade se couche sur un lit formé par une toile fortement tendue à l'aide d'un châssis ; la tête de ce lit est brisée et à charnière, afin de pouvoir s'élever ou s'abaisser à volonté. Ces douches sont très puissantes, mais on peut très facilement en tempérer la force.

Les eaux de Bourbonne, ainsi administrées, possèdent une très grande activité contre les affections rhumatismales chroniques, les manifestations de la scrofule, les paralysies diverses et les plaies d'armes à feu.

Source Maynard.

Elle est située à un demi-kilomètre nord-est de Bourbonne, au milieu d'un bosquet, et est pour les baigneurs un but de promenade aussi agréable qu'hygiénique. Elle appartient, d'après Ossian Henry, à la classe des eaux sulfatées, calcaires, magnésiennes, bicarbonatées, et a beaucoup de rapports avec celles de Vittel et de Contrexéville, tant comme composition chimique que comme action médicinale.

Cette eau est limpide, d'une saveur agréable et se conserve indéfiniment. On la boit pure ou mélangée au vin, dont elle n'altère pas la couleur. Elle est très digestive et constitue, par excellence, non seulement une eau de table, mais aussi une eau médicinale dont les bons effets sont chaque jour de plus en plus appréciés.

Elle est recommandée dans la dyspepsie, la constipation et les embarras de l'estomac et de l'intestin se rattachant à la répercussion du rhumatisme et surtout du rhumatisme goutteux. Elle jouit, on peut le dire, d'une véritable spécificité dans les maladies des reins et de la vessie telles que la gravelle, l'ischurie, les coliques néphrétiques et le catarrhe vésical.

La source Maynard donne une eau d'autant plus précieuse pour Bourbonne que, dans un assez grand nombre de cas, on l'associe à la cure thermale, dont elle constitue l'un des plus utiles auxiliaires. Dès 1833, le docteur Magnin en avait reconnu l'efficacité, et il l'a fréquemment prescrite depuis. D'autres médecins non moins compétents, ayant eu l'occasion d'en constater de même les excellents effets, elle est devenue actuellement d'un usage général.

A quelques mètres de la source Maynard jaillit la *source Elisabeth*, dont l'eau est ferrugineuse.

LUXEUIL
Eaux salines et ferro-manganésiennes chaudes.

Luxeuil est situé au pied de la chaîne des Vosges, dans une vaste plaine de la Haute-Saône arrosée par deux cours

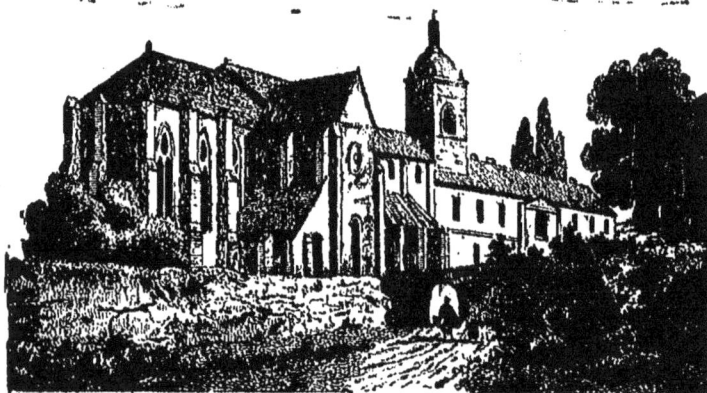

LUXEUIL. — L'ancienne abbaye.

d'eau, le Breuchin et la Lantène. Grâce à l'abri fourni par les montagnes qui l'entourent de tous côtés, cette station jouit d'une température clémente ; aussi la saison commence-t-elle dès les premiers jours de juin pour ne finir que vers la fin de septembre. L'établissement thermal, bâti au milieu d'un parc magnifique de plus de dix hectares, et entretenu avec beaucoup de soin, est un des plus remarquables de France pour son aménagement, son élégance et sa propreté. Il appartient à l'Etat.

Depuis les nouveaux captages pratiqués à Luxeuil, ces dernières années, on y compte dix-huit sources pouvant fournir une moyenne de huit à neuf cent mille litres d'eau en vingt-quatre heures. Toutes ces sources ne sont pas utilisées. Voici les noms et la température des plus importantes : *Grands Bains*, 56° C. ; *Source des Cuvettes*, 24° ; *Bain gradué*, 34° à 38° ; *Bain des Fleurs*, 38° ; *Bain des Dames*, 47° ; *Bain des Bénédictins*, 37° ; *Source d'Hygie*, 29°, la plus légère et la plus pure des eaux potables connues jusqu'à ce jour, d'après MM. Revillout et Chapelain ; enfin deux sources ferrugineuses et manganésiennes, uniques en France, dont la température est de 19° et de 24° C.

Quant au service balnéaire, il comprend soixante-quinze cabines, deux piscines graduées, six piscines à température constante, quatre piscines de famille, huit cabines pour grandes douches précédées chacune d'un cabinet de toilette, un certain nombre de cabines réservées pour les petites douches et les douches ascendantes, le tout très bien installé.

Le traitement de Luxeuil consiste surtout dans la balnéation ; cependant, dans bon nombre de cas, les eaux sont employées en boisson avec succès. L'hydrothérapie y occupe également une place importante.

Les eaux de Luxeuil se divisent en deux catégories bien distinctes : les unes salines, et les autres ferro-manganésiennes. Les premières, dont la température varie entre 37° et 56° C., sont essentiellement sédatives et décongestionnantes, et trouvent leurs applications dans les affections suivantes : rhumatisme chronique avec nervosisme, hystérie, névralgies de tous genres, affections de l'utérus et de ses annexes, dyspepsie neurasthénique, congestion rénale produite par accumulation d'acide urique ; et dans la constipation habituelle produite par parésie ou atonie intestinale.

Les eaux ferro-manganésiennes dont la température varie entre 19° et 24° C., forment la seconde catégorie des eaux de Luxeuil ; ces dernières sont essentiellement réconfortantes. Elles contiennent, d'après les analyses les plus récentes, de 12 à 15 milligrammes de fer et 6 à 8 milligrammes de manganèse par litre. Elles devront être conseillées dans les cas où l'on aura besoin de reconstituer le sang, de réveiller la vitalité épuisée par une longue maladie ayant entraîné une déchéance vitale accompagnée d'une anémie profonde. Les enfants se trouvent admirablement bien d'une saison passée à Luxeuil, ceux-là surtout ayant eu une croissance trop rapide, ou se trouvant épuisés par des fièvres éruptives ou une infection paludéenne de longue durée.

D'après des observations toutes récentes de notre distingué confrère le docteur Héraud, médecin consultant aux eaux de Luxeuil, l'albuminurie, cette grave maladie si fréquente de nos jours, y trouverait, sinon toujours la guérison, du moins une grande amélioration.

Tous les ans, l'Assistance publique de Paris envoie une quarantaine d'enfants débilités passer un mois à Luxeuil. À leur arrivée, ces enfants sont pesés et leur sang analysé avec grand soin, et l'on constate, au moment de leur départ, une augmentation de 1,500 à 2,000 grammes, et des globules rouges beaucoup plus nombreux.

La stérilité peut dans bien des cas y être traitée avec succès, soit qu'elle se trouve sous la dépendance d'une affection des trompes, soit qu'elle soit liée à une métrite chronique ou à une acidité trop grande du liquide vaginal.

Le séjour de Luxeuil est agréable et salubre, surtout par l'abondance des forêts qui entourent la ville. Il y a des promenades nombreuses et charmantes. La vieille ville sera visitée avec beaucoup d'intérêt. On y trouve plusieurs monuments historiques, et en particulier une abbaye bâtie par saint Colomban, une des plus belles du moyen âge.

II. — VOSGES.

PLOMBIÈRES-LES-BAINS

Eaux arséniatées sodiques chaudes.

La petite ville de Plombières est située dans une vallée profonde, sur la limite méridionale du département des Vosges ; elle est dominée, dans la direction de l'ouest à l'est, par deux hautes montagnes qui la serrent étroitement. Une espèce de torrent, l'Eau-Gronne, la traverse dans toute sa longueur, mais ses eaux sont en partie recouvertes par une voûte qui les dérobe aux regards. Le climat de Plombières est tempéré et très salubre, bien que les vicissitudes atmosphériques y soient brusques et les orages d'une extrême fréquence. — Itinéraire de Paris à Plombières : Chemin de fer de l'Est, ligne de Belfort. Trajet direct de

Paris, sans transbordement, jusqu'à la station même :
8 heures.

Les sources de Plombières sont très nombreuses. Elles
étaient autrefois employées isolément; mais, depuis les
travaux du *thalweg*, elles se confondent dans un commun
réservoir.

Le thalweg est un immense tunnel creusé à travers les
atterrissements des sources et d'anciens captages romains.

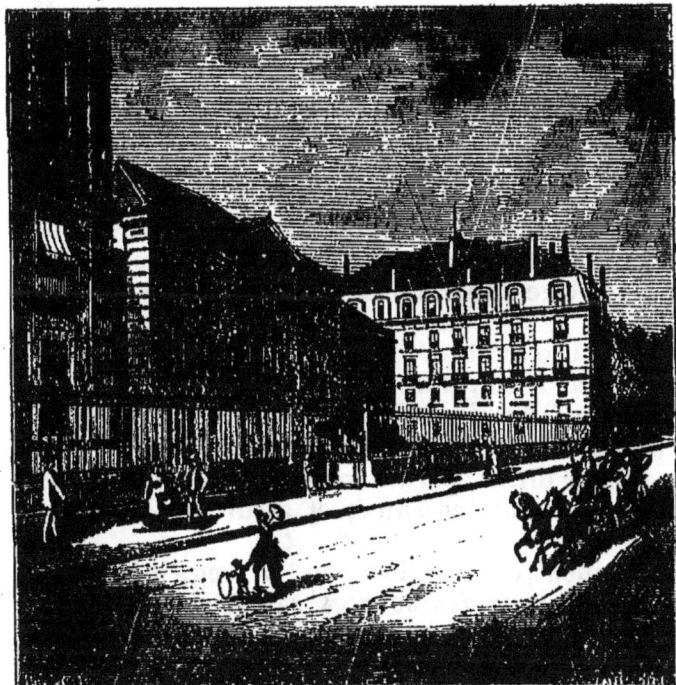

PLOMBIÈRES. — Les Nouveaux Thermes.

Là, sont disposés par ordre, sur une longueur de plus de
cinq cents mètres, les tuyaux qui recueillent les eaux et
ceux qui les transportent. Nous ne connaissons rien de
plus curieux qu'une visite de cette galerie aux flambeaux.
On céderait même volontiers au charme de ses contempla-
tions, n'était l'atmosphère embrasée qu'on y respire. Heureusement un escalier vous conduit, en quelques marches,
à l'étage supérieur dans un lieu relativement frais, qu'on
dirait, à son cachet antique, une salle transportée d'Her-
culanum ou de Pompéia : c'est l'ancien vaporarium des
Romains. Ancien, disons-nous ; mais tel est son parfait

état de conservation que tout, jusque dans ses moindres détails, semble ne dater que d'hier. Ces gradins, ce dallage, ces murs ne portent-ils pas l'empreinte, fraîche encore, de la population romaine qui vient de s'y baigner? Voilà le robinet de bronze qui a fourni l'eau; c'est la même clef, c'est la même source (1). Celui qui pénétra le premier dans cette salle, miraculeusement échappée aux ravages des barbares, dut se croire le jouet d'une de ces féeries, si chères à l'enfance, où l'on représente les objets endormis pendant cent ans à la même place. Seulement ici le sommeil avait duré quinze siècles !

En même temps qu'on mettait la dernière main aux travaux du thalweg, on construisait les Nouveaux Thermes, bâtiment disposé suivant l'axe de la vallée et bordé de deux hôtels symétriques qui en complètent l'ensemble. Les bains, les douches et une installation hydrothérapique des plus complètes, occupent le rez-de-chaussée et le premier étage ; à l'étage supérieur se trouvent les bassins qui les alimentent.

Sur le versant opposé de la colline, et à mi-côte, se dresse une espèce de petit fort qui n'est autre que le grand réservoir où l'on fait arriver l'eau des sources du thalweg, pour la reprendre et l'amener aux Nouveaux Thermes. Une machine à vapeur dirige, par un ingénieux jeux de pompe, ce double mouvement des eaux; et assure de la sorte la régularité du service.

Indépendamment de la galerie du thalweg, il en existe une autre dite *Galerie des sources savonneuses*, dont la construction a donné lieu à la découverte de cinq nouvelles sources d'une température de 45° à 29° C.

Il existe à Plombières sept établissements de bains : 1° les Nouveaux Thermes (ancien Bain Napoléon); 2° le Bain Romain ; 3° le Bain Stanislas ; 4° le Bain National; 5° le Bain des Dames ; 6° le Bain Tempéré ; 7° le Bain des Capucins. En outre, Plombières possède, dans les nouvelles *Étuves Romaines*, transformation des piscines découvertes en 1858, une installation que l'on ne retrouve nulle part ailleurs.

(1) « Le robinet de la source portait encore la clef qui servait à « le mouvoir, mais il était fermé. Il nous fut possible de le faire « tourner dans sa boîte, et il s'en échappa aussitôt un fort volume « d'eau présentant la température tout à fait exceptionnelle de » 73 degrés. »   JUTIER.

Les sources minérales de Plombières, au nombre de 27, se divisent en trois groupes : 1° les sources thermales

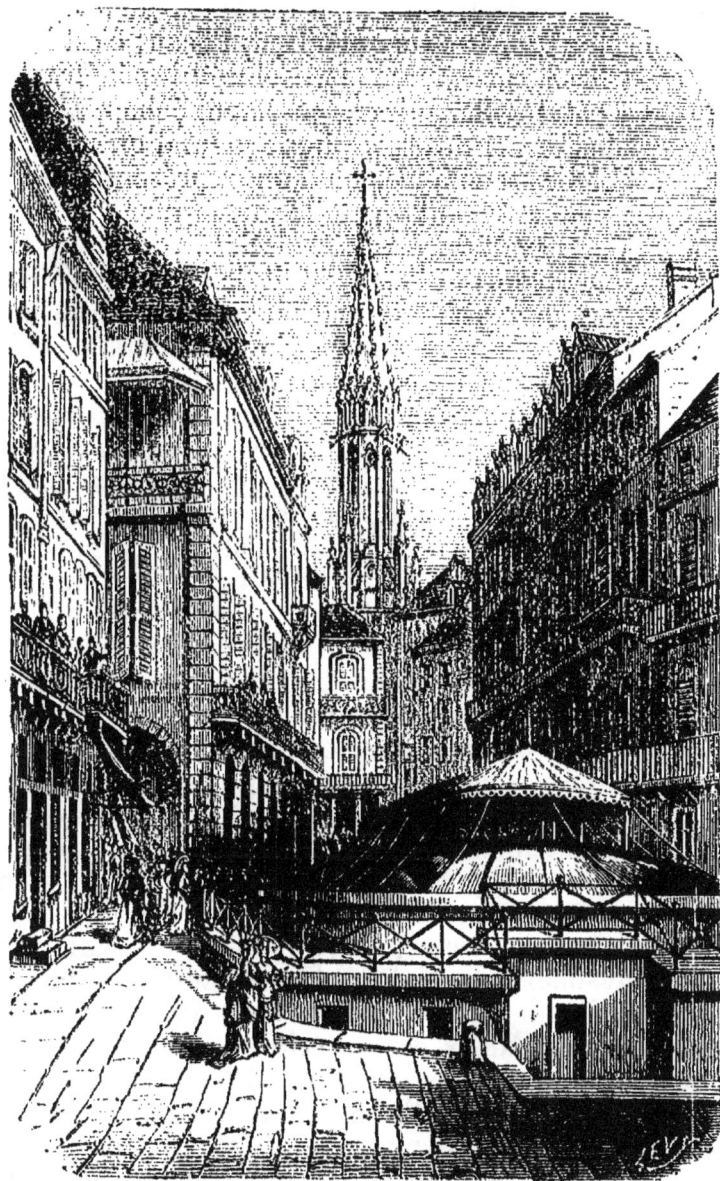

PLOMBIÈRES. — Le Bain Romain.

chaudes arséniatées sodiques, dont la température varie de 27° à 74° centigrades; 2° les sources savonneuses, laxatives; 3° la source ferrugineuse, appelée aussi source

Bourdeille. Leur débit est de 750,000 litres par jour, ce qui permet de suffire à toutes les exigences du service, à l'époque de la plus grande affluence des malades.

Le traitement de Plombières consiste en bains, étuves, douches, inhalations; et dans l'usage des eaux prises en boisson. Les nouvelles étuves, avec leur installation hydrothérapique si perfectionnée, leurs salles de massage si confortables, forment un ensemble qui mérite la qualification qu'on leur a donnée, d'installation sans rivale en France et à l'étranger.

Employées d'une manière différente, les eaux de Plombières produisent des effets opposés. Cela dépend des pratiques conseillées par le médecin appelé à diriger le traitement. On peut obtenir une action *stimulante*, ou bien, au contraire, une action calmante, *sédative*.

Mais la principale propriété des eaux de Plombières est de calmer ou mieux de régulariser l'action du système nerveux. C'est à cette action sédative des eaux de Plombières que sont dus la plupart des succès qui ont fait la réputation de cette importante station. La médication sédative ou calmante n'exclut pas l'emploi simultané de *douches dérivatrices* ou même de *douches stimulantes* et *toniques*. C'est de l'emploi sagement combiné des moyens que l'on trouve à Plombières, que dépend le succès si impatiemment attendu par le malade.

Dans les affections du tube digestif, c'est surtout chez les arthritiques, chez les malades qui présentent de l'éréthisme nerveux, chez lesquels l'influence du système nerveux est prédominante, que les eaux de Plombières sont formellement indiquées. Les gastralgies, les dyspepsies nerveuses, les dyspepsies flatulentes à forme douloureuse, la dilatation de l'estomac, les troubles intestinaux, l'atonie gastro-intestinale, les pérityphlites sont tributaires des eaux de Plombières. C'est surtout dans les diarrhées chroniques (1), dans les entérites muqueuses que l'on rencontre le plus grand nombre de succès. La présence de l'arsenic et la haute thermalité des eaux de Plombières expliquent pourquoi depuis les temps les plus reculés les malades atteints de goutte, de rhumatisme (articulaire ou viscéral) et de fièvres intermittentes chroniques, sont

_____

(1) *Des diarrhées chroniques et de leur traitement aux caux de Plombières*, in-8, 1873, par le Dr Bottentuit.

venus chercher à Plombières la guérison de leurs maux. Les goutteux et les rhumatisants y trouvent, outre l'action calmante des bains, le traitement des étuves avec le massage et les douches, qui répond à toutes les indications de l'arthritisme, de la goutte et du rhumatisme.

L'action calmante, sédative des eaux de Plombières, en a fait à toutes les époques le remède par excellence dans les souffrances si nombreuses, si variées du système nerveux, ce qui explique les succès obtenus dans le traitement des névralgies sciatiques, des paralysies rhuma-

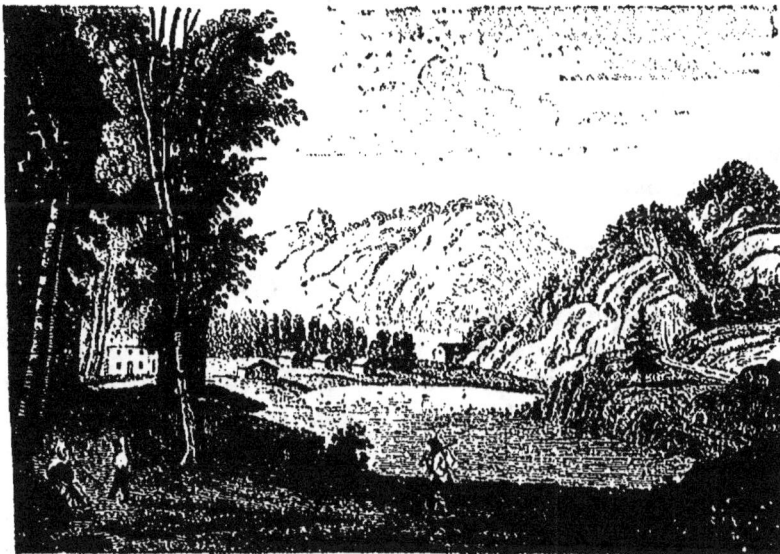

LAC DE TOURNEMER. — Environs de Plombières.

tismales et de l'irritation spinale. Il en est de même dans les maladies utérines dans lesquelles l'arthritisme et le système nerveux jouent un si grand rôle.

On s'accorde généralement sur les résultats heureux obtenus dans quelques affections cutanées. Certaines dermatoses comme le psoriasis et l'eczéma relèvent de Plombières, dont les eaux assouplissent la peau, facilitent les sécrétions cutanées, font cesser l'éréthisme et le prurit qu'elles entretiennent, agissent enfin sur la cause rhumatismale quand la maladie cutanée s'y rattache.

Afin de compléter les applications d'une médication si importante, dans sa multiple variété, la Compagnie fermière des thermes de Plombières, vient de faire installer des salles d'inhalations, par l'appareil Wassmuth, dont on ne trouve l'emploi, en France, qu'ici même et à Menton. On a joint à ces salles, un laboratoire de chimie et de bactériologie. Ainsi, se trouve assuré, auprès d'une station de premier ordre, le traitement des maladies des organes respiratoires : nez, larynx, bronches, poumon.

CONTREXÉVILLE

Eaux sulfatées calciques froides.

Contrexéville est situé dans l'arrondissement de Mirecourt. On y accède de Paris en 6 heures pendant la saison thermale, par un train avec wagon-restaurant partant de Paris à $10^h,20$ du matin et arrivant à Contrexéville à $4^h,30$: le retour s'effectuant dans les mêmes conditions de confort, de 1 heure de l'après-midi (départ de Contrexéville), à 7 heures du soir (arrivée à Paris).

Cette station doit toute sa célébrité à la source du Pavillon protégée par un périmètre de protection accordé en 1860 et plus que doublé en 1885.

C'est un mémoire présenté le 10 janvier 1760 à l'Académie des sciences du royaume de Lorraine qui, le premier, a fait connaître les propriétés de cette eau minérale qui tient sans contredit le premier rang parmi les eaux légèrement alcalines à base de chaux. Elle contient de la lithine, et du fer en quantité telle que quelques auteurs lui ont réservé une place dans la série ferrugineuse.

Sa température est de 11° C. ; sa saveur est fraîche et très pure, avec un arrière-goût ferrugineux franc. Sa limpidité est extrême et à la source les parois du verre qui la reçoit se recouvrent presque aussitôt d'une couche de bulles de gaz carbonique qui expliquent la digestibilité extraordinaire qui caractérise l'eau du Pavillon, et qui a fait dire au Dr Patissier, de l'Académie de médecine, qu'elle est « l'amie de l'estomac ».

Qui dit Contrexéville dit gravelle. Contrexéville est à la gravelle, a-t-on dit encore, ce qu'est le sulfate de quinine à la fièvre. La goutte, cette gravelle des voisinages articulaires, le diabète goutteux, les néphrites et leurs conséquences, c'est-à-dire l'albuminurie d'origine goutteuse, le catarrhe de vessie, les prostatites, tout le cortège arthritique se réclame de la source du Pavillon, modificatrice héroïque de la diathèse.

La quantité d'eau que boivent les malades varie suivant les affections dont ils sont porteurs.

Dans les prostatites par exemple, la dose sera faible, dans la gravelle franche et sans complications elle sera plus considérable. Aucune règle ne peut d'avance être établie à cet égard.

Arrivées dans les premières voies, ces eaux sont rapidement absorbées. Leur présence dans le système vasculaire se traduit par une suractivité dans la circulation, dans la respiration et dans toutes les sécrétions. Elles sont éminemment diurétiques et laxatives : quelques heures suffisent après leur ingestion pour qu'elles soient éliminées par les reins et l'intestin. Sous l'influence de la poussée vigoureuse qu'elles impriment à l'organisme, des calculs du rein et du foie sont chassés au dehors par les voies naturelles : car si la source du Pavillon provoque toujours l'expulsion des corps étrangers des voies urinaires, elle n'est pas moins active dans la gravelle du foie. Elle décongestionne cet organe et diminue son volume anormal en le débarrassant, par la voie intestinale, de ses concrétions et de ses calculs.

Les eaux de Contrexéville diffèrent de celles de Vichy en ce qu'elles conviennent à toutes les espèces de gravelles, mais surtout à la gravelle blanche ou phosphatique. Les urines des phosphaturiques sont en effet alcalines, et les eaux alcalines fortes sont formellement contre-indiquées à ces malades. Contrexéville, au contraire, rétablit chez eux l'acidité normale.

Dans la goutte atonique, les qualités reconstituantes du Pavillon retrempent l'organisme affaibli par la cachexie, sans préjudice de l'action spéciale qu'exerce cette source dans la diathèse goutteuse en général. Dans le diabète goutteux, le sucre disparaît rapidement pour faire place à l'acide urique qui est abondamment éliminé pendant et après la cure de Contrexéville.

L'action de l'eau sur l'intestin est laxative sans être débilitante, et c'est toujours par une augmentation des aptitudes physiques, par un rehaussement organique général que se traduisent les résultats de la cure.

Les évacuations intestinales ne diminuent en rien la quantité d'urine qui dépasse généralement celle de la boisson absorbée. Loin de se fatiguer, l'estomac retrouve une

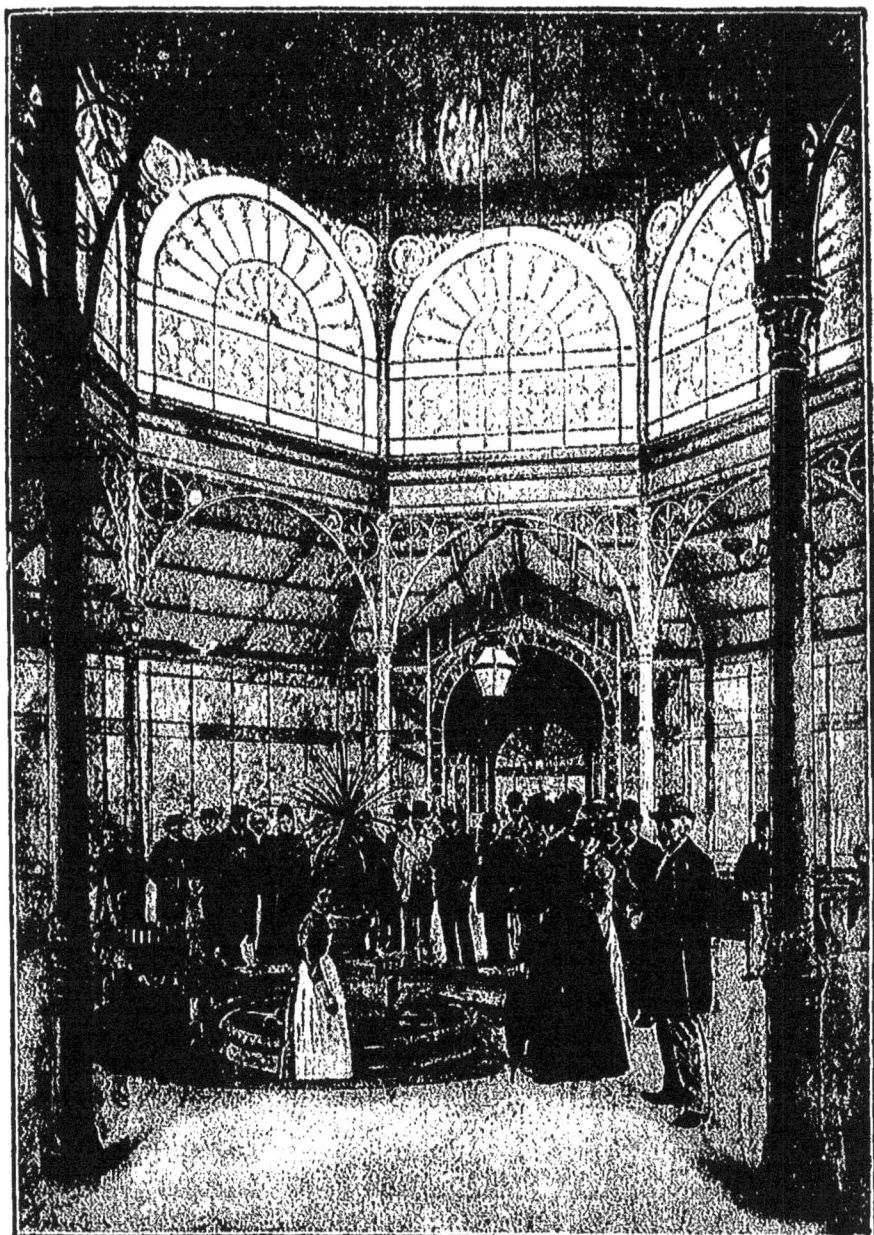

CONTREXÉVILLE. — Le Pavillon.

activité et une énergie digestive nouvelles ; toujours l'ap-

pétit augmente notablement, toujours les digestions
deviennent promptes et faciles.

Bien que l'ingestion de l'eau tienne le premier rang
dans le traitement à Contrexéville, les bains, les douches
tant générales que locales et les bains de siège à eau courante rendent de grands services aux malades ; une installation de premier ordre a remplacé l'ancienne ; de nouveaux bains ont été construits avec tout le confort
moderne.

Un système complet d'égouts inauguré en 1889 assure la
parfaite salubrité de la station. Enfin, quoiqu'il existe dans
l'établissement un vaste hôtel de premier ordre, les malades trouveront dans le pays de nombreux hôtels très bien
tenus, parmi lesquels ils pourront choisir.

Transport. — L'eau du Pavillon se conserve indéfiniment : un embouteillage parfait garantit à longue échéance
le maintien de ses remarquables propriétés.

VITTEL. — *Eaux séléniteuses carbonatées froides.* —
La station de Vittel est située non loin du village de ce
nom, au milieu d'un parc agréable. On y relève la présence de nombreux griffons. Mais quatre sources seulement sont utilisées : la *Grande Source*, la *Source Marie*, la
Source des Demoiselles, qui jaillissent dans l'établissement même ; enfin la *Source Salée* qui se trouve à une
certaine distance. Les trois premières ont la plus grande
analogie de composition. La Grande Source, la plus importante, prise pour type, donne d'après Willm, par litre,
un résidu fixe de 1^{gr},32, dont les principes les plus importants sont : sulfates de chaux, de magnésie, de lithine
0^{gr},84 ; bicarbonates de chaux, de magnésie, de fer 0^{gr},42.
La source Salée, contenant une proportion plus forte de sulfate de chaux, sa teneur en principes fixes s'élève à 2^{gr},78.

Les eaux de Vittel sont presque exclusivement utilisées
en boisson. Elles sont principalement diurétiques et
accessoirement laxatives. Recommandées dans la gravelle
urinaire.

MARTIGNY-LES-BAINS
Eaux alcalines, calciques et lithinées froides.

Martigny-les-Bains est un bourg situé au sommet des
monts Faucilles, au point même où se rencontre la ligne

de partage des eaux du bassin de la Méditerranée et de celui
de la mer du Nord. Première station sur la voie ferrée
Langres-Mirecourt, en venant de Paris : les express y conduisent en six heures.

Les sources minérales, au nombre de deux, sont dési-

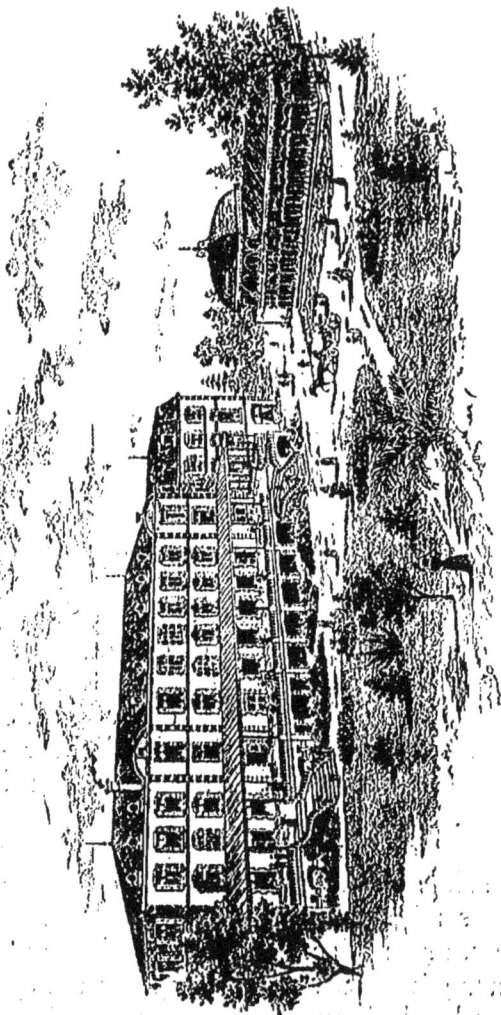

MARTIGNY-LES-BAINS.

gnées chacune par un numéro d'ordre. Elles sont froides
(11° C.) et jaillissent naturellement du sol, sans qu'on ait
eu besoin de recourir à aucun forage ni à aucune adduc-
tion artificielle. L'eau en est claire, limpide, sans odeur.
Fraîche à la bouche, elle laisse un arrière-goût légèrement
styptique. Aussi ces sources sont-elles, de temps immémorial,
désignées dans le pays sous le nom de *Fontaines de fer.*

Il résulte des analyses faites en 1869 par M. Jacquemin, directeur de l'École supérieure de pharmacie de Nancy, et revisées par lui en 1883, que, pendant cette période de temps, leur composition n'a pas sensiblement changé. Ce sont toujours, comme principes minéralisateurs, les mêmes que pour Contrexéville et Vittel, à savoir des sulfates et des carbonates de chaux, de soude et de magnésie. La dose en est de $2^{gr},650$ par litre.

La source n° 1, ou source lithinée, fournit de plus un sel de lithine qui s'y trouve à l'état de bicarbonate et à la dose de $0^{gr},030$. Voilà une particularité sur laquelle nous ne saurions trop insister, à cause de l'action dissolvante de la lithine. Cette action a été pleinement confirmée par les observations cliniques, et par les expériences de laboratoire. Aussi, bien avant qu'elles n'eussent été régulièrement exploitées, ces eaux étaient-elles réputées souveraines contre la gravelle et contre les affections goutteuses et rhumatismales. A ce point de vue, elles méritent d'occuper une place à part dans le cadre nosologique.

Ce qui ne contribue pas peu à favoriser et à accroître cette action dissolvante des eaux, c'est la facilité avec laquelle l'estomac les absorbe et le sang se les assimile. Elles forment ainsi de véritables courants au sein des tissus dont elles réveillent la vitalité, en même temps qu'elles les débarrassent, par une sorte de lessivage, des dépôts et des concrétions qui en gênaient le jeu. Il n'y a donc pas lieu de s'étonner, d'après cette spécificité d'effets, qu'elles soient tout particulièrement utiles contre le diabète quelle que soit sa nature et contre les diverses manifestations de la diathèse urique.

La source n° 2, ou source ferrugineuse, doit à la dominance de ses sels de fer son extrême efficacité dans les gastralgies et les névralgies se rattachant à cette diathèse. C'est elle que vous préférerez pour le traitement des maladies des organes génito-urinaires, telles que la cystite chronique, le catarrhe de la vessie, même avec sécrétion purulente et les affections utérines de toute nature.

Bien que ce soit la boisson qui constitue la base de la cure à Martigny, on emploie de même les eaux en bains et en douches. Il y a, de plus, toute une installation d'appareils hydrothérapiques.

L'établissement est situé dans une vallée complètement abritée des vents du nord et de l'est, entourée de vastes forêts, offrant aux buveurs de charmantes promenades à pied. Les hôtels se trouvent placés au centre d'un vaste parc de plus de douze hectares, traversé par un affluent de la Meuse. L'entrée de l'établissement est dans l'axe même de la gare.

La Société nouvelle, qui est en possession de Martigny depuis deux années seulement, a augmenté, dans des proportions considérables, cette station ; et nous avons été surpris, lors de notre dernière visite, l'an passé, des améliorations qui y ont été apportées.

Martigny est aujourd'hui aménagé de manière à recevoir dans les seuls hôtels de l'établissement, plus de trois cents buveurs, que la splendide salle à manger peut contenir à la fois. De la galerie du Grand Hôtel on jouit d'une vue magnifique sur les montagnes et sur les forêts environnantes. Un casino a été construit de même qu'un théâtre ; et l'on constate avec plaisir que la Société actuelle tient à cœur de ne rien négliger pour être agréable à ses clients.

Tel est Martigny. Il complète, avec Contrexéville, Vittel, Bussang, Bourbonne, Plombières et Luxeuil, le magnifique groupe thermal du bassin des Vosges. Mais ce n'est pas tout.

Il existe dans le parc de Martigny une troisième source dont je n'ai point parlé et qui a un rendement si considérable qu'elle suffit pour alimenter un véritable lac. C'est là que les malades aiment à charmer leurs loisirs par la pêche à la ligne et les promenades en nacelle : douces récréations qui ont le grand mérite d'occuper l'esprit sans passion et d'exercer le corps sans fatigue. Mais ne peut-on pas demander davantage à cette source ?

La *Savonneuse*, c'est le nom qu'elle porte dans le pays, offre réellement, quand on la froisse entre les doigts, quelque chose de velouté et d'onctueux, rappelant assez la sensation que donne le savon. Sous ce rapport, elle n'est pas sans analogie avec l'eau de Schlangenbad. Elle offre, de plus, comme elle, une teinte légèrement azurée. Cette eau, dont le principe médicamenteux spécial est la glairine unie à l'argile à l'état de dilution parfaite, est employée depuis la dernière saison, avec succès, en pulvérisations, dans les cas d'eczéma nummulaire, d'acné rosacée, de kératite, en général dans les affections de la peau qui sont trop souvent les manifestations aussi disgracieuses que difficiles à guérir de la diathèse goutteuse.

12

Transport. — Les eaux de Martigny supportent parfaitement le transport et se conservent pendant des années sans subir aucune altération.

BAINS. — *Eaux salines communes chaudes.* — Petite ville située dans un joli vallon. Sources nombreuses : les deux principales sont la *Grande Source*, température 50° C., et la *Source Tiède* dont l'eau marque 33°. L'eau de ces deux

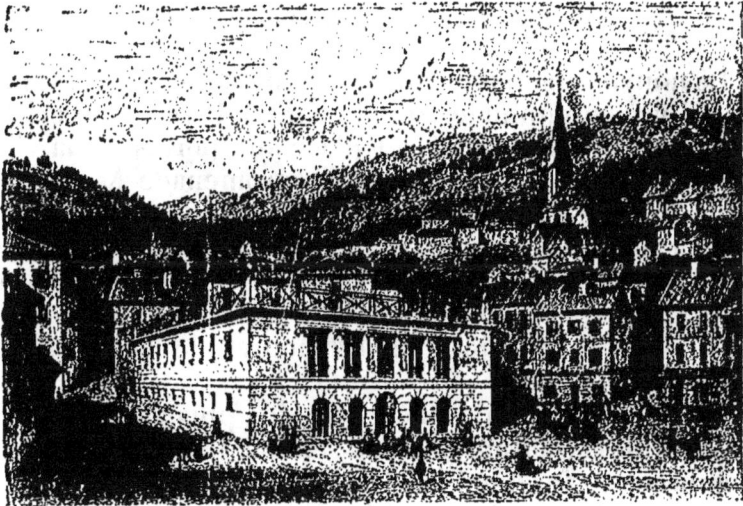

BAINS. — Le Bain Romain.

sources, à peine minéralisée, renferme, par litre, environ 0gr,30 de sels alcalins et terreux. Appliquée en bains, elle développe une action calmante.

Bains possède deux établissements, l'un appelé *Bains de la Promenade* et l'autre *Bain Romain :* ce dernier, d'une remarquable élégance. Mais ils ne comptent plus, aujourd'hui , que de rares visiteurs.

BUSSANG. — *Eaux sodiques et calciques bicarbonatées.* — Les sources jaillissent à deux kilomètres du village de Bussang, dans la vallée de la Moselle, non loin de la partie des grandes Vosges où cette rivière prend naissance. La plus importante de ces sources, dite *Source des Demoiselles,* donne, par litre, un résidu fixe de 1gr,56, dans lequel on trouve, d'après Willm: carbonates de soude, de potasse et de lithine 0gr,71 ; carbonates de chaux et de magnésie 0gr,55. L'eau de Bussang, gazeuse, fraîche et fort agréable à boire, est surtout exploitée comme eau de table.

III. — DOUBS ET JURA.

LA MOUILLÈRE-BESANÇON

Eaux bromo-chlorurées sodiques, fortes.

Le nouvel établissement des bains salins de la Mouillère a été livré au public le 10 juillet 1892. Il reste ouvert toute l'année. L'établissement est placé aux portes de la ville de Besançon, en face de la belle promenade Micaud, qui longe le Doubs ; il est dominé par les hauteurs verdoyantes de Beauregard et du mont Brégille. — Itinéraire : 407 kilomètres de Paris, dont le trajet s'effectue en 6 h. 1/2 ; trois express par jour, 230 kilomètres de Lyon en 5 heures de trajet ; et à 2 heures de la Suisse et de l'Alsace-Lorraine.

Le séjour de la Mouillère est des plus agréables et des plus salubres, autant par son climat tempéré que par les nombreuses forêts et les belles eaux qui l'avoisinent. Les environs abondent en sites merveilleux et en curiosités naturelles qui donnent lieu à de très intéressantes promenades et excursions. Un magnifique casino, où tout l'été se donnent des concerts et des représentations théâtrales, est joint à l'établissement. De nombreux hôtels de construction récente offrent aux malades tout le confort et le luxe moderne et à des prix très raisonnables (de 8 à 15 francs par jour). Besançon possède une École de médecine et de nombreux établissements d'instruction pour les enfants. Le pays est très pittoresque, c'est le vestibule de la Suisse ; et on y trouve un excellent service de voitures pour les promenades et excursions.

L'*Etablissement Thermal* est magnifique et l'un des plus beaux et des mieux installés du monde. Il comprend soixante-huit cabinets de bains, deux grandes salles d'hydrothérapie et des cabinets pour bains et douches ; l'hydrothérapie y est pratiquée à l'eau salée et douce, à toutes les températures, depuis 9° C., avec une pression de douze mètres et au moyen des appareils les plus perfectionnés. On y trouve des bains de vapeur, bains de siège, douches ascendantes, pulvérisation ; ainsi que les cures adjuvantes telles que le massage, l'aérothérapie, l'électro- thérapie, un gymnase médical; on peut aussi y suivre une cure de lait, de petit-lait, ou de kéfir.

Les eaux salées de la Mouillère-Besançon sont certaine- ment appelées à jouir d'une grande réputation dans le monde médical. Elles sont alimentées en *eaux salées* et en *eaux mères* par la source et la saline de Miserey. D'après les analyses récentes de MM. Boinon, professeur de chimie à l'École de médecine et de pharmacie de Besançon, et Baudin, chimiste expert, analyses confirmées par l'Aca- démie de médecine de Paris, ces eaux sont les plus riches en éléments salins connues en France.

L'eau de la source de Miserey contient, par litre :

Chlorure de sodium...................... 291 gram.

Tandis que Salies-de-Béarn n'en a que 229. Les eaux mères contiennent :

	Gram.
Chlorure de sodium....................	308.000
Bromure de potassium................ .	2.250

Le traitement à la Mouillère se fait surtout par la bal- néation; cependant, dans quelques cas, on se trouve bien de l'emploi de l'eau, en boisson, coupée avec du lait ou du bouillon.

La Mouillère-Besançon jouit en France et à l'étranger d'une réputation méritée pour la cure des différentes affec- tions dérivées du lymphatisme et de la scrofule. On y soi- gne et combat la scrofule sous toutes ses formes, depuis la plus simple prédisposition caractérisée par la bouffissure du visage, l'enflure œdémateuse de la lèvre supérieure, du nez et des paupières, jusqu'aux scrofules les mieux confir- mées ou même arrivées à leur période suraiguë; tels que : les abcès froids, les tumeurs blanches et les caries. Il s'en faut que la curabilité soit la même pour ces divers degrés ; mais quelle que soit l'espèce de scrofule, la guérison, ou au moins l'amélioration, y est assurée.

Le rachitisme, le lymphatisme, l'adénite et le rhuma- tisme dans beaucoup de cas, sont justiciables des bains salins qui forment le traitement le plus rationnel, le plus efficace et le plus héroïque contre toutes ces différentes affections dérivées de l'affection scrofuleuse. Parmi les nombreuses lésions qu'entraîne le vice scrofuleux, ce sont celles des muqueuses qui retireront le plus de bénéfice de l'emploi des eaux de la Mouillère.

On fera bien d'être très prudent pendant l'usage de ces eaux et de suivre avec une grande exactitude les conseils du médecin traitant, si l'on veut ne pas voir la cure troublée soit par la fièvre thermale, soit par la crise des bains. On peut d'ailleurs consulter sur cette médication les ouvrages suivants : *Notice médicale sur les eaux salées de Miserey*, par le Dr Baudin; *Les enfants aux eaux salées de Besançon*, par le Dr Vérette; *Guide du baigneur et du touriste à Besançon-les-Bains et dans les environs*, par M. A. Nicklès.

SALINS. — *Eaux muriatiques froides. Eaux mères.* — La petite ville, ou mieux la longue ville de Salins, car elle

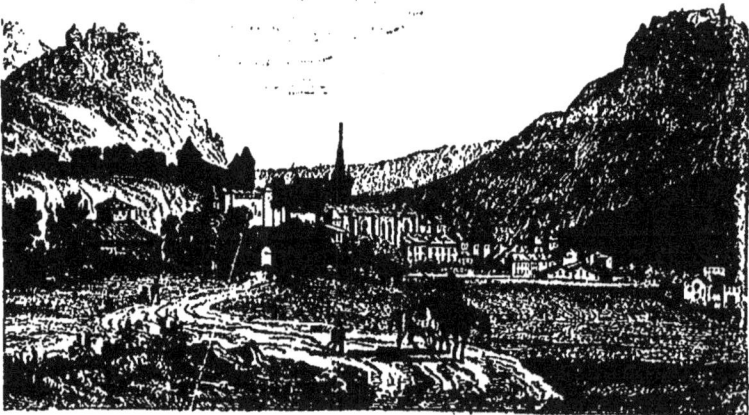

SALINS.

représente une rue qui s'étend sur une longueur de près de quatre kilomètres, est située au fond d'une gorge du Jura, sur la grande route de Paris à Pontarlier, désignée autrefois, à cause de son importance stratégique, sous le nom de Portes de Bourgogne. Deux forts perchés en regard l'un de l'autre sur les hauteurs, et séparés par une sorte de gave

nommé la Furieuse, bien qu'en été son aspect soit des plus
pacifiques, sont tout ce qui reste aujourd'hui des anciennes
fortifications de Salins. L'établissement balnéaire a pris
la place d'une ancienne fabrique de sel.

Il existe à Salins deux sortes de sources : les unes naturelles, les autres artificielles. Celle qui alimente l'établissement et qui porte le nom de *Puits-à-Muire* est une source
naturelle, dont la température ne s'élève pas au-dessus de
11° C. Son eau contiendrait, par litre, d'après Réveil, sur
26 grammes de principes fixes : chlorure de sodium et
chlorures divers 23^{gr},86 ; sulfates de chaux et de potasse
2^{gr},10 ; et des traces de bromures et d'iodures, ainsi que des
carbonates de chaux et de magnésie. On emploie également les eaux mères provenant de la fabrication du sel,
dans une usine du voisinage. On tire aussi de ces eaux
mères ce qu'on nomme des sels d'eaux mères, qui servent
à composer, avec l'eau ordinaire, des bains minéraux muriatiques. On y traite le lymphatisme et la scrofule.

LONS-LE-SAUNIER. — *Eaux muriatiques carbonatées froides.* — Il existe, à Lons-le-Saunier, un puits d'eau
froide, exclusivement réservée aux besoins thérapeutiques.
Cette eau, claire et limpide, d'une saveur salée avec un
arrière-goût légèrement piquant, qui n'a rien de désagréable, contient, par litre, d'après une ancienne analyse,
sur 17^{gr},68 de principes fixes et volatils : chlorures de sodium, de magnésium et de calcium 12^{gr},38 ; carbonates de
chaux, de magnésie, de fer 2^{gr},04 ; acide carbonique libre 2^{gr},30. L'estomac supporte bien cette eau, qui, bue à
la dose de trois ou quatre verres, est d'abord un peu laxative ; mais ce premier effet passé, elle excite simplement le
jeu des fonctions digestives et intestinales : ce qui la rend
très utile contre les dyspepsies avec atonie et constipation.
Les bains, ainsi que les douches, associés à l'usage interne
de l'eau, peuvent rendre également, cela va de soi, de
grands services dans le lymphatisme, pour remédier à la
complexion molle et torpide ; et contre les diverses manifestations de la maladie scrofuleuse.

CHAPITRE V

RÉGION DES ALPES

I. — HAUTE-SAVOIE.

ÉVIAN. — *Eaux salines froides.* — Évian est une petite ville bâtie en amphithéâtre, sur la rive savoisienne du lac de Genève, qui en baigne les murs, et en face de Lausanne, qu'on aperçoit sur la rive opposée. Son climat est doux, son air salubre et sa situation ravissante. On y jouit de la vue la plus magnifique sur le lac. La source dite *Source Cachat*, jaillit dans un établissement placé au centre de la ville. Ses divisions, qu'on avait prises à tort pour autant de sources différentes, servent à alimenter les bains et deux buvettes.

L'eau d'Évian est froide, à peine 12° C. Son odeur est nulle, ainsi que sa saveur. Sa limpidité et sa transparence la font ressembler à la plus belle eau de roche. Enfin la chimie n'y dénote que les sels les plus insignifiants, aux doses les plus minimes ; ainsi un litre de cette eau contient 0^{gr},255 de bicarbonates de soude, de chaux, de magnésie. Elle est surtout employée en boisson ; la dose habituelle en est de sept à huit verres dans la journée. Indépendamment de l'eau bue à la source, la plupart des malades en prennent aux repas, coupée avec le vin. Ces eaux agissent surtout comme diurétiques, dans le traitement des engorgements de la prostate et des affections catarrhales de la vessie et des reins, par l'espèce d'irrigation qu'elles entretiennent à l'intérieur de ces organes. On en fait également usage en bains et douches.

Il existe dans la ville une autre source, dite de *Bonnevie*, qu'on n'emploie qu'en boisson, et qui offre la plus grande analogie avec celle qui vient de nous occuper. C'est la même composition chimique ; aussi les malades peuvent-ils boire de l'une ou de l'autre indistinctement.

Enfin, à vingt minutes d'Évian et sur les bords du lac,

est une source ferrugineuse froide, appelée *fontaine d'Am-phion.* Cette eau contient un peu de fer, quelques sels alca-lins, et une quantité notable de gaz acide carbonique. Souvent on l'associe aux eaux d'Évian, principalement vers la fin de la cure. Comme il faut, autant que possible, aller la boire à la source même, elle devient un but de promenade.

SAINT-GERVAIS. — *Eaux salines sulfureuses chaudes.* — Situés à la base du mont Blanc, les bains de Saint-Gervais occupent le fond d'une gorge sauvage, que do-mine une forêt de hêtres et de sapins. De cette montagne se précipite le Bonnand, qui forme une magnifique cascade et répand ensuite dans la vallée la fertilité et la fraîcheur. L'établissement est isolé de toute habitation, car le village est à une assez grande distance, sur une hauteur de plus de 200 mètres, dont l'accès nécessite de nombreux détours. Les eaux de Saint-Gervais, très limpides, onctueuses, amères, appartiennent à la classe des eaux sulfurées cal-caires. Leur température moyenne est d'environ 40° C. Elles peuvent par conséquent être employées d'emblée, tant pour le bain que pour la douche, à la chaleur native. Leur composition est à peu près la même pour toutes. Ainsi elles contiennent, par litre, environ 5 grammes de prin-cipes fixes, dont le sulfate de soude, le chlorure de sodium et le carbonate de chaux constituent les plus importants. Quant au soufre, il s'y trouve à l'état de sulfure calcaire et de gaz sulfhydrique : la *Source du Torrent* en renferme $0^{gr},023$ du premier et $0^{gr},003$ du second ; c'est la plus sulfu-reuse des quatre. Parmi ces sources, il en est une qu'on désigne encore sous le nom de *Source ferrugineuse,* à cause de la petite quantité d'oxyde de fer qu'elle contient : cette quantité est de $0^{gr},006$. Bue le matin, à la dose de quatre à six verres, cette eau minérale est légèrement laxative. En général, elle est très facilement supportée par les sujets les plus irritables. Les affections qu'on traite avec le plus de succès dans cette station sont les maladies de la peau, spécialement les dartres squameuses, la cou-perose et l'acné.

II. — SAVOIE.

AIX

Eaux sulfureuses chaudes.

Aix est une assez jolie ville, située à trois lieues de Chambéry, à proximité du lac du Bourget, dans une vallée agréable que borde, du sud au nord, une double chaîne de montagnes. Son climat est doux et tellement salubre que, par un privilège bien rare en Savoie, vous ne rencontrez à Aix ni crétinisme, ni goitre. La position de cette ville, près des frontières de l'Italie et de la Suisse, en fait un rendez-vous commode pour les étrangers. A en juger par les monuments qui restent, ses bains avaient, sous la domination romaine, une importance considérable, qu'après de nombreuses vicissitudes ils ont recouvrée.

Les eaux thermales d'Aix forment deux sources principales : l'une dite de *Soufre* et l'autre de *Saint-Paul* ou d'*Alun*. Toutes deux jaillissent à soixante mètres environ l'une de l'autre, avec une abondance telle, qu'indépendamment des bains, elles alimentent deux fontaines publiques. Depuis les nouveaux captages qui en ont été faits, elles fournissent en vingt-quatre heures 4,650,000 litres d'eau minérale.

L'eau de ces sources est d'une limpidité parfaite; elle exhale une odeur d'œuf couvis qui est moins prononcée dans l'eau d'Alun. Sa saveur hépatique, douceâtre et un peu nauséabonde, s'accompagne presque toujours de renvois nidoreux. La chaleur moyenne de ces sources est de 45° à 47° C. Cependant, à certaines époques de l'année, surtout après de longues pluies, elle offre une légère diminution. La source de Soufre et la source d'Alun contiennent, à peu près, la même quantité de principes fixes, par litre ; environ $0^{gr},45$ à $0^{gr},49$, d'après Willm. Toutes les deux sont sulfureuses, la première beaucoup plus que la seconde, car elle renferme, sur 1000 grammes d'eau, $0^{lit},041$ de gaz sulfhydrique libre, tandis que la source d'Alun en offre à peine des traces. On a noté, dans les cavités par où passe la source de Soufre, la formation spontanée d'acide sulfurique. Cette source se distingue encore

de celle d'Alun par la présence d'un iodure, et d'une assez
grande quantité de sulfuraire sur laquelle Bonjean a fait de
curieuses et intéressantes recherches. C'est à tort que
Fontan range ces eaux dans la classe des eaux sulfureuses
qu'il nomme *accidentelles*. Ainsi leur température est élevée; le soufre s'y trouve combiné avec la soude et non
avec la chaux, puisqu'il y a $0^{gr},096$ du premier et
$0^{gr},016$ du second : tous caractères opposés à ceux que
Fontan attribue aux sulfurées accidentelles. D'après

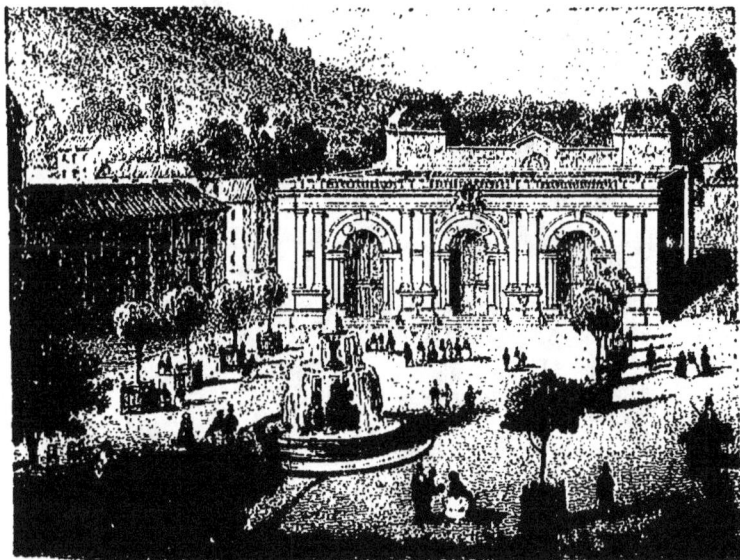

AIX-EN-SAVOIE. — Les Thermes : ancien Établissement royal.

Anglada, la source d'Alun serait une source sulfureuse dé-
générée. M. Willm admet qu'elles le sont toutes les deux
et qu'elles renferment $0^{gr},0038$ d'hyposulfite de soude.
A peu de distance de ces sources, jaillit une source ferrugineuse.

Les eaux minérales sont administrées dans un magnifique établissement adossé à la colline d'où jaillissent les
sources. Les bains peuvent se prendre dans des baignoires.
Chacune d'elles est desservie par trois robinets d'eau de
Soufre, d'eau d'Alun et d'eau naturelle ; mais la plupart
des malades préfèrent les piscines. Celles-ci représentent
chacune une vaste enceinte destinée aux exercices de
gymnastique et de natation. L'eau arrive par le fond et à

la partie centrale : par suite, sa température se distribue d'une manière plus uniforme ; on la maintient entre 32° et 35° C. Ces piscines sont éclairées par le haut, de sorte que la lumière, en se jouant sur les gradins de faïence qui

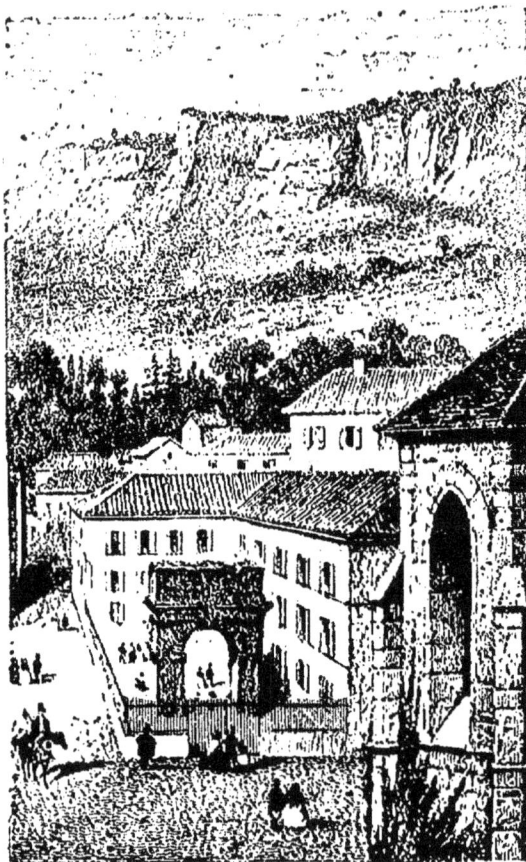

AIX-EN-SAVOIE. — L'arc de Campanus.

entourent les bassins, fait mieux ressortir encore la limpidité de l'eau minérale.

Le *vaporarium*, construit sur le modèle de ceux d'Ischia, est une petite salle circulaire couronnée par un dôme vitré : tout autour sont rangés des cabinets formant autant d'étuves isolées. Il y a deux autres manières d'administrer, à Aix, les effluves des sources. La première se fait par encaissement ; la tête seule, dans ce cas, se trouve hors de l'appareil, tandis que le reste du corps est plongé dans la vapeur. La seconde consiste à diriger la vapeur sur les parties malades, à l'aide de tuyaux qui la rassemblent en une sorte de foyer.

Mais ce qui distingue essentiellement Aix de tous les autres établissements thermaux, c'est la manière si parfaite dont les douches d'eau minérale y sont organisées. Il y en a de toutes les directions et de toutes les températures : douches verticales, ascendantes ou obliques ; douches chaudes, froides, mitigées ou *écossaises*, c'est-à-dire alternativement froides et chaudes ; douches générales et douches partielles. Quant au volume et à l'intensité de leur choc, on peut obtenir toutes les variétés possibles. Lorsque la douche a toute sa force de percussion, elle prend le nom de *grande chute*. Rien non plus ne saurait égaler l'habileté des doucheurs. Ils frictionnent et massent les membres en tous sens ; ils leur font exécuter des mouvements d'extension et de flexion, en les secouant légèrement ; puis ils *pétrissent* l'abdomen, de manière à communiquer une sorte de succussion aux viscères qui y sont contenus. Vous vous croiriez presque en Orient, où du reste les premiers doucheurs d'Aix ont été, assure-t-on, se former.

On administre d'habitude le bain chaud qui suit la douche dans une pièce appelée les *Bouillons*, parce que l'eau, arrivant tumultueusement et avec violence par le fond du bassin, paraît être dans une sorte d'ébullition.

Enfin, il existe des cabinets obscurs, que leur situation souterraine et leur température élevée ont fait nommer *Division d'Enfer* : il y a l'Enfer des hommes et l'Enfer des femmes. Deux jets très forts viennent se briser avec violence contre le sol, en répandant des tourbillons de vapeurs qui rendent l'atmosphère étouffante ; pendant que le malade est ainsi plongé dans l'étuve, il reçoit la douche, et ses pieds baignent dans l'eau thermale. On comprend quelle doit être l'activité d'un semblable moyen.

L'action des eaux d'Aix, sur l'homme sain comme sur l'homme malade, est une action stimulante : elles accélèrent le pouls, appellent la chaleur à la peau, et déterminent un mouvement comme fébrile qui se termine d'habitude par des évacuations critiques.

Ce sont principalement les eaux d'Alun qu'on emploie en boisson, comme moins pesantes à l'estomac et d'une saveur moins désagréable que celles de Soufre. En général on boit peu ces eaux ; il est même des personnes qui ne suivent que la médication externe. Les bains, la douche et les étuves forment la partie essentielle du traitement.

Au sortir des divers exercices de la cure, le malade, dont le corps ruisselle, est essuyé avec du linge bien chaud et enveloppé d'un grand peignoir de flanelle que recouvre une couverture de laine. On lui passe des serviettes autour de la tête et des pieds, puis ensuite on le dépose dans une chaise à porteurs qui sert à le reconduire jusqu'à son lit, où il continue de transpirer. C'est le moment de prendre un bouillon, un peu de vin ou quelques verres d'eau thermale. Bientôt le paroxysme diminue, l'excitation se calme et la fatigue du bain fait place à une sensation de bien-être qui persiste le reste de la journée.

Les maladies contre lesquelles vous conseillerez les eaux d'Aix avec le plus de succès sont d'abord les rhumatismes et la sciatique rhumatismale; ensuite les maladies de la peau, les paraplégies et les paralysies partielles qui sont complètement indépendantes d'une lésion organique du centre nerveux et si souvent toxiques ou rhumatismales. On peut joindre à cette liste les affections utérines légères, catarrhales; et aussi la syphilis. Ces eaux sont d'ailleurs appropriées principalement aux complexions un peu molles, quoique avec un peu d'habileté on puisse les appliquer à toutes les constitutions.

Suivant le Dr Gaston, dont il convient d'apprécier la très grande expérience dans le maniement des eaux d'Aix, les sudations exagérées produisent souvent des troubles gastriques graves et l'hypochlorhydrie : ce n'est donc pas impunément qu'on peut se passer d'une direction médicale pendant le cours du traitement thermal.

Aix est visité par presque toutes les personnes qui font le voyage en Suisse. La ville, à l'exception de ses antiquités romaines, n'offre rien de bien curieux, mais ses environs sont des plus pittoresques. Quel ravissant lac que ce lac du Bourget! Comment quitter Aix sans avoir fait le pèlerinage de Haute-Combe, cette poétique et solennelle sépulture des rois de Sardaigne? Les amateurs de souvenirs historiques y trouveront également le sujet d'intéressantes excursions : ainsi il paraîtrait que c'est par le mont du Chat, qui est vis-à-vis d'Aix, qu'Annibal, marchant sur Rome, opéra son premier passage dans le pays des Allobroges, l'an 220 avant l'ère chrétienne.

A vingt minutes d'Aix, sur la route de Chambéry, se

13

trouve le petit hameau de Marlioz, où jaillissent trois sources dont l'eau renferme, par litre, un peu de gaz sulfhydrique, et $0^{gr},67$ de sulfure de potassium. On l'emploie en boisson et en inhalations dans le traitement des maladies des voies respiratoires.

CHALLES. — *Eaux sulfureuses froides.* — Les eaux de Challes ont une composition remarquable. Elles contiennent, en effet, par litre, d'après Willm, la dose énorme de

	Gram.
Sulfure de sodium..........................	0.3504

Calloud, qui leur en attribuait $0^{gr},55$, les avait comparées, sous ce rapport, aux principales eaux sulfureuses des Pyrénées ; et il avait dressé le tableau suivant :

Bonnes est à Challes comme...........	1 à 30
Cauterets................................	1 à 22
Barèges.................................	1 à 12
Labassère..............................	1 à 11
Luchon.................................	1 à 10

Willm, dans son travail analytique, attribue aux eaux de Challes une minéralisation totale, en principes fixes, de $1^{gr},67$ dont les sels de soude forment près des neuf dixièmes, sur lesquels l'élément dominant serait le

	Gram.
Bicarbonate de soude..................	0.92

L'iode et le brome s'y rencontrent en proportions dosables, soit :

	Gram.
Iodure de sodium.......................	0.01285
Bromure de sodium.....................	0.00376

quantités qui, d'ailleurs, au point de vue thérapeutique, nous paraissent assez insignifiantes. Enfin, au sortir du griffon, ces eaux, avant d'avoir subi l'action de l'air, ne répandent qu'une odeur faible, exclusive de la présence de l'hydrogène sulfuré.

Challes est situé à quatre kilomètres de Chambéry, et à deux cents pas environ de la grande route de Turin, dans un charmant vallon bordé de bois et entouré de prairies. La source a été captée avec un soin extrême au centre d'un pavillon renfermant la buvette, des salles d'inhalation et des cabinets de bains. Elle fournit en abondance une eau fraîche, limpide, transparente, que traversent par intervalles de petites bulles d'azote. Sa saveur offre une légère amertume à laquelle on s'accoutume facilement. Quant à son odeur, elle est presque nulle au griffon comme nous l'avons dit ; ce n'est que par la formation au contact de l'air d'un peu de gaz sulfhydrique, qu'elle trahit la présence du soufre.

Bues le matin à la dose de un ou deux verres et même davantage, ces eaux sont, en général, très bien supportées par l'estomac. Elles sont diurétiques ; et plus particulièrement utiles contre l'eczéma, l'impétigo, l'acné rubrum, le psoriasis, le pityriasis. A Aix même, quand l'eau des sources échoue contre certaines dermatoses trop rebelles, on se trouve souvent bien d'en accroître l'activité en ajoutant au bain cinq ou six litres d'eau de Challes. Quelques compresses imbibées de cette même eau et appliquées sur des surfaces sécrétantes, ont plus d'une fois également modifié avec avantage la vitalité du derme et déterminé sa cicatrisation. Enfin, on a signalé leurs bons effets dans le traitement des diverses maladies des organes respiratoires qui sont du ressort des eaux sulfurées sodiques.

BRIDES-LES-BAINS, SALINS-MOUTIERS.

Ces stations, situées dans l'arrondissement de Moutiers, sont distantes l'une de l'autre de 4 kilomètres. — Leurs eaux sont, dans beaucoup de cas, employées en même temps. Nous allons les décrire successivement.

BRIDES-LES-BAINS. — *Eaux sulfatées, chlorurées sodiques.* — Les eaux de Brides contiennent par litre 6gr,1808 de divers sels purgatifs, tels que sulfates de soude, de magnésie, de chaux et du chlorure de sodium ; elles possèdent en outre une quantité de fer suffisante pour leur donner la saveur styptique. Leur température à la source (34°C.) permet de les boire sans leur faire subir aucun changement de thermalité ; elles sont tolérées par les estomacs les plus délicats.

D'après M. Lefort, « ce qui caractérise singulièrement les eaux de Brides, c'est l'union officinalement inimitable des propriétés purgatives et toniques. Cette double action favorise les sécrétions et la circulation du tube digestif et de ses annexes, sans débiliter, comme on le ferait avec des purgatifs salins répétés, et au contraire en excitant la reconstitution par l'appétit qu'on provoque, sans altérer le sang et la nutrition comme avec les eaux alcalines ou les carbonates sodiques. »

Ces eaux à petites doses agissent sur la muqueuse de l'estomac et favorisent la sécrétion du suc gastrique. Aussi Gublèr les recommande-t-il dans la dyspepsie.

Les sels neutres qu'elles contiennent neutralisent l'excès

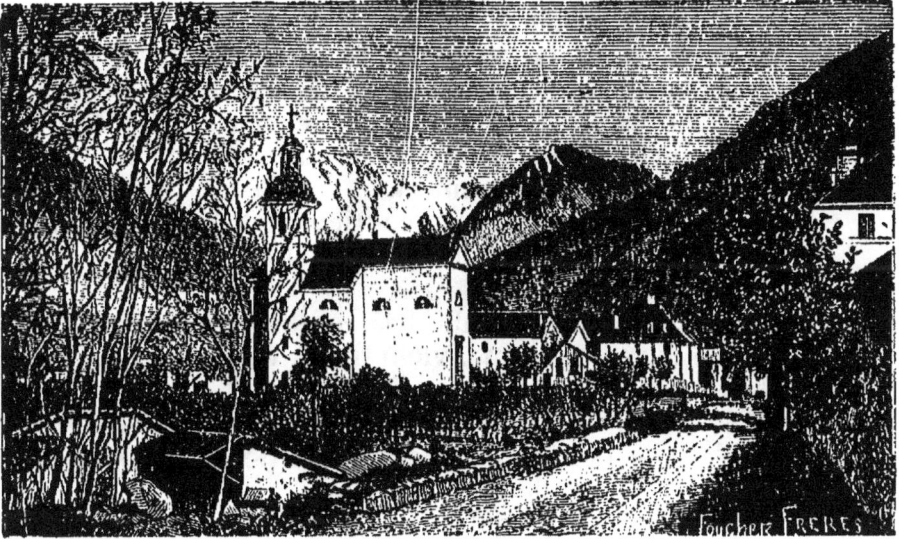

BRIDES-LES-BAINS ET LE GLACIER DE LA VANOISE.

d'acidité du suc gastrique et font disparaître le pyrosis. Par leur action sur le foie elles augmentent la sécrétion de la bile ; aussi sont-elles employées avec beaucoup de succès, dans les hypertrophies de cet organe, quelle qu'en soit l'origine, et dans la lithiase biliaire. Leur effet diurétique favorise l'expulsion de l'acide urique et des calculs rénaux.

A la dose de quatre ou cinq verres de 200 grammes, ces eaux produisent un effet purgatif qui, amenant une hypérémie intestinale, diminue l'afflux sanguin du côté des centres nerveux.

. Les eaux de Brides agissent d'une façon spéciale sur les maladies de ralentissement de la nutrition : albuminurie, diabète, goutte, obésité ; cette dernière maladie est même l'objet d'une cure particulière. Les résultats publiés par Philbert (1) prouvent qu'elles sont aussi efficaces que les eaux allemandes les plus renommées. — Des promenades dans les bois permettent d'y faire la cure de terrain.

Les malades atteints de constipation se trouvent généralement guéris par l'usage de ces eaux ; elles sont encore fort utiles dans les affections de l'utérus et de ses annexes, dans l'aménorrhée, la dysménorrhée, les engorgements du col. Associées aux bains de Salins-Moutiers, elles donnent les meilleurs résultats dans les corps fibreux, l'hypertrophie utérine et la stérilité (2).

Elles peuvent être utilisées aussi chez les malades atteints de surmenage (3) en débarrassant l'économie des toxines qui s'y sont accumulées.

Un établissement nouveau contient des piscines, salles de douches, de bains, appareils à sudation, bains térébenthinés.

Un Casino, avec salles de théâtre, de danse, de conversation, de jeux, d'escrime, vient d'être construit à côté de l'établissement thermal.

SALINS-MOUTIERS. — *Eaux chlorurées sodiques thermales.* — Les eaux de Salins-Moutiers, si justement nommées « Eaux de mer thermales », contiennent par litre 16^{gr},6689 de sels analogues à ceux de Brides, mais leur caractéristisque est le chlorure de sodium dont le chiffre, 12^{gr},4886, les a fait ranger parmi les chlorurées sodiques fortes. Ce qui constitue leur supériorité incontestable sur leurs congénères, c'est la thermalité, 34°, et le grand débit de la source, 3,500,000 litres par jour, qui permet de donner les bains en piscines et en baignoires à eau courante. Les résultats obtenus chez les enfants sont des plus remarquables, car l'air des montagnes, tonique, sédatif, n'a pas les inconvénients du climat marin qui n'est pas toujours supporté par certains organismes. D'après Gubler la den-

(1) Docteur E. Philbert. *Du traitement de l'obésité aux eaux de Brides-les-Bains. — De la cure de l'obésité aux eaux de Brides — Du traitement de l'obésité chez les enfants et les adolescents aux eaux de Brides. — Des cures d'amaigrissement.*
(2) Docteur Philbert. *De l'influence de l'amaigrissement sur la stérilité.*
(3) Docteur Philbert. *Du traitement hydro-minéral du surmenage.*

sité de la solution saline n'est pas la seule condition d'activité d'une eau chlorurée sodique, la thermalité a aussi son importance. Or Salins-Moutiers possède cette qualité en même temps qu'une minéralisation supérieure a beaucoup

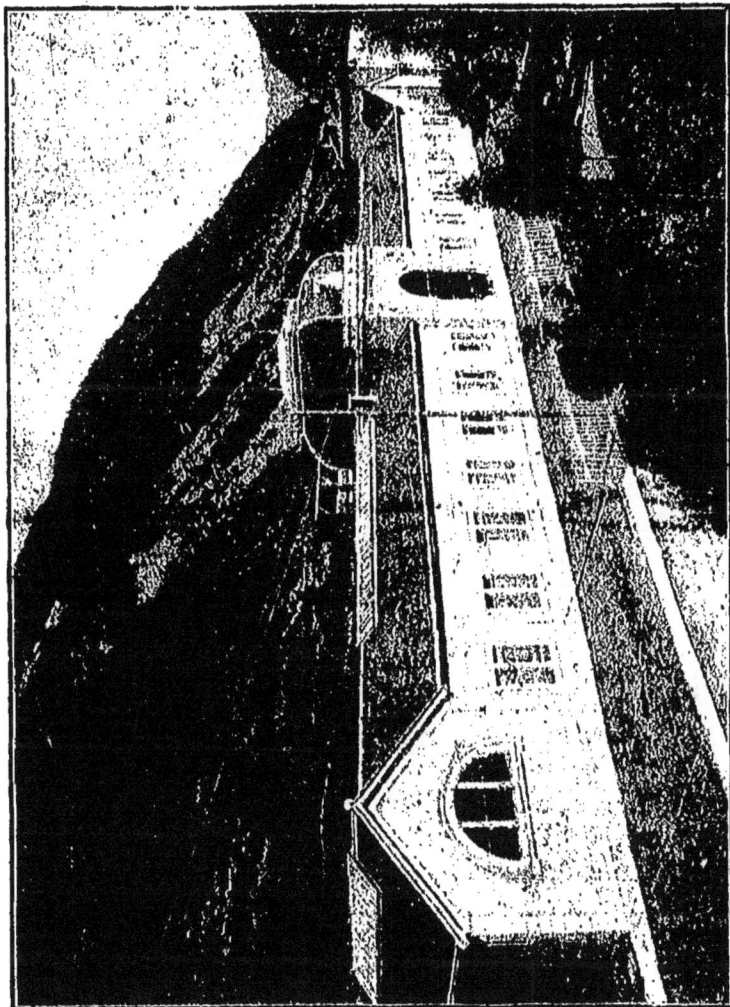

SALINS-MOUTIERS. — L'Établissement thermal.

d'autres eaux froides qui ne méritent à aucun point de vue la vogue dont elles jouissent.

Les piscines de Salins-Moutiers, alimentées par une eau thermale toujours courante et fortement minéralisée, sont évidemment propres à reconstituer de jeunes enfants qui pourront s'y livrer à la natation et à d'autres exercices.

La balnéation chlorurée sodique a une grande action sur la nutrition. Comme usage interne les eaux de Salins-Moutiers ont l'avantage d'être légèrement gazeuses et thermales, elles sont facilement absorbées par l'estomac.

Leurs principales indications (1) sont les scrofules osseuses et viscérales, les engorgements ganglionnaires, les maladies des os : tuberculose, caries, ostéites, nécrose et rachitisme ; les affections rhumatismales.

Les affections utérines, les corps fibreux sont heureusement modifiés par ces eaux, qui sont aussi utiles dans certaines paralysies locales ou générales, dans l'anaphrodisie et la spermatorrhée. Associées à l'eau de Brides, elles sont très favorables aux anémiques et à certaines formes de chlorose.

L'établissement permet d'employer les eaux sous toutes les formes : vaporisation, inhalation, douches, etc. Il contient deux grandes piscines de natation, des piscines de famille, des salles de bains à eau courante, ainsi qu'une salle où se pratique la gymnastique suédoise. Les stations de Brides et Salins, par leur voisinage, se prêtent un mutuel concours et permettent des cures parallèles et complémentaires. Un tramway à vapeur doit les mettre en communication.

— Les stations que nous venons de décrire sont de plus en plus fréquentées par les malades et par les touristes. Ils y rencontrent, d'ailleurs, sous le rapport du séjour, d'excellentes installations dans les villas et les hôtels. Nous croyons, toutefois, devoir citer, à Brides-les-Bains, le *Grand Hôtel des Thermes*, agrandi et remis à neuf, suivant toutes les règles de l'hygiène et de l'architecture contemporaines, et dont l'aménagement confortable est celui des maisons de premier ordre.

III. — ISÈRE ET BASSES-ALPES.

URIAGE

Eau muriatique sulfureuse tiède.

Uriage, situé à 12 kilomètres de Grenoble, n'est ni un bourg ni un hameau, c'est une agglomération de bâtiments

---

(1) Docteur Philbert. *Indications thérapeutiques des eaux de Brides-les-Bains et Salins-Moutiers.*

qui ont tous pour objet le service des eaux et des baigneurs ; et qui, chacun dans leur genre, sont parfaitement
appropriés à leur destination.

Il y a deux sources : l'une, ferrugineuse, qu'on emploie
en boisson dans les cas où le fer est indiqué ; l'autre tout
à la fois sulfureuse et saline. Cette seconde source, qui
est la seule à laquelle Uriage doive sa réputation, est la
seule également dont nous ayons ici à nous occuper. Ce
n'est qu'après le percement de plusieurs galeries souterraines, dont la dernière a trois cents mètres de longueur,
qu'on est parvenu à la capter définitivement. Elle jaillit
d'un rocher schisteux, au milieu de terrains d'alluvion ;
des tuyaux la prennent au griffon, puis vont la distribuer
dans les diverses pièces de l'établissement.

L'eau de cette source, marquant 28°C., est limpide à sa
sortie de la roche. Par son contact avec l'air ou seulement
son parcours dans ses conduits fermés, elle se trouble et
prend une teinte légèrement bleuâtre ; cette teinte, qui
devient tout à fait blanche dans les baignoires, est due au
soufre naissant à l'état d'hydrate, lequel provient de la décomposition du gaz sulfhydrique. Il se dégage de cette eau
une forte odeur d'hydrogène sulfuré. Quant à sa saveur,
elle est hépatique et salée, avec un arrière-goût amer dû
aux sels de magnésie en dissolution. Sa composition chimique est très remarquable. Doyon y a trouvé, par litre :
0^{gr},039 de sulfure de sodium. Lefort y a découvert 11 grammes de principes fixes, avec une dominance notable du
chlorure de sodium et du sulfate de soude. D'après Gerdy,
les éléments fixes les plus importants s'y présenteraient
aux poids suivants : chlorure de sodium 7^{gr},236 ; sulfate
de magnésie et de soude 2^{gr},258. Enfin il y aurait, en outre,
des traces de lithine, d'oxyde de fer, d'arsenic et d'iode.

Bue à dose convenable, dont la moyenne varie, suivant
les individus, de trois à six verres, cette eau détermine
des évacuations promptes, faciles, sans malaise d'aucun
genre. En bains, elle réunit la double action des eaux
chlorurées et des eaux sulfureuses : aussi convient-elle
plus spécialement aux tempéraments lymphatiques. Il est
rare qu'elle provoque le phénomène connu sous le nom de
poussée. La durée du bain est habituellement d'une
heure ; quelquefois, cependant, on la prolonge jusqu'à
deux heures et même au delà, quand il s'agit d'affections
rebelles et tenaces. Les douches sont parfaitement organi-

sécs. Il en est de même des bains et des fumigations de vapeurs sulfureuses. On y trouve également des salles d'inhalation d'eau pulvérisée.

Au premier rang des maladies auxquelles convient l'eau d'Uriage, se placent les affections cutanées, particulièrement celles qui revêtent la forme eczémateuse. Mais, tandis que les eaux simplement sulfureuses sont susceptibles de produire, au début du traitement, une vive stimulation de la peau, celle d'Uriage, au contraire, calme presque toujours d'emblée, ce qu'il faut sans doute attribuer à l'action sédative et un peu astringente des chlorures. Il faut également faire la part de la boisson, dont l'effet laxatif peut prévenir la trop vive congestion du derme. Ce n'est qu'après les premiers bains que cette surface s'irrite; et encore l'irritation est-elle habituellement légère et d'une assez courte durée.

Uriage convient également aux maladies scrofuleuses. Les affections de l'utérus que caractérise la déviation de cet organe ou le relâchement de ses ligaments, les paraplégies essentielles, et, en général, les névroses liées à la débilité de l'appareil cérébro-spinal, trouvent encore ici du soulagement, souvent même la guérison.

ALLEVARD. — *Eau sulfureuse froide.* — Allevard est un gros bourg situé à cinq heures de Grenoble, dans une vallée pleine d'accidents pittoresques, laquelle vient s'ouvrir, à Goncelin, dans celle du Graisivaudan. Ce bourg, à l'altitude de 475 mètres, est connu depuis longtemps par ses forges d'acier, et, depuis peu d'années seulement, par sa source minérale: aussi son aspect est-il essentiellement industriel.

La source jaillit sur la rive gauche et jusque dans le lit même du torrent de Bréda. Elle a été captée dans un puits de six mètres de profondeur d'où une pompe l'élève et la conduit dans l'établissement thermal. Sa température, qui est de 24° C. au griffon, n'est plus que de 16° aux lieux d'emploi. L'eau de cette source a une saveur et une odeur nettement sulfureuses. D'après Dupasquier elle contient, par litre 0gr,024 d'acide sulfhydrique libre. Ossian Henry y a, de plus, découvert une quantité assez notable de bromures et d'iodures alcalins. Enfin le poids des principes fixes est d'environ 2gr,24, parmi lesquels dominent le sulfate de soude et le chlorure de sodium.

13.

On administre l'eau d'Allevard en boisson, bains, douches, inhalations, contre les affections catarrhales de la muqueuse des organes respiratoires. C'est l'inhalation qui constitue la caractéristique de cette station. Elle est pratiquée dans de grandes salles, au moyen de cuvettes disposées de telles sortes que l'eau tombe en se brisant, du plateau supérieur dans celui qui est au-dessous, puis successivement jusqu'au dernier. L'atmosphère de la pièce se sature ainsi d'émanations sulfureuses froides, dont l'analyse n'a pas encore précisé le poids, mais qui doit être assez considérable, à en juger par l'odeur qui vous saisit en entrant. Ce sont ces émanations que les malades viennent chaque jour respirer dans la salle, pendant un temps qui varie, suivant les cas, depuis quelques minutes jusqu'à une heure et même plus. Presque toujours, on combine la boisson avec l'inhalation. On commence par un quart de verre le matin, puis on augmente graduellement la dose, de manière à atteindre deux ou trois verres dans la journée. Sous l'influence de ces moyens, il n'est pas rare de voir, dans les affections catarrhales pulmonaires, la toux diminuer, l'expectoration prendre un meilleur caractère, le pouls perdre de sa fréquence et l'état du malade s'améliorer sensiblement.

LA MOTTE-LES-BAINS

Eaux salines bromo-chlorurées sodiques chaudes.

Cette station, dont l'importance thérapeutique s'est grandement accru depuis la dernière édition de notre Guide, mérite, tant par la composition de ses eaux que par son excellent aménagement, que nous nous y arrêtions plus que nous ne l'avions fait jusqu'ici.

L'établissement thermal, occupant l'ancien château de La Motte, réparé pour sa nouvelle destination, est situé dans un vallon pittoresque des Alpes dauphinoises, à une altitude de 600 mètres, abrité des vents du nord et couvert de prairies et de pâturages, de bois taillis et de grands bois de sapins qui, avec la brise du Drac, y tempèrent les chaleurs de l'été, sans communiquer la moindre humidité à l'atmosphère, par suite de la disposition du terrain et de la constitution même du sol. Il est alimenté par deux sources : la *Source du Puits*, débitant 1,375 hec-

tolitres par vingt-quatre heures ; la *Source de la Dame,*
dont le débit est de 2,448 hectolitres, disposée de façon à
pouvoir réunir ses eaux à la première. La température de
l'eau minérale au griffon est de 60° C. Une puissante machine hydraulique, aspirante et foulante, mue par la chute
des ruisseaux du vallon, élève l'eau à une hauteur de
283 mètres, du fond de la faille qui sert de lit au cours
tumultueux du Drac, et la pousse jusqu'au réservoir placé
au centre du bâtiment thermal : c'est le réservoir d'eau
chaude. A côté, dans une cour intérieure, se trouve le
réservoir d'eau minérale refroidie.

L'établissement balnéaire, très complet, comprend de
nombreux cabinets avec baignoires et douches locales
appropriées, des cabinets de douches de toutes formes,
une salle d'aspiration, un vaporarium, une piscine, etc.
L'hydrothérapie s'administre dans un chalet élevé à l'entrée
du parc. Pour compléter ces renseignements, nous dirons
que l'eau de La Motte se prend en boisson et se donne en
bains de durée plus ou moins longue et à toutes les températures, en demi-bains, manuluves, pédiluves, en lotions,
en douches chaudes générales avec massage, sudation,
en douches de vapeur, en douches froides, tempérées,
chaudes et froides, écossaises, en douches locales, capillaires, anales, vaginales, en hydropulvérisations, etc.

Un aménagement si exactement ordonné et des applications si variées et si méthodiques ne peuvent manquer de
produire des effets thérapeutiques remarquables, surtout
avec une eau chaude de composition saline mixte, bromo-
chlorurée sodique, comme est celle de La Motte-les-Bains.
Il résulte, en effet, de l'analyse de O. Henry, modifiée,
d'ailleurs, par les résultats des recherches les plus récentes,
que l'eau du Puits, par exemple (et celle de la source de
la Dame est presque semblable), contient, à côté de quantités sensibles d'iodures et de bromures alcalins :

	Gram.
Chlorure de sodium.........	3.80
Sulfate de chaux.........................	1.65

Signalons encore le carbonate de lithine à la dose de
$0^{gr},10$, le fer et le manganèse, etc., et enfin l'arsenic à l'état
d'arsénite de fer représenté par le poids de un milligramme.

Tous ces principes, qui sont des plus actifs de la matière
médicale, et le calorique tout ensemble, font de ces eaux

un médicament des plus efficaces ; et, en effet, après avoir excité l'appétit, régularisé l'excrétion intestinale, forcé l'excrétion sudorale et urinaire, fortifié ou produit un remontement général de l'organisme, l'eau du Puits agit sur les diathèses et les affections locales par ses vertus spécifiques altérantes et sédatives en même temps, et peut être considérée comme très salutaire contre une série de maladies, d'ordinaire très rebelles.

Citons en première ligne les maladies chroniques de l'utérus et de ses annexes qui forment une sorte de spécialité pour la station. Leur action est tout aussi remarquable dans les maladies rhumatismales, telles que le rhumatisme articulaire, chronique, musculaire et l'arthrite blennorrhagique ; dans certaines névralgies, principalement la sciatique ; arrivent ensuite, le lymphatisme, la scrofule, la scrofulo-tuberculose sous toutes leurs formes, en particulier les lésions des articulations et des os ; les raideurs articulaires suite de fractures, entorses, etc. De beaux résultats ont aussi été obtenus dans les affections du système nerveux : hémiplégies, suites d'hémorrhagies cérébrales ; paralysies diverses, traumatiques, métalliques, diphtériques, etc. ; scléroses, ataxie locomotrice, hystérie. Enfin, notons leur action dans l'impaludisme, la syphilis invétérée, l'obésité. Nous ne parlons pas, bien entendu, de toutes les affections qui, pouvant trouver un élément de guérison dans la constitution de ces eaux, n'ont pas encore fait l'objet d'études expérimentales particulières. Nous préférons nous en tenir aux faits dûment constatés par une longue observation. C'est la seule manière de rendre intéressantes et profitables nos recherches sur les eaux minérales naturelles.

On se rend à La Motte par la ligne de Saint-Georges-de-Commiers à la Mure. L'établissement est à dix minutes de la gare. Cette ligne, l'une des plus pittoresques de France, s'embranche à Saint-Georges-de-Commiers, sur la grande ligne de Paris-Lyon-Grenoble à Gap. On ne met pas plus d'une heure et demie pour se rendre de Grenoble à La Motte. Paris en est à une distance de quatorze heures : débours, en première classe, 75 francs.

Transport. — L'eau de La Motte se conserve pendant longtemps sans subir la moindre altération. Elle peut donc être transportée sans difficulté, et l'on doit, ce nous semble, la conseiller, loin de la source, lorsqu'on veut maintenir ou compléter l'amélioration obtenue par la cure thermale, ou comme moyen prophylactique pour consolider la guérison en s'opposant au retour des manifestations diathésiques morbides. — La direction actuelle, désireuse de répondre aux *desiderata* exprimés par le Dr Commandré, a fait tous ses efforts pour les réaliser. Après de nombreux essais, elle est parvenue à fabriquer de petites tablettes, d'un goût agréable, contenant les sels actifs des eaux minérales. En outre, et suivant toutes les prescriptions du Dr Dorgeval-Dubouchet, elle a fait préparer de petits paquets du sel même. Chaque paquet contient la dose nécessaire pour un litre d'eau : il est recommandé de porter cette eau à 60° C. environ ; et l'on obtient ainsi une véritable eau minérale.

GRÉOULX. — *Eau muriatique et sulfurée chaude.* — Gréoulx est un petit village situé au milieu de la Provence et à trois heures seulement d'Aix, sur le versant méridional des Alpes ; il s'élève coquettement en amphithéâtre sur un monticule que dominent les ruines d'un vieux château fort construit par les Templiers. Ce n'est pas au village même, mais à un kilomètre environ, que se trouve la source minérale, dans l'enceinte même du bâtiment des bains. Cette source, dite *Gravier*, que les Romains avaient captée avec un soin tout particulier, a une température fixe de 36°, 5 C. Elle jaillit du fond d'un puits de quatre mètres de profondeur, qu'elle remplit en totalité et dont le trop-plein se déverse dans des tuyaux qui la distribuent, ensuite, dans tout l'établissement. Son abondance est telle qu'elle fournit 1,200 litres d'eau par minute. Il s'en exhale une forte odeur d'hydrogène sulfuré. Sa transparence et sa limpidité sont parfaites : quant à sa saveur, bien que franchement hépatique et un peu salée, elle n'est point désagréable.

L'eau de Gréoulx a une composition chimique encore mal définie. Elle renfermerait, d'après Laurent, environ 4 grammes de principes fixes par litre, consistant principalement en chlorures de sodium et de magnésium. On l'emploie en boisson, en bains, en douches et aussi en inhalation.

On traite avec succès à Gréoulx la plupart des affections, tant internes qu'externes, que nous savons être du domaine de la médication hydro-sulfureuse. Nous citerons en première ligne les rhumatismes, les maladies de la peau, les affections utérines, les paralysies essentielles, les lésions du tissu osseux (anciennes fractures, tumeurs blanches, caries, nécroses), le catarrhe pulmonaire et quelques formes de la phtisie tuberculeuse. Ces eaux, en même temps qu'elles agissent localement, exercent sur l'ensemble de l'organisme une modification profonde et durable, qui convient tout spécialement aux tempéraments lymphatiques.

DIGNE. — *Eaux muriatiques et sulfurées chaudes.* — La petite ville de Digne n'a aujourd'hui d'autre importance que celle qu'elle doit aux souvenirs de Gassendi, et à la réputation de ses eaux minérales. Et encore est-ce un peu une importance d'emprunt. Ainsi Gassendi, dont la statue orne la belle promenade appelée le *Cours*, était originaire de Champtercier, village à trois lieues de Digne. De même les eaux minérales ne jaillissent pas dans la ville même, mais à environ 3 kilomètres, dans une gorge étroite et sur les bords d'un torrent. Ce sont des eaux sulfureuses très certainement muriatiques, dont la température varie depuis 34° jusqu'à 45° C. Une ancienne analyse leur attribue plus de 2 grammes, par litre, de chlorure de sodium. Leur saveur et leur odeur sont franchement hépatiques ; quant à leur rendement, il est, de même qu'à Gréoulx, assez considérable pour entretenir un courant continuel dans les baignoires. Enfin le petit établissement qu'on a construit sur le griffon de ces sources contient plusieurs cabinets de bains, des douches, une excellente étuve naturelle. Tels sont les seuls renseignements que nous puissions donner sur les eaux de Digne, dont l'histoire chimique et médicale est tout entière encore à faire.

CHAPITRE VI

RÉGIONS DU NORD

Les régions du nord de la France sont extrêmement pauvres en eaux minérales, et ne renferment que quelques rares stations, d'ailleurs sans importance. Nous allons les énumérer brièvement.

A Paris, d'abord, nous relevons les eaux ferrugineuses d'Auteuil et de Passy, où domine le sulfate de fer, et qui n'ont jamais pu sortir de leur nullité.

En Seine-et-Oise, nous trouvons Enghien et la source d'Aiguemont.

Dans l'Oise, l'eau sulfurée froide de Pierrefonds, avec un petit établissement balnéaire ; mais cette localité est plus célèbre par son château que par ses eaux minérales.

Forges-les-Eaux, dans la Seine-Inférieure.

Le département de la Marne nous offre, à Sermaise, l'eau saline froide de la *source des Sarrasins* utilisée dans une maison de bains médiocre. Celui du Nord, Saint-Amand.

Dans l'Orne, nous avons Bagnoles ; dans la Vienne, non loin de Pleumartin et de son château, la Roche-Posay, qui utilise, tant bien que mal, en bains et en boisson, une eau vaguement sulfureuse. Enfin, Bilazais dans les Deux-Sèvres, dont l'eau saline est transportée dans des tonneaux à l'hospice du village d'Oison, où, paraît-il, on l'administre à quelques rares malades.

Il y a, sans doute, dans ces régions du nord d'autres sources, mais encore moins connues que la plupart des précédentes. Inutile donc de pousser plus loin une telle énumération et nous nous contenterons de décrire ici : Enghien et Aiguemont, Forges, Saint-Amand et Bagnoles.

ENGHIEN

Eaux sulfureuses froides.

Les sources d'Enghien furent découvertes en 1766 par le père Cotte, curé de Montmorency. Elles sont au nombre de cinq, les *Sources Cotte Deyeux*, *Péligot*, *Bouland*, et la *Source de la Pêcherie*, aménagées dans autant de bassins séparés, de manière à prévenir leur altération par les infiltrations et les eaux pluviales. Le trop-plein de toutes ces sources se déverse dans un réservoir d'où l'eau minérale est élevée au moyen de pompes, pour être dirigée ensuite, par des canaux, dans les cabinets de bains de l'établissement.

Les eaux d'Enghien ont une température de 11° C., qui

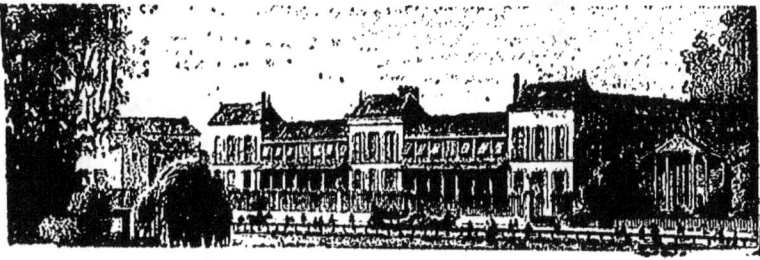

ENGHIEN. — L'établissement thermal.

est sujette à de légères variations. Ces eaux sont claires et limpides à leur émergence, et exhalent une forte odeur d'hydrogène sulfuré. Exposées à l'air libre, elles se troublent; l'odeur disparaît. Leur saveur fade et un peu douceâtre laisse après elle une légère amertume. La minéralisation de ces eaux a pour base des sels calcaires. D'après les récentes analyses de Puisaye et Leconte, la source de la Pêcherie, qui est la plus minéralisée, contient, par litre, 0^{gr},510 de principes fixes. Quant au soufre, il y existe, à l'état gazeux, sous la forme d'acide sulfhydrique.

Bues le matin, à la dose de deux ou trois verres, les eaux d'Enghien augmentent sensiblement l'appétit. Chez quelques malades, cependant, elles déterminent de la pesanteur à l'estomac: il faut alors en diminuer la quantité, les faire tiédir légèrement, ou les couper avec du lait.

Vous trouvez, près de la buvette, trois espèces de laits différents, disposés dans autant de petits barils, savoir : du lait d'ânesse, du lait de chèvre et du lait de vache. Vous trouvez aussi de l'eau sulfureuse élevée au degré de température le plus convenable.

Presque toujours on associe les bains à la boisson. Les douches forment également une partie importante du traitement; la hauteur de leur chute est considérable, et leur action sur la peau des plus énergiques.

Les eaux d'Enghien sont excitantes. Elles conviennent surtout aux tempéraments lymphatiques ou aux scrofuleux, notamment chez les sujets pâles, étiolés, dont le sang est appauvri et les fonctions languissantes.

Les maladies contre lesquelles on prescrit ces eaux avec avantage sont assez nombreuses. Nous citerons, en première ligne, celles qui intéressent les organes de la respiration, spécialement les affections catarrhales du larynx et des bronches, et certains emphysèmes. Vous verrez, sous leur influence, la toux et l'expectoration se modifier heureusement, puis disparaître. Elles justifient aussi en partie la réputation dont jouissent les eaux sulfureuses dans le traitement des maladies chroniques de la peau, et parmi elles nous citerons les diverses espèces d'eczémas, l'impétigo, l'acné, le pityriasis et le lichen. Elles agissent en imprimant aux éruptions un caractère d'acuité qui est la transition nécessaire, dit-on, pour la guérison. Les rhumatismes, certains engorgements articulaires, les leucorrhées, différentes espèces de paralysies, constituent des affections pour lesquelles les eaux d'Enghien peuvent être utiles. Enfin ces eaux, de même que la plupart des autres eaux sulfureuses, trouvent leur application dans le traitement des accidents qu'entraîne à sa suite la syphilis constitutionnelle.

AIGUEMONT

Eau phosphatée calcaire bicarbonatée.

A Viry, non loin de Paris, en Seine-et-Oise, et dans un très beau parc, jaillit la source d'Aiguemont, récemment déclarée d'intérêt public. Elle est captée au fond d'une galerie, sur la pente d'une colline formée de terrains sédimentaires, et donne en abondance une eau froide, très limpide, sans saveur appréciable, sans odeur, dont la composition est remarquable. Cette eau, en effet, contient, chose rare, une proportion assez forte de chaux phosphatée. Ainsi l'analyse chimique y décèle, parmi divers principes salins :

Gram.
Sels calcaires............................ 0.491

Sur lesquels on relève le sel caractéristique :

Gram.
Phosphate tricalcique.................... 0.179

La totalité des substances fixes étant de $0^{gr},57$, le poids des bicarbonates calcaires et magnésiens est de $0^{gr},25$ environ, auxquels il faut ajouter, pour les éléments gazeux :

C. c.
Acide carbonique libre.................. 86.49

On trouve, en outre, dans l'eau d'Aiguemont, du chlorure de sodium, du nitrate de potasse, de la silice ; et des traces de lithine et de chlorure de potassium.

Il n'y a pas à Viry d'établissement thermal ; l'eau d'Aiguemont ne s'est consommée, jusqu'ici, qu'après transport, soit comme eau de table, soit comme un vrai médicament. La boisson de cette eau, qui passe aisément et facilite l'action de l'estomac et des reins, peut être conseillée dans tous les cas où l'emploi du phosphate de chaux est recommandé : par exemple, dans le rachitisme, l'ostéomalacie, le lymphatisme infantile, ainsi que dans les troubles nutritifs greffés sur des états diathésiques, ou consécutifs à des affections microbiennes justiciables de la médication calcique.

Transport. — L'eau d'Aiguemont supporte parfaitement l'embouteillage ; et s'expédie aux plus grandes distances, sans subir d'altération.

FORGES. — *Eaux ferrugineuses froides.* — Bourg du département de la Seine-Inférieure, à onze lieues de Rouen, traversé par la grande route qui va directement de Paris à Dieppe, et comme enclavé dans la forêt de Bray. Il tire son nom d'anciennes forges, destinées à l'exploitation du minerai de fer, qui ont existé autrefois sur l'emplacement où il est construit et dans le voisinage.

Les sources coulent dans un enfoncement quadrilatère, pratiqué en maçonnerie, et de deux mètres à peu près de profondeur, où l'on a creusé pour chacune un petit bassin séparé. Elles sont au nombre de trois, et jaillissent à côté les unes des autres. Ce sont : la *Cardinale*, la *Royale* et la *Reinette*, dénominations qui se rattachent au séjour que firent à Forges le cardinal de Richelieu, Louis XIII et Anne d'Autriche.

L'eau de Forges a une limpidité et une transparence parfaites à son point d'émergence. Lorsqu'on découvre le bassin qui reçoit séparément chacune des trois sources, on aperçoit, à sa surface, des flocons rougeâtres, lanugineux, extrêmement légers, qui offrent une sorte de reflet métallique ; quelques-uns même sont tout à fait blancs et comme soyeux. Ce sont des conferves très bien organisées, qu'entoure une masse amorphe. Dans le reste de son parcours l'eau forme un nouveau dépôt très abondant, qui tapisse les canaux souterrains, ainsi que la rigole par où le trop-plein va se jeter dans la rivière d'Andelle. La partie active de sa minéralisation serait représentée, d'après Ossian Henry, par quelques centigrammes de fer crénaté et apocrénaté. Cette eau exerce une action fortifiante. Elle convient dans toutes les affections caractérisées par la faiblesse, la langueur des fonctions et le peu d'activité des mouvements organiques ; les tempéraments lymphatiques sont ceux qui s'en trouvent le mieux. Comme elle n'est pas gazeuse, l'estomac la supporte assez difficilement. Toutefois, elle est plus remarquable par sa constitution chimique et par son origine superficielle, que par ses vertus médicinales.

SAINT-AMAND. — *Boues sulfureuses froides.* — La ville de Saint-Amand, située à douze kilomètres de Valenciennes, est moins connue par ses eaux que par ses boues minérales. Celles-ci constituent une sorte de terreau élastique composé de trois couches différentes : la première est une tourbe argileuse, la seconde un lit de marne et la troisième un silex fin, uni à du carbonate de chaux. A travers cette dernière couche, suinte une infinité de petits filets d'eau sulfureuse qui délayent les couches supérieures et les font passer à l'état de boue.

Les bains sont aménagés dans un vaste bassin divisé en quatre-vingts loges, larges de un mètre chacune et profondes d'environ un à deux mètres. Ces petits compartiments sont rangés tout près les uns des autres, et remplis d'une boue demi-liquide dans laquelle le malade doit prendre son bain. Il est des malades qui ne prennent ainsi que des bains partiels; d'autres, et c'est le plus grand nombre, y sont plongés jusqu'au menton. Comme l'eau minérale afflue sans cesse, le trop-plein s'échappe au dehors; il n'en est pas de même des boues, celles-ci n'étant renouvelées qu'au commencement de la saison. Aussi chaque malade a-t-il son carré spécial, qu'il loue pour lui seul, et dans lequel il a seul le droit de se baigner. Chaque carré a un numéro, de sorte qu'on peut connaître le nom de ses prédécesseurs. La durée du bain est de plusieurs heures.

Les boues exhalent une forte odeur sulfureuse et marécageuse. Analysées par Caventou, elles ont produit, sur 100 parties de matières séchées et incinérées, 90 de silice et 10 des substances suivantes : carbonate de chaux, peroxyde de fer, alumine, carbonate de magnésie, oxyde de manganèse. Les gaz sont l'acide carbonique et l'hydrogène sulfuré. La température native des boues n'étant que de 23° à 24° C., on est obligé de l'élever artificiellement au degré convenable pour les bains. Ces bains provoquent souvent vers la peau une légère éruption, laquelle paraît n'exercer qu'une influence secondaire sur le traitement. Ils produisent de bons effets dans les affections rhumatismales.

Indépendamment des boues, il existe à Saint-Amand quatre sources, la *Fontaine Bouillon*, le *Pavillon Ruiné*, la *Petite Fontaine* et la *Fontaine de l'Evêque d'Arras*. Leur eau tiède ou froide est de la classe des sulfureuses.

BAGNOLES. — *Eaux salines tièdes*. — Etablissement thermal situé sur les confins du Maine et de la Normandie, dans une vallée pittoresque, et tout près de la magnifique forêt d'Andaine. Les sources, au nombre de trois, fournissent en abondance une eau incolore, onctueuse, presque sans saveur, d'où s'exhale une faible odeur de gaz sulfhydrique; cependant l'analyse n'a pu y faire découvrir l'existence du soufre. Comme ces sources sont en grande partie minéralisées par des sels calcaires, surtout des sulfates, et qu'elles jaillissent à travers des dépôts limoneux, il est probable que l'odeur d'hydrogène sulfuré provient de la décomposition d'une portion de ces sulfates. On fait surtout usage des eaux de Bagnoles en bains, douches, piscines et étuves; mais il faut en élever artificiellement la température, car la source la plus chaude n'a que 27° C. Quant à leurs vertus thérapeutiques, on admet qu'elles conviennent principalement dans les maladies de la peau. Il n'y a pas de village à Bagnoles : le plus voisin est celui de Couterne, distant de trois kilomètres. Les malades logent dans la maison des bains et dans des villas avoisinantes.

DEUXIÈME PARTIE

DES

EAUX MINÉRALES ET DES STATIONS THERMALES

DE L'ÉTRANGER

Il existe, dans les pays étrangers, un très grand nombre d'eaux minérales ; mais ce Guide n'étant ni un dictionnaire, ni un traité général d'hydrologie, nous avons dû, d'abord, nous restreindre, et n'étudier que les stations à notre portée, pour ainsi dire. Nous n'irons donc pas au delà du centre de l'Europe et des pays limitrophes de la France. Et encore, dans ces régions, nous avons pensé qu'il convenait de faire un choix, par rapport à nous, Français, qui devons connaître avant tout le système hydro-minéral de notre sol, sans nous désintéresser, toutefois, de ce qui se passe au delà de nos frontières, mais dans une mesure juste. Or, pour ce choix, nous avons pris conseil de notre intérêt d'abord, et des nécessités de la science, enfin de la curiosité même.

Il existe, en effet, dans les pays étrangers, des eaux minérales qui nous sont nécessaires et dont l'usage est grand chez nous : par exemple, les eaux transportées d'Hunyadi-Janos, de Villacabras, de Rubinat-Llorach, de Birmenstorf. Il en est d'autres qui forment des stations, comme Bex, Schinznach, Marienbad, Ems, et autres, où nous sommes bien obligés de nous rendre, dans notre intérêt.

Quant à la nécessité scientifique, elle nous oblige à connaître des eaux qui, sans doute, ne nous sont point absolument nécessaires au point de vue pratique pur, mais qui nous sont indispensables pour l'établissement d'une théorie hydrologique générale : ainsi, les eaux carboniques carbonatées et muriatiques tout ensemble, si répandues au delà du Rhin et relativement rares chez nous. Par exemple, Selterz, Hombourg, Nauheim, etc.

Finalement la curiosité. Comment ne pas traiter de Baden-Baden, d'Ischel, de Gastein, de Carlsbad, de Wilbad et de tant de stations célèbres, dont l'utilité médicale, à notre point de vue exclusif, ne s'impose pas d'une façon manifeste, mais dont la renommée est universelle ?

CHAPITRE PREMIER

SUISSE

I. — VAUD, VALAIS, ET BERNE.

BEX

Eaux salines chlorurées froides. Eaux mères.

Longtemps avant de devenir station balnéaire, le joli village de Bex, coquettement niché dans la partie la plus riante de la vallée inférieure du Rhône, était connu et recherché des valétudinaires et des touristes. Les premiers y étaient attirés par la douceur de son climat, comparable à celui de Montreux, les seconds y venaient chercher un centre de promenades et d'excursions, en plaine et en montagne, remarquables par leur variété. Tous allaient visiter les intéressantes salines qui sont en exploitation dans le voisinage et qui, depuis plus de deux siècles, fournissent de sel toute cette partie de la Suisse. Seulement, chose singulière ! les *eaux mères* provenant de l'extraction de ce sel n'étaient pas utilisées à Bex même : tandis que les médecins du canton de Vaud, auquel appartient cette station, en obtenaient tous les jours les meilleurs effets dans leur pratique ; et que, de plus, on les transportait à Lavey, où elles formaient l'un des plus puissants auxiliaires de la cure. Heureusement cette anomalie n'existe plus. Un magnifique établissement, appelé *Bains et Grand Hôtel des*

Salines, s'élève aujourd'hui à Bex, réunissant, comme ressources thérapeutiques et comme installation balnéaire, tout
ce que l'hydrologie moderne comporte de plus complet.

Les sources de Bex, d'où l'on extrait le sel, donnent des
eaux salines chlorurées froides (*eaux de lixiviation*). Grâce
à des travaux importants exécutés par la Société des Mines
et Salines, en 1893-94, les eaux salées qu'elle fournit à
l'établissement balnéaire sont *complètement saturées*.

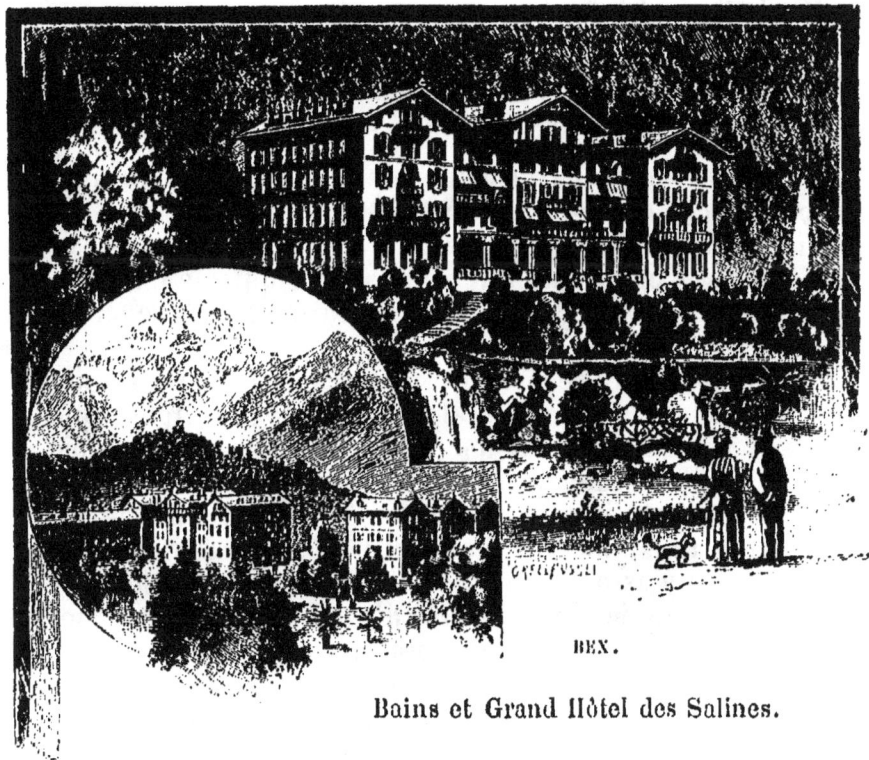

BEX.

Bains et Grand Hôtel des Salines.

Elles contiennent, par litre, d'après l'analyse exécutée, en
mars 1894, par le professeur Brunner, de Lausanne, sur un
total de 320 grammes environ de principes fixes :

	Gram.
Chlorure de sodium.....................	275.41
Chlorures de potassium, de magnésium, de calcium, de lithium..................	34.03
Iodure et bromure de magnésium........	0.10

Les autres sels sont à base de calcium, de strontium, de
fer et d'alun. La densité de l'eau, à 15°, est de 1.2001.

Les eaux mères, les seules en Suisse, qui offrent tous les caractères physiques que nous avons dit appartenir aux produits de ce genre, renferment, par litre, d'après le même chimiste, 333^{gr},75 de principes fixes. Ce sont les mêmes sels que pour les sources salines, sauf qu'ils s'y trouvent à un degré beaucoup plus grand de concentration.

Enfin une source saline sulfureuse froide, provenant également des mines de sel, a été récemment captée et conduite aux Bains des Salines. Elle contient, d'après l'analyse de Bischoff, de Lausanne :

	Gram.
Chlorure de sodium......................	2.334
Sulfure de calcium......................	0.047
Acide sulfhydrique	14 cent. cubes.

Cette eau, dont l'analyse démontre l'analogie avec Uriage, est employée, comme dans cette station, en boisson, en applications locales (*pulvérisation, inhalation, douches nasales,* etc.) et en bains. L'estomac la supporte en général très bien, malgré sa forte minéralisation : la dose en est de un à trois verres.

La cure balnéaire se fait à Bex d'après les principes généralement adoptés dans les stations analogues, telles que Salins et Kreuznach. Pour les premiers bains, on n'emploie que l'eau saline seule, plus ou moins coupée, puis on l'additionne de quantités progressives d'eau mère, de manière à arriver à une minéralisation qui peut atteindre de 4 à 5 pour 100. On y associe également des douches, des affusions froides, des applications locales d'eau mère, et en un mot toutes les variétés possibles des pratiques hydrothérapiques. C'est cette heureuse combinaison des agents les plus divers qui fait la caractéristique du traitement de Bex. Rien, d'ailleurs, n'est négligé pour améliorer ce traitement. Ainsi, deux nouvelles salles de douches viennent d'être aménagées dans un bâtiment nouvellement construit; et ont été munies de tous les agencements et de tous les genres d'appareils les plus perfectionnés. On y administre les douches, chaudes, froides, écossaises, à haute et basse pression, de toutes les manières généralement usitées.

Quelles sont maintenant les maladies qu'on soigne avec le plus de succès à ces sources? Ce sont toutes les formes et tous les degrés de l'affection scrofuleuse. Elles font surtout merveille contre le lymphatisme exagéré qui n'est souvent que le premier degré de la scrofule. Aussi la grande majorité de la clientèle de Bex, se compose-t-elle d'enfants et d'adultes atteints d'engorgements glanduleux, d'ophtalmies et de coryzas chroniques, de catarrhes du larynx, de gonflements articulaires et même d'altérations du tissu osseux.

M. le docteur Exchaquet, ex-interne des hôpitaux de Paris, qui a une si grande habitude de ces eaux, en obtient encore d'excellents effets contre les engorgements de l'utérus et de ses annexes consécutifs à d'anciennes inflammations de ces organes. Il y a même déterminé de la sorte la résolution de tumeurs fibreuses. Seulement les malades devront être prévenus que presque toujours la guérison n'arrive qu'au prix d'une légère excitation locale et générale que provoque la « crise des eaux ». Enfin, toute la série des anémiques, convalescents et débilités, est justiciable de cette médication si éminemment réparatrice.

Les malades trouvent dans le grand établissement, situé à un kilomètre du village et au pied de la montagne, toutes les ressources du traitement balnéaire et tout le confortable de la vie matérielle. Mais à Bex, pas plus que dans les bains d'Allemagne et de Suisse, il n'existe de monopole. Ils peuvent donc loger à leur choix dans les hôtels du voisinage qui leur offrent des installations balnéaires plus ou moins complètes. Ajoutons que, grâce à la douceur du climat, la saison à Bex commence en avril et se prolonge jusqu'à la fin d'octobre ; et que le Grand Hôtel des Salines vient d'être pourvu d'un ascenseur hydraulique.

On se rend de Paris à Bex en dix heures, par le chemin de fer de Lyon, en passant par Pontarlier et Lausanne. Voitures de Bex à la station : vingt minutes.

SAXON. — *Eau bromo-iodurée tiède.* — Saxon est situé dans la vallée du Rhône, un peu au delà de Martigny, à une heure et demie environ du lac de Genève, dans le Valais. Ses eaux limpides, sans odeur, ont un goût qui plaît à tous les malades, surtout aux enfants. Leur température est de 25° C. Parmi les principes qui les minéralisent se distinguent l'iode, le brome et la lithine, qui s'y trouvent en de telles proportions qu'un bain ordinaire renferme 30 grammes du premier de ces corps, 10 grammes du second et 4 grammes du troisième.

L'estomac le plus difficile tolère l'eau de Saxon. Elle stimule l'appétit, facilite la digestion, cause un peu de lassitude d'abord et de la constipation ; mais bientôt son action générale excitante se produit : elle provoque chez les femmes un retour précoce du flux cataménial, chez tous un sentiment de force et un accroissement de l'énergie musculaire. En même temps, la respiration est plus facile, les urines coulent plus abondamment, et souvent il survient de légères et fugaces éruptions. La fièvre, qui se montre parfois, est éphémère. Elle indique la saturation, et cesse avec la suspension du traitement. Ces eaux conviennent évidemment à toutes les maladies dans lesquelles nous appliquons l'iode : ainsi le goitre, la syphilis tertiaire, les pharyngites granuleuses, les laryngites chroniques, les irritations lentes de la muqueuse oculaire et nasale, les dermatoses rebelles, enfin les maladies scrofuleuses.

LOËCHE
Eaux séléniteuses chaudes.

Les sources de Loëche sont très nombreuses ; elles fournissent une quantité d'eau si considérable, qu'on l'estime à plus de dix millions de litres par vingt-quatre heures. La source *Saint-Laurent* est la principale et la plus abondante ; elle sort d'un lit d'ardoises, sur la place même du village, au-dessous d'une petite chapelle. Sa température au griffon est de 51° C. Cette eau est peu gazeuze, sans odeur, et d'une parfaite limpidité. Sa saveur est à peu près nulle ; cependant, bue le matin et à jeun, c'est-à-dire à l'instant où le palais est le plus impressionnable, elle nous a paru offrir un petit goût amer très légèrement astringent. Dans les diverses analyses auxquelles la source Saint-Laurent a été soumise, on y a constaté, sur 1000 grammes, 2^{gr},025 de principes fixes, dont

	Gram.
Sulfate de chaux.........................	1. 635
— de magnésie....	0. 215
— de potasse......	0. 065

Quant au soufre, on n'en a pas trouvé de traces. C'est donc à tort que ces eaux ont été rangées dans la classe des eaux sulfureuses ; elles ne sont que séléniteuses, et encore très faiblement. Si quelquefois elles dégagent, dans les piscines, une espèce d'odeur de gaz sulfhydrique, cette odeur est due à la décomposition d'un peu de sulfate de chaux par l'action désoxygénante de la matière sébacée et de la transpiration ; ce sont, par conséquent, les malades eux-mêmes qui, par leur long séjour dans le bain, altèrent l'eau minérale et la sulfurent.

On boit peu les eaux de Loëche, ou du moins la boisson ne constitue, d'habitude, qu'une partie tout à fait secondaire du traitement. Il est d'usage d'en prendre un ou deux verres, à la source, avant de se rendre au bain, puis encore deux ou trois verres pendant le bain, en puisant l'eau à un robinet spécial qui s'ouvre au-dessus de la piscine.

Les bains sont administrés dans cinq établissements principaux ; ce sont : le bain Neuf ou bain Werra, le bain Vieux, le bain de la Promenade, le bain des Zurichois, et le bain de l'Hôtel des Alpes. C'est la source Saint-Laurent qui alimente ces divers établissements, à l'exception du bain des Alpes qui reçoit une source dite *des Guérisons*.

L'habitude à Loëche est de se baigner dans les piscines. Celles-ci représentent de grands carrés, d'une profondeur d'environ un mètre, et pouvant contenir de trente à quarante personnes. Il y a en général quatre piscines dans la même pièce, séparées les unes des autres par des cloisons qui empêchent l'eau de passer d'un bassin dans l'autre. Une galerie, bordée d'une balustrade de bois, traverse l'édifice dans toute sa longueur, et permet aux visiteurs de venir, pendant le bain, faire la conversation avec les malades. La toiture est formée d'une charpente grossière dont les poutres, tristes et sombres, donnent à ces bâtiments l'aspect de vastes hangars. Il existe, à côté de chaque grand carré, un cabinet de douches.

Comme l'eau minérale serait trop chaude pour pouvoir être employée en bains, au sortir de la source, on remplit, la veille au soir, les piscines, et pendant la nuit on laisse les fenêtres et les portes tout ouvertes, afin qu'elle soit suffisamment refroidie pour le bain du lendemain. Cette méthode est très défectueuse, l'eau perdant, par l'évaporation, la presque totalité de ses gaz.

C'est entre quatre et cinq heures du matin qu'on se rend aux piscines. Arrivés au vestiaire, les malades se débarrassent de leurs vêtements, revêtent une longue tunique de laine, puis descendent dans le bassin par une espèce de plan incliné et dans une attitude courbée, jusqu'à ce qu'ils arrivent à la profondeur voulue, en maintenant la tête hors de l'eau. Le bassin se peuple ainsi graduellement de nouveaux arrivants, et bientôt il est rempli ; comme on est libre de choisir le carré qui convient le mieux, chacun s'arrange de manière à se trouver réuni avec les personnes de sa connaissance.

Cette méthode de se baigner en commun existe à Loëche de temps immémorial. D'ailleurs, on a la facilité de se baigner seul, si on le désire, dans des cabinets particuliers ; mais on en use peu. Il y a aussi, dans le nouveau Bain de la Promenade, par exemple, de petites piscines pouvant contenir cinq ou six personnes, qui sont très bien appropriées comme bains de famille, et qu'on peut louer pour le temps qu'on veut.

La durée de ces bains est beaucoup moins longue qu'elle ne l'était autrefois, où l'on passait presque toute la journée dans l'eau. Voici comment on procède aujourd'hui : On commence d'habitude par des bains d'une demi-heure à une heure, puis on augmente d'une heure, jusqu'à ce qu'on arrive à y rester sept ou huit heures, savoir : cinq ou six le matin, et deux l'après-midi, avant le dîner. C'est alors ce qu'on appelle la *haute baignée*. On continue de la sorte pendant douze à quinze jours ; puis on diminue successivement et dans la même proportion le nombre des heures, de manière à revenir au point de départ. Cette période décroissante a reçu le nom de *débaignée*. La durée totale du traitement est en moyenne de vingt-cinq jours ; mais on comprend qu'il n'y a rien de fixe à cet égard, et que beaucoup de circonstances peuvent obliger le médecin à la modifier. La plus importante est, sans contredit, la *poussée* ou éruption cutanée produite par les eaux, qui survient habituellement du sixième ou douzième jour. Lorsque la poussée est parvenue à son apogée, elle diminue successivement et alors succède une période de desquamation, avec laquelle commence la débaignée : le traitement touche à sa fin.

Le développement de cette espèce de fièvre éruptive est évidemment le produit d'une sorte d'intoxication ou de contamination de l'eau dénaturée par l'immersion prolongée des baigneurs, et aussi de la longue macération que la peau subit dans les bains. Or cette poussée est-elle indispensable au succès de la cure ? Non, sans doute ; et cependant on ne peut méconnaître son influence pronostique, car l'apparition régulière et la marche bien dirigée de cette affection accidentelle coïncident, dans l'immense majorité des cas, avec les résultats heureux du traitement. C'est, en somme, une action médicinale stimulante et métasyncritique que la balnéation provoque.

Et l'on peut comprendre, d'après cela, combien ces applications de l'eau de Loëche pourront être utiles aux individus de complexion molle, aux scrofuleux, et à ceux qui sont atteints de dermatoses à marche lente et qui ne présentent aucun caractère inflammatoire. Elles réussissent également contre les vieilles plaies, les ulcères invétérés, surtout, dit-on, lorsqu'ils se compliquent d'un état comme variqueux. Les eaux de Loëche fournissent surtout un précieux et excellent moyen de faire reconnaître les anciennes affections syphilitiques dont rien ne trahit la présence au sein de l'économie; et même, à cet égard, nous leur accorderions plus de confiance encore qu'aux eaux sulfureuses. Quand il existe, sous ce rapport, le moindre sujet d'inquiétude, nous ne saurions trop recommander l'épreuve des eaux de Loëche. Le virus est-il complètement neutralisé, ces eaux ne feront que fortifier l'organisme: si, au contraire il en reste quelques traces, vous verrez la maladie reparaître.

La vie qu'on mène à Loëche est assez monotone, une grande partie de la journée étant consacrée au traitement. Quand le temps est beau, les personnes qui ont la poussée peuvent sortir comme les autres, mais il faut se vêtir chaudement et être de retour de bonne heure, car les soirées sont très froides à cause de l'altitude qui est de 1415 mètres au-dessus du niveau des mers.

WEISSEMBOURG. — *Eaux salines tièdes.* — Ces bains, qu'on désigne sous le nom de *Bains de Bunstchi* ou d'*Oberwill*, sont situés à 20 kilomètres de Thun, dans le canton de Berne, au milieu d'une gorge étroite et profonde qu'entourent des rochers à pic, couronnés d'une forêt de sapins. C'est un des endroits les plus sauvages de la Suisse. Comme pour ajouter à l'horreur du tableau, une corde tendue en travers au-dessus du précipice forme un pont aérien le long duquel les habitants se laissent glisser à l'aide d'une poterne mobile, pour passer d'un des bords du ravin au bord opposé. La transparence de l'eau minérale est parfaite, sa température de 24° C., son odeur nulle et sa saveur à peine marquée. Elle contient, par litre, 1^{gr},603 de sulfates et carbonates alcalins. Ce sont donc,

chimiquement parlant, des eaux insignifiantes : mais il ne
paraît pas en être de même au point de vue thérapeutique.
Bues à la dose de quatre à huit verres, elles exercent une
action qui se traduit par le ralentissement du pouls, la diminution de la chaleur de la peau, et une sédation plus ou
moins complète du côté de l'appareil respiratoire. On voit
aussi, dit-on, sous leur influence, des catarrhes subaigus
du larynx et des bronches s'amender et disparaître.

II. — ARGOVIE.

BADE. — *Eaux sulfureuses chaudes*. — La ville,
placée sur la rive gauche du torrent de la Limmat, se
compose de deux parties bien distinctes, l'une supérieure,
l'autre inférieure, reliées l'une à l'autre par une route en
pente que bordent des maisons entourées d'élégants jardins. À la ville inférieure, de création toute moderne,
appartiennent les sources et les établissements thermaux.
De l'autre côté du torrent existent aussi des bains, fréquentés surtout par les classes pauvres.

Les sources minérales sont nombreuses et abondantes :
les principaux hôtels ont chacun la leur. L'uniformité de
leur température, qui est de 50° C. environ, l'influence
qu'elles exercent les unes sur les autres, quand on pratique des forages, et leur similitude de composition, permettent de les envisager comme ayant une origine commune et sortant d'un même bassin. L'eau de ces sources
est limpide et incolore, sa saveur un peu douceâtre, son
odeur fortement hépatique. Les couvercles qui servent à
clore les réservoirs eux-mêmes s'incrustent en peu de
temps de soufre sublimé et cristallisé. Cependant Lœwig
n'est point parvenu à doser la quantité de gaz sulfhydrique
que contient l'eau puisée au griffon ; ce gaz est tellement
valatil, qu'il se dégage immédiatement au contact de
l'atmosphère, et même quelquefois avant que l'eau n'ait
jailli du sol.

Les bains forment la partie essentielle de la cure ; combinés avec la boisson et la douche, ils déterminent assez
promptement des désordres variés qui nécessitent la diète
ou quelques évacuants.

Ces eaux sont employées contre un assez grand nombre
de maladies. Elles conviennent dans la plupart des né-

vroses qui affectent le mouvement ou la sensibilité, et qui,
parfois, simulent des altérations organiques. Elles jouissent aussi d'une réputation méritée pour le traitement du
catarrhe vésical et utérin. Les inhalations gazeuses rendent
de même quelques services contre les inflammations chroniques des organes respiratoires. Enfin on peut y suivre
des cures de petit-lait de chèvre.

BIRMENSTORF

Eaux salines sulfatées froides.

Les eaux de Birmenstorf sont des eaux minérales naturelles purgatives qui, par leur composition et leur action

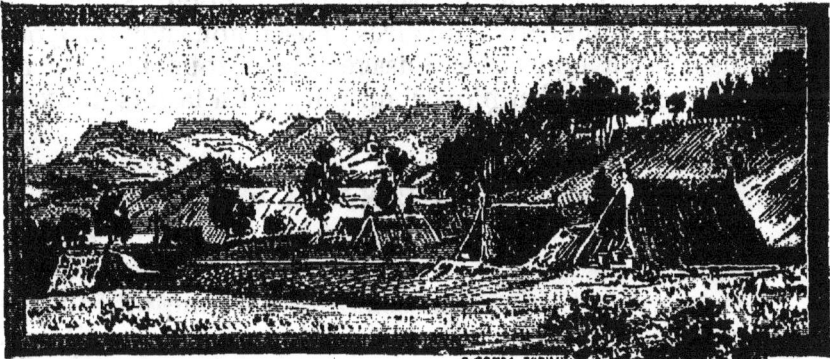

BIRMENSTORF.

Entrée du puits conduisant aux carrières de gypse où jaillissent
les eaux minérales.

physiologique et thérapeutique, ont la plus grande analogie avec celles de la Hongrie et de la Bohême. Elles jaillissent dans le canton d'Argovie, à une lieue de Bade, et
renferment, par litre d'eau, près de 32 grammes de sels,
dont les plus caractéristiques sont les suivants :

	Gram.
Sulfate de magnésie............... ..	12. 04312
— de soude.............	16. 56464
— de chaux	0. 31630

Or, en considérant cette minéralisation, on doit reconnaître qu'elle est des plus remarquables, et en parfait
accord, d'ailleurs, avec les qualités médicinales qui ont
été reconnues à ces eaux.

Il n'existe à Birmenstorf aucun établissement balnéaire, les eaux ne s'employant que transportées. Or, telle est leur fixité, qu'elles se conservent, on peut le dire, indéfiniment en bouteille. Elles sont au nombre des eaux purgatives dont il se fait aujourd'hui la plus grande consommation : il s'en expédie dans toutes les parties du monde. Nous n'en connaissons pas, du reste, qui purgent mieux, ni plus franchement, sous un petit volume.

Maintenant, en comparant entre elles les eaux purgatives à minéralisation forte, excessive même, et celles qui sont à minéralisation moyenne et mixte comme Birmenstorf, lesquelles doit-on préférer ? On ne peut établir à ce sujet aucune règle fixe. Comme, en définitive, ces deux sortes d'eaux se valent, c'est au malade lui-même à choisir celle dont son estomac paraîtra le mieux s'accommoder. Toutefois, Birmenstorf est sensiblement mieux supportée que la plupart des eaux similaires ; aussi, nous nous croyons autorisés à en conseiller l'usage, dans tous les cas où il est nécessaire d'employer un purgatif à la fois doux et très efficace.

SCHINZNACH

Eau sulfureuse calcaire tiède.

Les bains de Schinznach sont situés à une altitude de 343 mètres, sur la ligne ferrée de Bâle à Zurich, et s'étalent gracieusement dans la riante vallée de l'Aar, dont le climat est doux et très salubre.

L'établissement est d'un aspect tout à fait grandiose. Les nombreux bâtiments dont il est composé, les cours et les jardins qui les séparent, les pavillons qui les réunissent au principal corps de logis, lui donnent la physionomie d'une véritable cité. Quant à l'installation balnéaire, elle place Schinznach au premier rang des stations thermales les mieux dotées.

La source minérale est connue et utilisée depuis plus de deux siècles. L'eau en est limpide ; sa saveur franchement hépatique laisse un arrière-goût amer et un peu salé. Exposée à l'air, sa surface se recouvre d'une mince pellicule formée de sulfate, d'arséniate et de carbonate de chaux. Le soufre, d'après de récentes analyses, s'y trouve à l'état de sulfure et de gaz sulfhydrique, formant un total de $0^{gr},0558$ ou $37^{cc},8$ par litre. On y rencontre de plus

une quantité considérable de gaz acide carbonique. Enfin,
par ses autres éléments, tels que carbonate de chaux, chlorure de sodium et arsenic, elle mérite d'être rangée parmi
les eaux sulfureuses calcaires les plus puissantes.

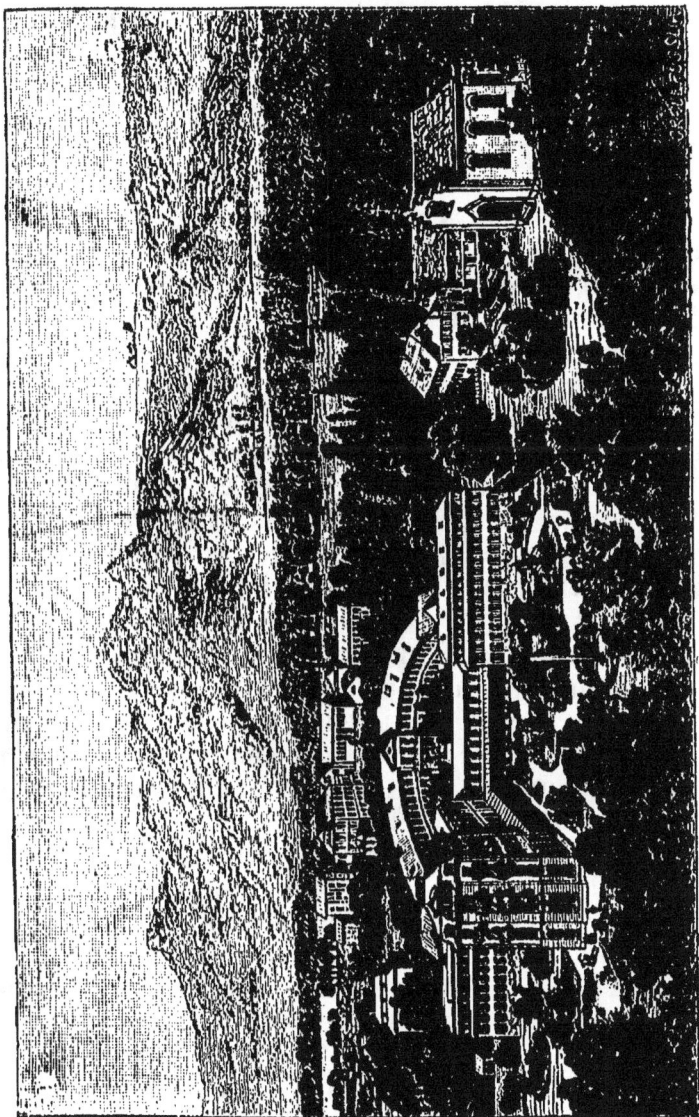

SCHINZNACH. — Établissement thermal.

La source jaillit d'un rocher dans un puits de captage
rendu parfaitement étanche au moyen d'un revêtement en
béton de ciment ; elle est amenée de là dans les bâtiments
des bains à l'aide d'une pompe ; son rendement est ex-

trême : plus de 1000 litres par minute. Seulement, comme
sa température n'est que de 33° C., on est obligé de l'élever artificiellement pour les bains et les douches.

Après avoir démontré expérimentalement et clinique-
ment, que le gaz sulfhydrique joue le rôle principal dans
le traitement des affections chroniques de la gorge et de
la poitrine, on a érigé tout dernièrement un pavillon, dit
d'Atmiatrie, où se trouvent la buvette, les salles de gargarisme, de pulvérisation, d'inhalation humide et d'aspiration sèche.

L'arrangement répond à toutes les exigences d'hygiène
moderne. La ventilation, l'antisepsie sont complètes, de
sorte que les malades en faisant leur cure ne sont pas
exposés aux dangers d'infection quelconque, comme cela
a souvent lieu dans d'autres établissements.

Voici les affections principales pour le traitement desquelles l'emploi de l'eau de Schinznach est indiqué :

Les dermatoses chroniques et tout spécialement l'eczéma,
l'acné, l'impétigo, le psoriasis, le pityriasis et le prurigo ;
les engorgements scrofuleux des glandes et les ulcérations
de même nature du tissu osseux ; les affections catarrhales
des muqueuses nasale, pharyngienne et bronchique ;
l'emphysème et l'asthme ; enfin la syphilis et le « mercu-
rialisme ».

Nous ferons remarquer à propos de ce dernier genre de
lésions, que l'eau de Schinznach n'éclaire pas seulement
le diagnostic en révélant l'existence dans l'économie du
virus vénérien, elle opère de plus une action curative sur
l'organisme lui-même, en neutralisant et éliminant l'excès
de mercure qui trouble son jeu.

Il résulte de cet exposé que l'eau de Schinznach convient
contre un grand nombre d'états morbides. C'est du reste
ce qu'explique sa puissante minéralisation, ainsi que la
variété des formes sous lesquelles on en multiplie l'emploi.
On l'administre en boisson, bains, douches et inhalations.

Les bains constituent l'élément principal de la cure.
Leur durée varie suivant les cas, d'un quart d'heure à une
heure ; pour les maladies de peau, on la prolonge jusqu'à
une heure et demie, quelquefois même on fait prendre
jusqu'à deux bains par jour. On insiste au contraire sur
l'inhalation pour tout ce qui est maladie des voies respiratoires.

A côté des bains sulfureux se trouvent des bains d'eau douce et des bains d'eau salée auxquels on a recours assez souvent à titre d'auxiliaires, bains de vapeur, massage, bains électriques, etc. C'est au même titre également qu'on fait intervenir la source iodo-bromée de Wildegg qui se trouve dans le voisinage.

Tel est Schinznach. Il n'y a donc pas lieu d'être surpris que, dans de semblables conditions, la clientèle de ces eaux prend chaque année plus d'extension. On s'étonnera peut-être d'y rencontrer nombre de Français, car enfin nous avons notre magnifique groupe sulfureux des Pyrénées. C'est que ce groupe ne renferme aucune source complètement similaire à celle de Schinznach ; d'où la nécessité pour nos nationaux d'aller payer à la Suisse un tribut que celle-ci, du reste, nous restitue en même monnaie dans une large part.

Le chemin de fer de l'Est conduit par Bâle en treize heures, de Paris à Schinznach. Le débours en première classe est de 72 francs.

III. — SAINT-GALL.

RAGATZ-PFEFFERS

Eaux salines chaudes.

Le village de Ragatz se trouve dans le canton de Saint-Gall, sur la limite de celui des Grisons. Il n'offre d'important qu'un grand et bel hôtel, ancienne maison de plaisance des religieux de Pfeffers, transformée en établissement thermal : c'est Hof-Ragatz. L'eau qui l'alimente assez abondamment pour suffire à la boisson et aux bains, n'est autre qu'une partie de l'eau des sources de Pfeffers, qu'on y a conduite, en 1840. De Ragatz aux Bains de Pfeffers, la route est magnifique ; elle longe le torrent de la Tamina, et présente, dans son exécution, un travail d'une hardiesse très remarquable.

Les sources de Pfeffers, au nombre de deux principales, sont placées à côté l'une de l'autre à l'extrémité de la gorge sauvage où roule la Tamina : leur température est de 35° à 36° C. Elles donnent environ six à sept mille litres d'eau par minute, qui se réunissent dans un réservoir commun qu'on appelle chaudière. Un gros tuyau de bois transporte l'eau à Pfeffers, où il se divise en deux branches : l'une pour l'établissement de Pfeffers, l'autre pour celui de Hof-Ragatz. Cette eau, qui n'a aucune espèce d'odeur ni de saveur, est d'une limpidité parfaite : exposée à l'air, elle ne forme pas le plus léger dépôt. D'après de récentes analyses, elle ne contiendrait, sur 1000 grammes, que $0^{gr},232$ de principes fixes, dont $0^{gr},137$ de carbonates de chaux et de magnésie ; $0^{gr},034$ de chlorure de sodium et d'autres sels non moins insignifiants, à doses plus minimes encore. On dirait donc presque de l'eau distillée ; cependant nous allons voir qu'elle possède une action thérapeutique bien réelle.

L'établissement de Pfeffers est bâti en amphithéâtre, à cause de l'étroitesse de la vallée, sur les bords mêmes de la Tamina, qui en baigne les fondations : son aspect grave et sombre est celui des anciens monastères. A l'intérieur sont de vastes corridors avec des murailles énormes, sur lesquelles viennent s'ouvrir les chambres élégamment meublées qu'habitent les malades.

Les bains sont aménagés dans un établissement particulier, communiquant avec le principal corps de logis par une galerie couverte. Chaque cabinet contient un petit bassin, dans lequel s'ouvre un robinet qui verse sans cesse une nouvelle eau dans la baignoire. Comme le trop-plein s'échappe à mesure, l'eau est aussi limpide quand elle sort du bain qu'au moment où elle y entre ; on n'a même pas à en surveiller la température, la chaleur naturelle de l'eau minérale se trouvant au point le plus convenable. On se baigne aussi dans des piscines, lesquelles peuvent contenir chacune une vingtaine de personnes : l'eau y est de même constamment renouvelée.

C'est à l'extrémité du bâtiment qu'est située la buvette. La dose à laquelle on boit ces eaux est variable, et on peut l'élever sans inconvénient. La plupart des malades en boivent, le matin, de dix à quinze verres, sans répugnance aucune, et ressentent un accroissement d'appétit. Souvent aussi on fait usage au repas de l'eau minérale mêlée avec le vin.

L'usage n'est plus à Pfeffers de se baigner pendant des journées entières. Les bains sont aujourd'hui d'une demi-heure à une heure environ ; on en prend deux par jour. Aussi l'éruption (*psydracia thermalis*), si fréquente autrefois, est-elle très rare maintenant : du reste, les médecins

15

de ces eaux n'y attachent presque aucune valeur thérapeutique. Ces bains sont extrêmement agréables. Ils calment sans affaiblir. On éprouve, en y entrant, un sentiment particulier de bien-être qui se prolonge pendant toute la durée du bain. Il peut survenir, dans les premiers jours de la cure, un léger mouvement fébrile, accompagné de quelques symptômes saburraux; mais cette indisposition, toute passagère et accidentelle, ne met pas d'obstacle à la guérison.

On traite chaque année à Pfeffers un grand nombre de maladies nerveuses. En même temps que, par la boisson, les eaux réveillent doucement l'action de l'estomac, elles tempèrent, par le bain, l'excitation générale ou partielle du système nerveux, et ramènent peu à peu les organes à leur jeu normal. Parmi ces maladies nerveuses, il en est plusieurs qui affectent à la fois le mouvement et la sensibilité : tels sont l'hystérie, le tic de la face, la chorée, les contractures spasmodiques, ce qu'on appelle les *inquiétudes* dans les membres, les migraines et ces crampes utérines qui accompagnent si fréquemment le retour des menstrues; telles sont surtout la sciatique et les maladies commençantes de la moelle épinière. Nous ne saurions, à cet égard, appeler trop vivement l'attention sur Pfeffers, car ces eaux, par leur action médicinale, rappellent tout à fait Wildbad et Gastein, à l'exception toutefois qu'elles sont moins excitantes. Aussi devra-t-on les préférer lorsqu'on peut craindre qu'il n'existe encore dans la moelle épinière quelques traces d'un état subinflammatoire.

Les gastralgies sont aussi très heureusement modifiées ; c'est même quelque chose de réellement merveilleux que l'extrême tolérance de l'estomac pour les eaux de Pfeffers, et la rapidité avec laquelle ces eaux régularisent les fonctions digestives.

Leur faible minéralisation les rend encore fort utiles dans le traitement des catarrhes chroniques de la vessie, lors même que les urines sont purulentes et leur émission douloureuse. La rapidité avec laquelle ces eaux sont absorbées, puis ensuite éliminées par les reins, produit une irrigation de la muqueuse qui modifie sa sécrétion et sa sensibilité.

Ce que nous venons de dire des eaux de Pfeffers s'applique tout aussi bien aux bains de Hof-Ragatz, cet établissement, nous l'avons dit, étant alimenté par la même source. La seule différence c'est que l'eau perd de 1 à 2 degrés de chaleur pendant son trajet dans ses conduits ; quant à ses vertus thérapeutiques, elles restent les mêmes, du moins pour leurs propriétés principales. Hof-Ragatz est donc une succursale de Pfeffers, de la même manière que Hof-Gastein est une succursale de Gastein. Comme Ragatz est un séjour plus animé que Pfeffers, beaucoup de personnes le préfèrent.

Il n'est pas rare qu'après avoir fait ainsi une saison, composée généralement de vingt à vingt-cinq bains, on aille compléter sa cure aux eaux de *Saint-Moritz*. Ce sont des eaux ferrugineuses froides, très franchement toniques, qui se trouvent, comme Pfeffers, dans le canton des Grisons. Malheureusement la source n'a point d'établissement thermal, et elle est éloignée de plus d'une demi-lieue du village.

CHAPITRE II

LE BASSIN DE LA MEUSE

BELGIQUE. — PRUSSE RHÉNANE

La Belgique ne possède qu'une station médicinale méritant une description particulière : c'est celle de Spa.

Nous mentionnerons seulement la *source de Chaufontaine*, située dans le petit village de ce nom, à deux lieues de Liège. L'eau en est douce, limpide et sans saveur aucune ; elle contient quelques bulles de gaz acide carbonique et des traces insignifiantes de substances salines. On l'emploie surtout en bains, que l'on prend à la température native de la source, qui est de 32° à 35° C. Ces bains sont calmants ; quant à leurs propriétés médicinales, nous doutons qu'ils l'emportent de beaucoup sur les bains d'eau ordinaire.

Nous n'accorderons de même qu'une simple mention à la *source de Tongres*, dont le grand mérite, aujourd'hui, est d'avoir été citée avec éloges par Pline, qui lui reconnaissait des vertus dépuratives, antifébriles et diurétiques. Elle est ferrugineuse, froide, et sert encore à la boisson.

La partie septentrionale de la province du Rhin n'est pas plus riche en eaux médicinales; et nous ne trouvons à citer que celles d'Aix-la-Chapelle.

SPA

Eaux ferrugineuses froides.

Quand, au sortir de Pépinstère, on pénètre dans les Ardennes, on ne se douterait jamais, à l'aspect sauvage des montagnes et des bois, qu'on approche d'une ville, où le luxe et les arts ont élevé d'élégants édifices; mais bientôt

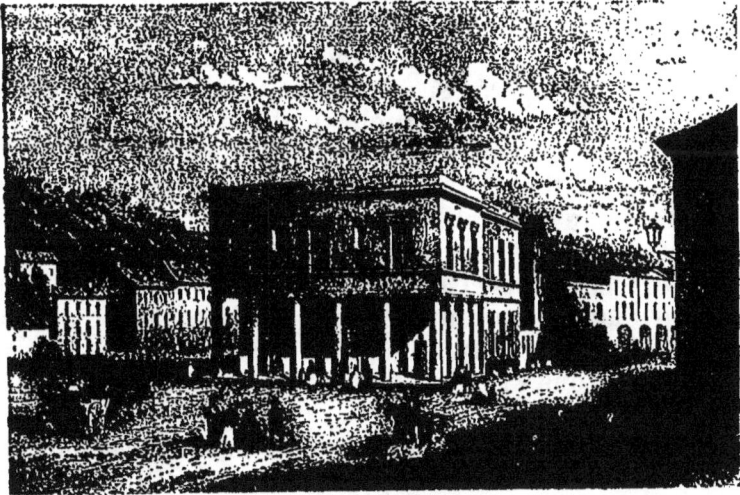

SPA. — Le Pouhon.

tout s'explique. La formation de Spa est un de ces miracles comme les eaux minérales sont habituées à en produire. En effet, sous leur magique influence, le sol le plus ingrat est devenu un riant séjour, où se rend chaque année une société élégante et choisie.

Spa est situé au pied d'une montagne escarpée qui le protège contre les vents du nord. Vers le sud, s'élève une autre montagne dont le versant, cultivé en partie, est partout ailleurs recouvert de rochers et de forêts; c'est là que jaillissent les principales sources qui doivent nous occuper. Ce sont des sources ferrugineuses froides très gazeuses. L'eau en est d'une limpidité parfaite; sa saveur fraîche et piquante laisse un arrière-goût atramentaire des plus prononcés. Un mot sur chacune de ces différentes sources.

Le Pouhon. — Cette source, la seule qui se trouve dans la ville, est aménagée dans un puits quadrangulaire qu'entoure un petit pavillon d'une architecture assez prétentieuse. Une inscription, gravée au frontispice, rappelle que c'est à Spa que Pierre le Grand recouvra la santé. C'est de Spa que, par une lettre en date du 21 juillet 1717, le czar exhorta son fils Alexis, retiré alors à Naples, à revenir dans sa patrie, où il devait périr, un an plus tard, d'une manière si tragique. L'eau du Pouhon s'échappe en bouillonnant des fentes de roches micacées. C'est la source la plus fréquentée et la plus active de Spa. Depuis les nouveaux captages opérés en 1864, son rendement a notablement augmenté; il est actuellement de 21,000 litres, par jour. Sa minéralisation a de même été portée de 0^{gr},927 à 1^{gr},008. Enfin il s'en dégage une telle abondance de gaz que la fontaine ressemble à une cuve en fermentation. Elle contient, par litre, près de 0^{gr},10 de carbonate de fer.

La Géronstère. — Éloignée de Spa d'environ une lieue elle sourd au milieu d'un bosquet et est encaissée dans un petit bassin que recouvre un assez élégant campanile. Vous suivez pour vous y rendre un chemin constamment embelli par des ombrages frais ou par les plus riants points de vue. Cette eau est une des moins ferrugineuses, car elle renferme à peine 0^{gr},03 de fer, par litre; mais une partie de ce fer est à l'état de crénate, ce qui ajoute peut-être à sa valeur thérapeutique. C'est avec le Pouhon, la source dont on fait le plus d'usage. Elle dégage une légère odeur sulfureuse, provenant des terrains tourbeux que l'eau minérale traverse avant de s'échapper du sol.

La Sauvenière et le Groesbeeck. — Ces deux sources, presque voisines l'une de l'autre, sont situées à une demi-lieue de la ville : près d'elles est un petit bois dont les jolies promenades forment un agréable contraste avec la bruyère sauvage qui couvre le sol environnant. Elles jaillissent chacune dans un petit carré, taillé dans la roche vive et surmonté d'un petit dôme. Leurs qualités physiques rappellent tout à fait celles des autres sources de Spa. Comme le Groesbeeck contient moins de fer et plus de gaz que la Sauvenière, sa saveur plaît davantage. C'est à la Sauvenière que se trouve la petite dépression du sol si connue sous le nom de *Pied de saint Remacle*. C'est dans cette dépression, que les jeunes femmes qui veulent devenir fécondes, posent leur pied droit, en buvant l'eau, pendant neuf jours consécutifs.

Nivesée. — Près des anciens griffons, aujourd'hui disparus, du Tonnelet, existe le remarquable forage pratiqué en 1864, et qui a réuni en une seule les nombreuses sources minérales qui transformaient en marécage couvert de dépôts ocreux tout le terrain d'alentour. Ces sources, habilement captées et très abondantes, sont conduites par des tuyaux clos jusqu'à la ville, distante de trois kilomètres, où elles alimentent le nouvel établissement de bains. Elles sont très ferrugineuses, riches en gaz acide carbonique, et dégagent en outre une assez forte odeur d'hydrogène sulfuré.

Barizard. — Cette source, bien que connue depuis longtemps, était, en quelque sorte, ensevelie sous les buissons et les ronces, lorsqu'on l'a récemment abritée dans une grotte. Sa composition et ses propriétés rappellent celles de la Géronstère. Elle attire aujourd'hui la foule des buveurs et est le rendez-vous préféré du monde élégant.

Il y a bien encore d'autres sources qui, dans une contrée moins riche en eaux ferrugineuses, auraient de la valeur; mais elles sont ici complètement abandonnées. Nous remarquerons que les sources de Spa, une seule exceptée, jaillissent toutes à une certaine distance de la ville, au milieu des bois et des montagnes. Cet éloignement n'est pas sans offrir quelque utilité, en ce qu'il force les malades à se lever de bonne heure, à respirer un air vif et frais et à faire de l'exercice. C'est le matin qu'on va prendre l'eau minérale, laquelle doit être bue à la source même : transportée, elle perdrait de ses gaz, et en même temps de son efficacité. Un des premiers effets du traitement sera donc de substituer aux habitudes énervantes des grandes villes, une vie plus active et une meilleure hygiène.

Les eaux de Spa conviennent à tous les états de faiblesse essentielle : anémie des jeunes filles, convalescence, épuisement par travaux intellectuels excessifs, allaitement trop prolongé, etc. Le Groesbeeck est employé plus spécialement contre les affections légères des organes urinaires que dissipe aisément une urination plus fréquente et plus abondante.

On se baigne peu à Spa, le traitement consistant presque exclusivement dans la boisson. On commence par deux ou trois verres, le matin à jeun, puis on arrive graduellement jusqu'à en prendre sept ou huit, dose qu'on peut ne pas atteindre, mais qu'il faut rarement dépasser. Les personnes dont l'estomac est irritable se trouvent bien de couper cette eau avec du lait.

Nous ne dirons rien du séjour de Spa, de ses promenades si vantées, de ses fêtes si brillantes dans les magnifiques salons de la Redoute. Voilà bien longtemps déjà que la vogue reste fidèle à ces eaux : c'est qu'elle repose, non plus sur un vain caprice, mais sur la reconnaissance des malades qui en ont rapporté la santé, et des bien portants qui y ont trouvé plaisirs et distractions. On ne devra pas oublier que Spa est un pays de montagnes, que les matinées y sont fraîches ainsi que les soirées, et que, par conséquent, on ne saurait trop se tenir en garde contre les variations de température.

AIX-LA-CHAPELLE
Eaux salines sulfurées chaudes.

Les sources minérales d'Aix-la-Chapelle jaillissent à l'intérieur même de la ville. Celles qu'on utilise sont au nombre de sept principales, dont six sulfureuses thermales, et une ferrugineuse crénatée froide, qui offre de l'analogie avec le Pouhon de Spa. Les sulfureuses ont été divisées, d'après leur position, en *supérieures* et en *inférieures*. Les supérieures sont : la *Source de l'Empereur*, la *Source de Büchel* et la *Source de Saint-Quirin*. Les deux premières, qui ne sont que les divisions d'une même source, ont une température de 55° C. Quant à la source de Saint-Quirin, sa chaleur est moindre de quelques degrés. Les sources inférieures sont situées dans la rue Comphausbad ; moins chaudes et un peu moins minéralisées que les supérieures, elles n'en diffèrent que fort peu par le goût et l'odeur. Ce sont : la *Source du Bain de la Rose*, la *Source Sainte-Corneille* et l'ancienne *fontaine des Buveurs*. Leur température varie de 44° à 47° C.

Nous prendrons pour type l'eau de la source de l'Empereur qui est la plus chaude et la plus minéralisée. Elle laisse dégager une forte odeur d'hydrogène sulfuré ; sa saveur est un peu salée. Vue dans les réservoirs, elle a une couleur un peu verdâtre; mais recueillie dans un verre, elle est limpide et parfaitement incolore. Des bulles de gaz la traversent dans tous les sens. Liebig y a décelé $0^{gr},009$ de sulfure de sodium et $2^{gr},639$ de chlorure de sodium par litre : sur un total de principes fixes s'élevant à $4^{gr},10$, dont $2^{gr},58$ de sels à base de soude. Ajoutons à ces principes des traces de bromures et d'iodures alcalins et des matières organiques; ainsi que de la silice et un peu de fer.

Nous ferons remarquer que le principe sulfureux de cette eau est excessivement volatil. C'est ainsi que le griffon de la source de l'Empereur est tapissé d'une quantité considérable de soufre qui se renouvelle rapidement à mesure qu'on l'enlève. D'où Fontan avait cru devoir conclure : « que la source de l'Empereur, qui passe pour une des plus sulfureuses de l'Europe, perd, par la simple chute de l'eau dans la baignoire, tout son principe sulfureux; et que l'eau de cette source devient, dans le bain, une eau salée chloro-natreuse, comme elle était à son origine, avant de s'être chargée d'un peu de sulfure par son passage à travers des matières organiques ».

Les eaux d'Aix-la-Chapelle, prises à la dose de trois ou quatre verres, n'ont pas sur l'économie d'action bien sensible : c'est à peine si elles sont un peu diurétiques. On va boire, le matin à la *Fontaine Élise*, alimentée par la source de l'Empereur, monument gracieux, élevé sur la petite place qui sert de promenade : à côté est une galerie couverte où les buveurs s'abritent quand le temps est mauvais. Peu importe, du reste, la source dont on boit, puisqu'elles développent à peu près toutes les mêmes effets.

La médication d'Aix-la-Chapelle consiste principalement dans l'usage de bains et de douches. On prend d'abord la douche. Le malade la reçoit dans une baignoire assez grande pour que le doucheur descende à côté de lui, et dirige ainsi plus facilement l'eau minérale sur les parties du corps qui doivent en recevoir le choc. A la douche on associe d'habitude les frictions et le massage. Pour le bain, qu'on prend aussi sans déplacement, il suffit de remplir la baignoire. La durée du bain est, comme pour la douche, d'une demi-heure environ; puis on va se remettre au lit le temps nécessaire pour que l'ébranlement profond causé par la douche puisse se calmer.

On prescrit rarement le bain à une température supérieure à 34° ou 36° C. Pour provoquer des effets énergiques, on préfère la douche. Les bains de vapeurs, établis
au-dessus même du griffon des sources, ont une grande
puissance par la chaleur vive et la quantité de soufre qui
se répandent dans l'atmosphère : aussi faut-il ne les
employer qu'avec beaucoup de réserve.

Les eaux d'Aix-la-Chapelle sont douées d'une remarquable activité. Elles déterminent, au bout de quelques jours
de traitement, des troubles divers, atteignant rarement

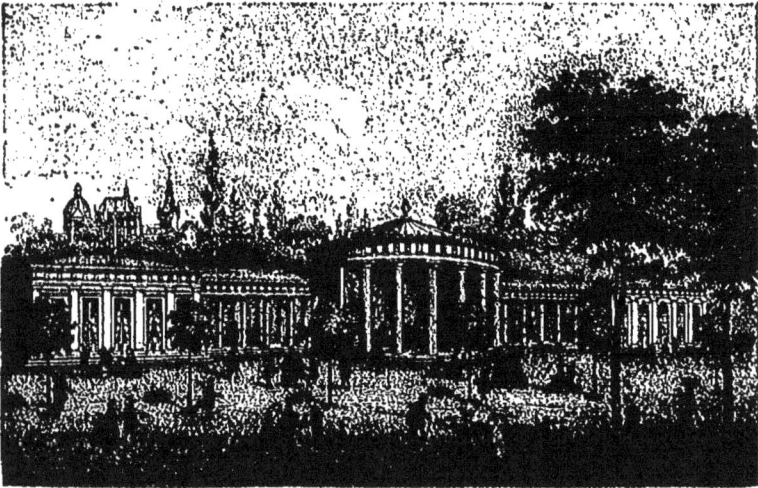

AIX-LA-CHAPELLE. — Fontaine Elise.

d'ailleurs les proportions d'une véritable fièvre thermale.

Les émissions sanguines, spécialement les ventouses,
sont d'un grand usage dans cette station : on y a recours
surtout au début de la cure. Elles ont moins pour objet de
produire la déplétion mécanique des vaisseaux, que de
déterminer vers la peau une fluxion puissante, qu'on suppose aider à l'action des eaux. Ce sont, en général, les
doucheurs qu'on charge de la pose des ventouses, et ils
les appliquent avec une merveilleuse adresse.

On conseille les eaux d'Aix-la-Chapelle pour un grand
nombre de maladies, ce qui s'explique par leur composition fort remarquable, que nous avons dit tenir à la fois
des eaux sulfureuses et des eaux alcalines : mais surtout
pour les maladies chroniques de la peau, depuis le simple

15.

eczéma jusqu'aux herpès les plus invétérés ; et pour les affections rhumatismales.

Les sources d'Aix-la-Chapelle, propriétés de la ville même, ont été très bien aménagées dans plusieurs établissements spéciaux, en forme d'hôtels. Le plus beau est le *Bain Neuf.* Le plus ancien s'appelle le *Bain de l'Empereur ;* il a été construit sur l'emplacement d'anciens bains romains et de la vaste piscine où Charlemagne aimait à se baigner en public avec les officiers de sa cour. C'est là également que Napoléon vint prendre des bains ; l'élégant bassin qui lui servait est désigné sous le nom de *Bain de marbre.* Quant à la ville en elle-même, elle offre, comme principal attrait, ses souvenirs historiques et ses monuments, dont chaque pierre conserve vivante encore l'empreinte de Charlemagne. Elle possède également de précieuses reliques renfermées religieusement dans les trésors de l'antique cathédrale. Celles qu'on appelle les Grandes Reliques ne sont exposées au public que tous les sept ans, du 10 au 24 juillet, où elles deviennent l'objet de nombreux pèlerinages.

CHAPITRE III

LES BORDS DU RHIN

NIEDERBRONN. — *Eaux muriatiques froides.* — Bourg considérable de notre ancien département du Bas-Rhin, situé au centre d'une ravissante vallée qui rappelle celle de Baden-Baden. Les sources, au nombre de deux, proviennent d'un réservoir commun. Elles jaillissent à vingt mètres l'une de l'autre, au milieu d'un petit parc, et sont renfermées chacune dans un joli bassin de pierre de taille, qu'on croit être d'origine romaine. A sa sortie de terre, l'eau minérale est d'une parfaite limpidité ; mais elle ne tarde pas à prendre, dans ses bassins, une teinte louche et jaunâtre. Elle a une saveur saline, suivie d'un arrière-goût un peu fade ; l'odeur en est presque nulle, on l'a assez bien comparée à celle de l'argile humide.

La température de ces deux sources est de 18° C. Elles appartiennent à la classe des eaux salines chlorurées. Un litre d'eau renferme 4^{gr},784 de principes fixes, sur lesquels on trouve 4^{gr},183 de chlorures de sodium, de calcium et de magnésium. Il y a, en outre, du fer, des traces d'iode, de brome et un peu de gaz.

On se propose surtout à Niederbronn de provoquer des effets laxatifs. C'est même la base de la médication ; mais tous les malades n'y ont pas la même aptitude. Il faut en

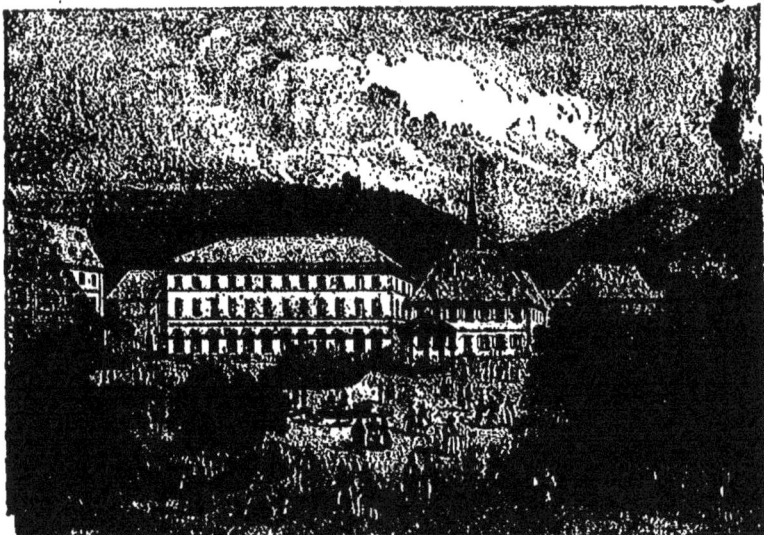

NIEDERBRONN. — Le parc et les sources.

moyenne cinq ou six verres d'eau, pris à jeun, pour procurer une ou deux selles liquides.

Les eaux de Niederbronn sont surtout recommandées pour les maladies chroniques de l'abdomen qui reconnaissent comme caractère essentiel l'inappétence, la lenteur et la difficulté des digestions, le ballonnement du ventre avec sentiment de tension et de plénitude, la constipation et certains engorgements hémorrhoïdaux. L'absence à peu près complète de fer fait qu'on peut les prescrire, comme médication dérivative, aux hémiplégiques, par suite d'apoplexie ; encore faut-il attendre qu'un certain temps se soit écoulé depuis l'accident. Les eaux de Niederbronn paraissent convenir encore pour d'autres affections, telles que l'hypertrophie du foie, les calculs biliaires et les engorgements scrofuleux.

Il n'y a pas d'établissement spécial pour les bains : ceux-ci se prennent dans les hôtels et les maisons particulières, où l'on trouve également des douches.

Niederbronn laisse infiniment à désirer comme distractions ; c'est même un séjour assez ennuyeux. Mais où rencontrer une nature plus belle, des promenades plus variées ?

KREUZNACH

Eaux muriatiques froides. Eaux mères.

Kreuznach n'est qu'à trois lieues de Binghen. La route qui relie ces deux villes longe, dans la plus grande partie de son trajet, la petite rivière de la Nahe, dans une vallée qui s'étend, en se rétrécissant, jusqu'au rocher de Munster. A Kreuznach, les bains ne sont que l'accessoire de grandes entreprises commerciales pour l'extraction du sel.

L'eau salée sort de terre à un degré de concentration peu avancé. On la conduit, à l'aide de machines hydrauliques, à la partie supérieure de vastes hangars formés de fascines superposées avec ordre : ce sont les bâtiments de graduation. L'eau pénètre goutte à goutte à travers les ramilles, se divise à l'infini, et, dépouillée par l'évaporation d'une partie de ses principes aqueux et des sels les moins solubles, elle tombe dans de vastes réservoirs, d'où elle est reprise et dirigée sur de nouvelles fascines. Ce n'est qu'après six opérations de ce genre qu'elle marque à l'aréomètre un degré suffisant de concentration ; alors on la transporte dans d'immenses chaudières, où elle est soumise à une caléfaction prolongée. Peu à peu le sel marin se dépose sous forme de cristaux brillants, qu'on enlève à mesure avec des râteaux et que l'on fait sécher dans des corbeilles d'osier avant de les livrer au commerce. Quant à l'eau mère, ou *mutter-laüge*, on la réserve pour l'usage des bains. D'après Mialhe et Figuier, un kilogramme de cette eau mère contient 316 grammes de matières solubles, dont 8^{gr},70 de bromure de sodium et 2^{gr},60 de bromure de magnésium. C'est par l'addition d'une certaine quantité de mutter-laüge à l'eau des bains que ceux-ci acquièrent des propriétés particulières et énergiques. Peu remarquables par elles-mêmes, les sour-

ces de Kreuznach doivent donc leurs principales vertus à
des éléments qui leur sont propres, il est vrai, mais que
l'industrie de l'homme a très heureusement transformés.

La plus connue de ces sources est la *Source Elisabeth*;
sa température est de 9° C. Comme on est obligé de puiser
l'eau à l'aide d'une pompe, elle sort un peu trouble. Sa
saveur âcre, salée et saumâtre, a quelque chose de nauséabond. Quant à sa composition, elle se rapproche tout à
fait de celle des eaux de Soden, Hombourg et Nauheim.
Ce sont les mêmes sels : 12^{gr},242 par litre, dont 11,642 de
chlorure de sodium; seulement elle renferme un peu plus
d'iode et de brome. Les autres sources de Kreuznach ne
méritent aucune mention spéciale. L'une jaillit dans le lit
même de la Nahe, et est amenée par des conduits au
Kurhaus, où elle sert, conjointement avec la source Elisabeth, à l'usage des bains; deux autres, le *Carlshalle* et
l'*Oranienquelle*, se distribuent dans des établissements
particuliers. Enfin on s'approvisionne encore d'eau minérale aux salines de Théodore et de Munster.

Grâce à la mutter-laüge, Kreuznach jouit, en Allemagne, d'une réputation méritée pour la cure des affections
scrofuleuses. Le traitement consiste presque exclusivement dans les bains. On se sert pour les chauffer du procédé suivant : Chaque baignoire est munie d'un double
fond, dont la partie supérieure est de cuivre et l'inférieure de bois. A ce double fond est adapté un robinet
d'où part un tube qui communique avec un réservoir de
vapeur d'eau bouillante. Veut-on préparer le bain, en
même temps qu'on fait arriver l'eau minérale dans la baignoire, on ouvre le robinet qui livre passage à la vapeur.
Celle-ci se précipite dans l'espace vide du double fond,
échauffe la paroi supérieure de cuivre, et, par suite, communique avec une telle rapidité son calorique au bain,
qu'en une dizaine de minutes il atteint 32° à 35° C. Alors
vous fermez le robinet. La vapeur n'arrivant plus, le fond
de cuivre se refroidit jusqu'à ce qu'il se soit mis en équilibre avec la température de l'eau, et le malade peut
entrer dans le bain. Au mérite d'être plus expéditive
que les autres, cette méthode joint celui d'offrir plus de
garantie contre la décomposition de l'eau minérale.

Au début du traitement, on prépare les bains avec
l'eau minérale simple : ce n'est que plus tard qu'on y
ajoute la mutter-laüge. On commence par un ou deux

litres, en augmentant jusqu'à ce qu'on ait atteint la dose
de trente-cinq à quarante litres pour un bain : il est rare
qu'on dépasse ce chiffre. Une fois qu'on a obtenu les effets
désirés, il faut diminuer dans la même proportion la quantité d'eau mère, de manière à revenir à l'eau minérale
pure. Si vous négligiez de ménager ainsi les transitions, il
serait à craindre que, supprimant trop brusquement le
stimulant auquel la peau est habituée, le succès du traitement ne se trouvât compromis. L'action des bains est
secondée par l'usage interne de la source Elisabeth. Trois
ou quatre verres de cette eau, bus le matin, à jeun, sont le
plus souvent suffisants, car il ne s'agit pas de purger,
mais plutôt d'obtenir, par une stimulation douce et entretenue, un effet légèrement laxatif.

On rencontre à Kreuznach toutes les nuances et toutes
les formes de l'affection scrofuleuse, depuis la simple prédisposition jusqu'aux scrofules confirmées, ou même arrivées à leur période extrême. Quelle que soit l'espèce de
scrofules, la guérison, ou tout au moins l'amélioration
s'effectue par les mêmes procédés. Il se déclare une véritable fièvre, que Prieger a très bien décrite sous le nom
de *crise des bains.* Au bout de quelques jours de l'usage
des eaux, il survient des maux de tête, de l'agitation, de
l'insomnie et un sentiment de courbature générale. Les
yeux sont rouges et larmoyants ; le nez et l'arrière-gorge
se prennent, comme dans le coryza ; la langue est sabur-
rale, la soif assez vive, l'appétit nul. Toutes les sécrétions
paraissent modifiées. La salive devient plus visqueuse,
une bile âcre et filante s'échappe par le vomissement, et
les urines déposent un sédiment épais. En même temps,
les tumeurs et les ulcérations, qui sont le produit de l'affection scrofuleuse, offrent les caractères d'une vive stimulation. La peau elle-même ne tarde pas à s'affecter : des
éruptions paraissent sur divers points de sa surface, principalement à la partie postérieure du tronc, et elles présentent les aspects les plus variés. Ce sont, le plus souvent,
des colorations diffuses, des rougeurs vagues, ou de petites
vésicules semblables à des boutons de miliaire ; quelquefois aussi des pustules, ou même de véritables furoncles ;
dans certains points vous diriez des taches ecchymotiques.
Il semble que l'organisme tout entier, pénétré des éléments actifs des eaux, s'efforce d'éliminer au dehors les
principes morbides qui vicient la constitution. On com-

prend combien il faut, de la part du médecin, de prudence et d'habitude pour bien diriger ces mouvements métasyncritiques, d'où dépend presque toujours le succès de la cure.

Kreuznach est un séjour assez agréable, mais sérieux. L'établissement thermal, qui nous a paru magnifique, était autrefois séparé de la ville par une assez longue avenue. Cette avenue se borde, chaque année, de nouvelles constructions, qui lui donnent déjà l'aspect d'une rue élégante, et semblent indiquer que les eaux minérales ne sont pas moins favorables à la prospérité du pays qu'à la santé des étrangers.

EMS

Eaux alcalines chaudes.

Ems est aujourd'hui un des établissements les plus en vogue de tous ceux qui bordent le Rhin. La route ou plutôt la promenade qui relie cette station thermale à Coblentz, la jolie vallée qu'elle traverse, le petit fleuve qu'elle côtoie, enfin la double rangée de collines si vertes et si riantes au milieu desquelles elle circule, tout annonce un séjour enchanteur. La ville, presque entièrement bâtie sur la rive droite de la Lahn, se compose de magnifiques hôtels adossés à la montagne qui la protège contre les vents du nord. Sur la rive opposée s'étendent, par un agréable contraste, des prairies, des potagers et des terres livrées à la culture. L'air qu'on respire à Ems est pur et balsamique ; la température en est douce, et, sauf un peu d'humidité inséparable du voisinage des forêts et de la profondeur de la vallée, elle offre peu de variations.

Les sources d'Ems sont nombreuses et appartiennent toutes à la classe des eaux alcalines. Voici les noms de celles qu'on emploie en boisson, avec l'indication de leur température. Nous mentionnerons de même la quantité de bicarbonate de soude qu'elles renferment : ce sel étant la caractéristique de leur minéralisation :

	Tempér.	Gram.	
Kraenchen............	37° C.	1.919	bicarb. de soude.
Fürstenbrunn.........	40°	2.036	—
Kesselbrunn..........	46°	1.989	—
Königin Augustaquelle..	39°	1.990	—
Victoriaquelle.........	27°	2.020	—

L'eau de toutes ces sources est parfaitement limpide ; elle n'a pas d'odeur ; sa saveur, légèrement lixivielle, se rapproche assez de celle d'un faible bouillon de veau.

Les eaux d'Ems se prennent surtout en boisson. On commence, en général, par deux ou trois verres, et l'on arrive facilement jusqu'à cinq ou six par jour. Le matin est l'instant où l'on boit ; c'est aussi celui où l'orchestre, placé dans le jardin du Kursaal, lance dans l'air ses notes les plus harmonieuses. Entre quatre et cinq heures, vous rencontrez de nouveau quelques buveurs près des sources, mais c'est le plus petit nombre. Cette eau est facilement digérée ; l'estomac la supporte d'autant mieux qu'elle contient une notable quantité de gaz acide carbonique et d'azote.

Le Kraenchen est la source dont on fait le plus usage, c'est la plus active. On boit aussi beaucoup du Kesselbrunn, qui l'est moins. Quant au Fürstenbrunn, c'est à tort que certains malades le dédaignent comme étant insignifiant. Il constitue, au contraire, une préparation très douce, bien que non dépourvue d'énergie, au Kesselbrunn et au Kraenchen.

L'eau destinée aux bains est recueillie dans de vastes réservoirs où on la laisse refroidir pendant la nuit pour la ramener au degré convenable. Il se dépose à sa surface une couche mince, blanchâtre, crémeuse, laquelle n'est autre chose qu'une partie des sels, mêlée à un peu de matière organique, qui s'est précipitée au contact de l'air. Le temps n'est plus où l'on prenait, à Ems, les bains à une température brûlante et où l'on y restait plusieurs heures de suite. Aujourd'hui les médecins donnent la préférence aux bains tièdes, dont la chaleur ne dépasse pas 32° à 34° C., et il est rare qu'on y reste plus de vingt-cinq à trente minutes. En entrant au bain, on éprouve un sentiment de bien-être tout particulier ; la peau devient onctueuse et lisse comme si l'eau tenait en dissolution un corps savonneux. Sous ce rapport, comme sous quelques autres, Ems n'est pas sans analogie avec Schlangenbad.

Quant aux douches, elles sont organisées, à Ems, de même que dans presque tous les établissements du Rhin, de la manière la plus défectueuse. Ainsi, au lieu de tomber d'un réservoir élevé, l'eau est lancée au moyen d'une pompe portative dont le tuyau mobile est introduit dans la pièce où se trouve le malade. Pour la recevoir, il se tient

debout ou assis sur les marches de la baignoire ; puis, la
douche finie, il se remet au bain. Ces douches ne doivent
heureusement jouer qu'un rôle tout à fait secondaire dans
le traitement, car leur action est à peu près nulle.

Les phénomènes qui se développent par l'action des
eaux d'Ems présentent rarement autre chose qu'un surcroît d'appétit, et une augmentation de la sécrétion urinaire et cutanée. Toutefois, dans quelques circonstances,
rares d'ailleurs, à cette première impression succède un
état tout opposé. Les malades deviennent tristes, abattus,
moroses : ils ont la bouche pâteuse, des flatuosités, une
constipation opiniâtre, de véritables accès fébriles. C'est
ce qu'on appelle les symptômes de *saturation*, lesquels
cèdent facilement à quelques jours de diète et d'interruption des eaux. Souvent, à cette période, on administre
avec avantage une légère purgation qui consiste en quelques grammes de sel de Carlsbad, ou un verre d'eau
de Kissingen. Il peut se faire, aussi, qu'un usage trop prolongé des eaux, excessif, finisse par déterminer un état
de faiblesse et un sentiment de langueur auxquels il importe de remédier. Or les eaux ferrugineuses de Schwalbach, qui sont voisines, constituent, dans ce cas, le plus
efficace de tous les remèdes. Une saison ou seulement une
demi-saison passée à ces eaux, au sortir d'Ems, suffit en
général pour raviver les forces, en donner de nouvelles et
consolider la cure. Passons maintenant à l'exposé des maladies pour lesquelles les eaux d'Ems peuvent être le plus
utilement employées :

En première ligne se placent les affections de poitrine.
Vous verrez principalement à ces eaux des personnes
atteintes de phtisie pulmonaire, de bronchites et de laryngites chroniques. Si l'on croyait tout ce qu'on raconte à ce
sujet, la source de Kesselbrunn jouirait d'une sorte de
spécificité pour faire cesser la toux, dissiper l'irritation,
éliminer les produits morbides, et même cicatriser les cavités ulcéreuses des poumons. C'est surtout depuis que l'im-
pératrice de Russie a recouvré la santé aux eaux d'Ems
que la réputation de ces eaux est devenue, en Allemagne,
l'égale de celle de nos Eaux-Bonnes. Or, l'observation ne
donne que trop de démentis à cette manière empirique de
généraliser les faits. Sans doute les eaux d'Ems ont rendu
et rendent chaque jour de grands services dans le traitement des tubercules pulmonaires : mais c'est plutôt à titre

de médication préventive. Ceci demande une explication.
On voit des malades devenir en peu de temps et sans cause
connue, pâles, tristes, languissants; leurs digestions s'en-
travent. Il se déclare une toux sèche, à petits accès, qu'on
regarde au début comme simplement nerveuse, et qu'on
néglige ; puis des douleurs vagues, sans caractères bien
tranchés, traversent par moments la poitrine, surtout au
niveau des régions scapulaires. L'individu maigrit : cependant l'auscultation ne dénote point encore la présence des
tubercules. Ne serait-ce point là les prodromes insidieux
d'une phtisie commençante? Vous envoyez ce malade aux
eaux d'Ems, et bientôt l'appétit renaît, les traits se colo-
rent, les forces reparaissent, et tout rentre dans l'ordre.
Il est évident que dans ce cas les eaux n'ont agi qu'en dissipant l'irritation pulmonaire; mais celle-ci, négligée, eût
pu favoriser ou hâter le développement des tubercules.
Quant aux phtisies confirmées, offrant les signes stéthosco-
piques et autres d'une lésion pulmonaire, nous avons entendu dire aux médecins d'Ems eux-mêmes que les eaux,
en pareil cas, ne sauraient que hâter la catastrophe.
M. d'Ibell, dont l'expérience et l'autorité ont tant de poids
en hydrologie, les proscrit alors de la manière la plus
formelle.

Les eaux d'Ems conviennent également pour les catarrhes bronchiques, l'asthme essentiel et certaines affections
du larynx caractérisées par l'enrouement ou même l'apho-
nie. Le choix de la source et la température de l'eau seront
soigneusement surveillés : il faut, dans beaucoup de cas,
accorder la préférence au Fürstenbrunn, que nous avons
dit être moins chaud et moins gazeux que le Kesselbrunn ;
ce n'est que pour les tempéraments lymphatiques et peu
irritables qu'on aura recours à cette dernière source.

Les maladies nerveuses sont, avec les maladies de poitrine, celles qui forment la principale clientèle des eaux
d'Ems : aussi les femmes s'y trouvent-elles en majorité.
Ce que nous avons dit de l'action sédative du bain explique comment ces eaux peuvent être utiles contre les spasmes, l'hystérie, la chorée, certains tics douloureux; en un
mot, contre la nombreuse classe des névroses.

Les eaux d'Ems ont été beaucoup vantées contre la
stérilité (1). La source privilégiée a reçu le nom de Buben-

(1) Le poétique chantre des sources du Taunus, Gerning, s'ap-
puyant sur nous ne savons quels témoignages historiques pour prou-

quelle (*source aux Garçons*), à cause de ses vertus merveilleuses. Voici comment elle est disposée et la manière
dont on en fait usage : Dans une chambre élégamment
ornée, s'élève, du fond d'un bassin de marbre, un mince
jet d'eau, à la hauteur d'un mètre environ; au-dessus du
jet est un trépied de bois, percé à son centre d'une large
ouverture. La jeune femme s'y assied, et reçoit ainsi, pendant quelques minutes, une douche ascendante sur l'appareil sexuel. Nous ne pouvons que répéter, à propos
d'Ems, ce que nous avons déjà eu l'occasion de dire au
sujet de ces prétendues sources fécondantes : tout dépend
de la cause même de la stérilité. Il est évident qu'ici la
douche d'eau minérale ne pourra favoriser la conception
qu'en diminuant l'irritabilité de l'utérus, en dissipant les
engorgements du col, et en ramenant l'organe et ses annexes à une vitalité plus normale.

Comme alcalines, les eaux d'Ems conviennent dans les
dyspepsies avec rapports acides, les flux diarrhéiques par
vice de la digestion gastro-duodénale, la gravelle rouge et
les affections catarrhales de la vessie et des reins ; elles
agissent dans l'obstruction des viscères abdominaux, principalement du foie et de la rate, en forçant les excrétions.
C'est par ces qualités que ces eaux se rapprochent de celles
de Vichy.

Autrefois les rhumatisants se rendaient en foule aux
eaux d'Ems, tandis que c'est à peine s'il s'en rencontre aujourd'hui quelques-uns. D'où vient cet abandon de toute
une classe de malades? C'est qu'on ne prend maintenant à
Ems que des bains tempérés : or ces bains n'ont pas contre
les affections rhumatismales chroniques l'efficacité dont ils
jouissaient quand on les employait à des températures
élevées. C'est tout au plus s'ils conviennent pour certains
rhumatismes où prédomine l'élément nerveux, car alors il
n'est pas besoin de ramener la chaleur vitale périphérique
à un degré élevé.

Les mêmes remarques sont applicables aux tumeurs articulaires. Si elles sont atoniques, et qu'il s'agisse par conséquent de stimuler les tissus passivement engorgés, l'action des eaux d'Ems n'est plus assez puissante. Vous les
réserverez pour ces affections articulaires chroniques avec

ver qu'Agrippine, épouse de Germanicus, dut fréquenter les eaux
d'Ems, en conclut que c'est *vraisemblablement* à ces eaux qu'appartient le triste honneur de la naissance de Caligula !

éréthisme, qui tiennent de la névralgie, que la moindre excitation exaspère, et auxquelles il faut un traitement adoucissant.

Des deux établissements thermaux, le Kurhaus et les Quatre-Tours, le plus important est le Kurhaus. C'est un bâtiment situé à l'extrémité de la ville, et réunissant, dans un aménagement convenable, la buvette et les bains. A l'extrémité opposée, l'établissement des Quatre-Tours s'offre aux regards sous l'aspect d'un petit château gothique; il sert exclusivement aux bains. S'il est moins fréquenté que le Kurhaus, cela tient à son éloignement des sources, qui laisse supposer, non sans raison peut-être, que l'eau minérale, en passant par de longs tuyaux, a pu perdre quelques-unes de ses propriétés.

Enfin on a construit, vis-à-vis du jardin du Kurhaus, mais de l'autre côté de la Lahn, que l'on traverse sur un joli pont, une très belle maison de bains, munie d'élégants et spacieux cabinets. Tout à côté se trouve une source récemment découverte. Cette source a une température de 47° C. : c'est donc une des plus chaudes d'Ems ; c'est en même temps une des plus abondantes et des plus minéralisées. Elle alimente les baignoires du nouvel établissement et celles du bâtiment des Quatre-Tours.

Le séjour d'Ems est agréable, sans être bruyant. On parle français dans la plupart des grands hôtels, ressource précieuse, car la ville est essentiellement allemande. Les distractions du jour consistent surtout dans la promenade. Pour les excursions un peu éloignées, on se sert de petits ânes bien soignés, bien coquets, symétriquement rangés le matin en ordre de cavalerie, et dont la selle rouge, à l'anglaise, se marie agréablement avec l'uniforme sévère des guides qui les conduisent. C'est à peu de distance d'Ems que se trouvent le château gothique de Stolzenfels, qui a été restauré avec tant de goût, et la formidable forteresse d'Ehrenbreitstein, ce Gibraltar du Rhin.

BABEN-BADEN

Eaux salines chlorurées chaudes.

Si l'on en jugeait par l'immense concours de personnes qui se rendent tous les ans aux eaux de Baden-Baden, on pourrait croire que ce sont les plus puissantes et les plus efficaces de toute l'Allemagne. Cependant, elles ont par elles-mêmes peu de vertus thérapeutiques ; sous ce rapport, elles occupent un rang tout à fait secondaire, parmi les établissements qui avoisinent le Rhin. Aussi la plupart des étrangers qui affluent à ces sources célèbres viennent-ils moins leur demander la santé que des distractions et des fêtes. Tout le monde connaît le séjour de Bade, ses beaux sites, son vieux et imposant château, son doux climat, ses promenades et ses élégants palais. La plume et le crayon ont rivalisé bien des fois pour raconter toutes ces merveilles. Malheureusement ces diverses descriptions sont à peu près étrangères au sujet même de nos études.

Il y a plusieurs sources à Bade ; toutes sont thermales. La plus célèbre, la seule qui mérite une description particulière, a reçu le nom de *Ursprung* (origine), parce qu'on la regarde comme le point de départ des autres. L'Ursprung, dont la température est de 67° C., jaillit sur une hauteur, et est captée dans une espèce de tour circulaire, ouvrage des Romains. L'eau de cette source, que son abondance peut faire comparer à un ruisseau, s'échappe en bouillonnant à travers des dalles de marbre blanc; puis elle est reçue dans un vaste réservoir : des tuyaux la conduisent ensuite de l'autre côté de la vallée, jusqu'à la *Trinkale* (buvette). C'est un élégant édifice situé dans le parc, tout près de la salle de conversation : sous le péristyle règne une belle galerie, ornée de peintures à fresque, qui sert de promenoir.

L'eau de l'Ursprung, de même que celle des autres sources, est parfaitement claire et limpide ; elle laisse à peine dégager quelques bulles de gaz. Sa saveur, légèrement salée, n'a rien de désagréable. Ces sources appartiennent, comme celles de Wiesbaden, à la classe des eaux muriatiques, mais elles sont moins minéralisées : ainsi, l'Ursprung ne contient, par litre, que 3 grammes de principes fixes, dont 2^{gr},139 de chlorures de sodium, de calcium et de magnésium.

L'observation, d'accord ici avec l'analyse, prouve qu'en effet elles agissent plus par leur température que par leur composition. Bues le matin, à la dose de cinq ou six verres, elles excitent l'appétit, comme la plupart des eaux thermales, sans paraître exercer sur l'économie d'action directe. Aussi sont-elles principalement employées en bains.

Les médecins de Bade se font si peu illusion sur la valeur thérapeutique de leurs eaux, qu'il est rare qu'ils les prescrivent seules. Voyez plutôt comment les choses se passent à la Trinkale : Les malades qui s'y rendent peuvent être divisés en trois catégories : les uns viennent boire l'eau minérale, mais ils y mêlent presque toujours une dose de sel de Carlsbad (1); d'autres vont, dans une pièce voisine, remplir leurs verres avec du lait de chèvre, auquel ils ajoutent quelquefois l'eau de la buvette : enfin, vous y rencontrez des malades qui ne boivent les eaux de Bade ni pures ni mélangées, et qui suivent une cure d'eaux minérales tout à fait étrangères à celles de la localité. Aussi a-t-on établi à la Trinkale un dépôt très bien approvisionné des principales sources de l'Europe, dont il se consomme plus de vingt mille bouteilles par an.

La plupart des malades prennent en même temps des bains, ce qui rend l'appréciation du traitement tout à fait difficile et compliquée. Voici, par exemple, une personne qui boit les eaux de Vichy, de Franzensbad ou de Kissingen, et qui se baigne dans celles de Bade; comment ferezvous la part de ce qui appartient à chacune de ces différentes sources? Même embarras s'il s'agit d'une cure de petit-lait combiné avec l'eau minérale. Quoi qu'il en soit, on aurait tort de refuser aux eaux de Bade toute espèce de propriétés médicales, et ne les envisager simplement que comme un but de promenade ou de distractions. Leur action est tonique; mal dirigée, elle deviendrait irritante. Aussi les malades impressionnables devront-ils ne prendre qu'un bain tous les deux jours, et même quelquefois couper l'eau minérale avec de l'eau ordinaire.

Ces bains sont administrés dans les hôtels. On fait peu usage des douches, qui du reste sont fort mal organisées, comme dans presque toute l'Allemagne. Enfin la température élevée des sources permet de donner des bains d'étuve.

Nous venons de voir combien, en s'adjoignant les principales sources des autres contrées, celles de Bade agrandissent le cercle de leurs attributions. Réduites à leurs propres moyens, ces eaux paraissent surtout convenir dans les cas où il s'agit de redonner du ton aux organes et de stimuler doucement l'économie : or que d'affections comprises par ces désignations un peu vagues! Et il est difficile de préciser davantage, car on rencontre assez sou-

(1) Ce prétendu sel de Carlsbad, *fabriqué à Bade,* n'est tout simplement qu'un mélange de sulfate et de carbonate de soude.

rent des états maladifs qui semblent ne se rattacher à la souffrance d'aucune fonction isolée, mais plutôt dépendre d'une sorte de langueur et d'énervement de la constitution tout entière. Envoyez ces malades à Bade. Quelques bains, de l'exercice, l'air vif des forêts, ne tarderont pas à les rétablir. Certaines affections rhumatismales pour lesquelles les eaux de Wiesbaden auraient été trop actives, se trouvent remarquablement bien de celles de Bade. S'agit-il, ainsi qu'on l'observe pour les névralgies et les névroses, de calmer sans secousse et d'emblée, ici encore les eaux de Bade seront utiles, à la condition que le bain sera pris à une température un peu basse, et qu'on en prolongera la durée de manière à abattre l'éréthisme nerveux.

Il y a aussi quelques petites sources ferrugineuses froides, dont les deux principales, le *Falkenhald* et le *Ludwigsbad*, sont surtout employées en bains : elles ont peu de valeur thérapeutique.

Bade est l'ancienne *Civitas Aurelia* des Romains. Cette ville a eu autrefois, comme aujourd'hui, une certaine importance, qu'elle devait également à ses eaux thermales. C'est ainsi qu'en creusant près de l'église, on a trouvé une magnifique piscine, divisée en quatre compartiments, et partout revêtue de marbre, où un grand nombre de personnes pouvaient se baigner en commun et même se livrer à la natation. A quelques pas de l'Ursprung existe un *vaporarium* construit également par les Romains. Vous y voyez encore les briques creuses, disposées en colonnes, où circulait la vapeur, et les ouvertures habilement ménagées par où celle-ci se répandait dans l'atmosphère de la pièce. C'est le monument de ce genre le mieux conservé et le plus intéressant que nous avons rencontré, même en Italie.

CHAPITRE IV

LE TAUNUS

DUCHÉ DE NASSAU ET PAYS LIMITROPHES

Cette région, célèbre en hydrologie médicale, est circonscrite, à l'occident par le Rhin, au nord par la Lahn, affluent du Rhin, au sud par le Rhin et par le Mein, à l'est par la Widda, affluent du Mein, et par l'Ohm, affluent de la Lahn. La chaîne du Taunus, qui la constitue, offre à considérer trois étages de composition différente : les sommets, dénudés par les âges et les éléments, sont formés par du quartz ; les couches moyennes par un schiste particulier appelé séricite, et la base par des dépôts tertiaires. Les eaux minérales, dont il va être question, jaillissent au pied

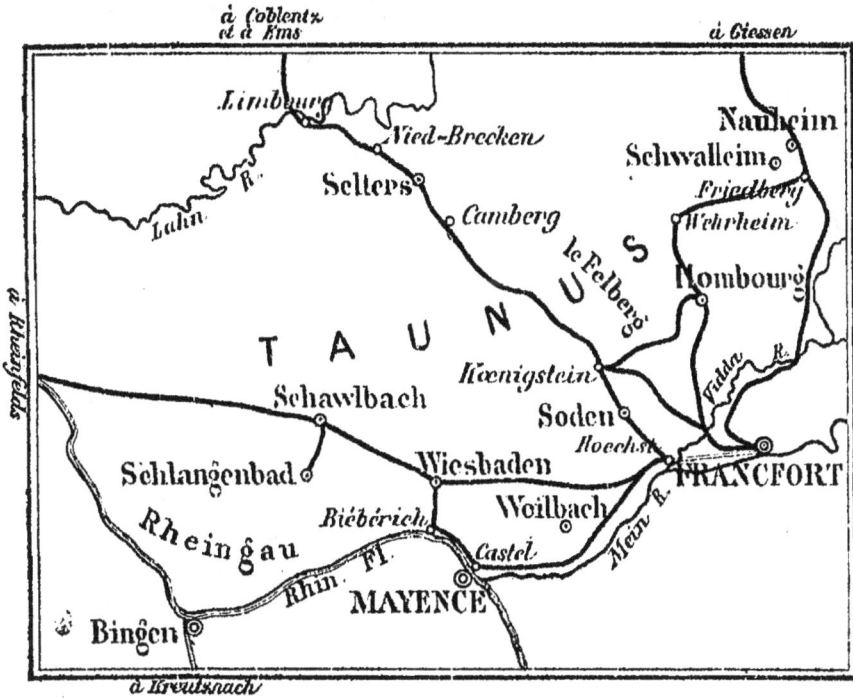

LE TAUNUS. — Routes de terre.

même de cette chaîne ; et principalement dans les parties qui sont tournées vers le sud. Tous les établissements thermaux du Taunus sont reliés, d'ailleurs, par de belles voies de communication, à la route de fer ou de terre de Mayence à Francfort.

WIESBADEN

Eaux muriatiques chaudes.

Wiesbaden, capitale du duché de Nassau, est situé sur le versant méridional du Taunus, en face de Mayence, à

peu de distance, au nord. Une belle route et une ligne
ferrée relient les deux villes, séparées d'ailleurs par le Rhin.
Wiesbaden, au premier coup d'œil, se fait remarquer par
la blancheur éclatante des maisons, toutes peintes à l'huile,
la largeur des rues et leur parfaite régularité. Les sources,
qui paraissent être les *Fontes Mattiaci* dont parle Pline (1),
sont thermales. Une seule mérite une description particulière, car c'est la plus abondante, la plus minéralisée et la
seule qui soit publique : cette source s'appelle le *Kochbrunn*.

Le Kochbrunn a une température de 67° C. L'eau s'é-
chappe en bouillonnant et il s'en dégage un nuage de
vapeur qu'on aperçoit au loin. Cette eau est claire et limpide ; elle répand une légère odeur, comme de chaux
qu'on éteint : sa saveur ne peut être mieux comparée qu'à
celle d'un mauvais bouillon fortement salé. Au fond du
bassin où elle sourd est un dépôt ocreux, et il se forme à
sa surface une pellicule blanchâtre, irisée, qui n'est autre
qu'un carbonate alcalin.

Les autres sources se trouvent dans les hôtels particuliers, dont elles sont la propriété : les deux principales, le
Schutzenhof et l'*Adlerquelle*, ne diffèrent du Kochbrunn
qu'en ce qu'elles sont moins chaudes et moins minéralisées.

Les eaux de Wiesbaden appartiennent toutes à la classe
des muriatiques. Le Kochbrunn contient, par litre, 8^{gr},100
de principes fixes, dont 7^{gr},34 de chlorure de sodium.
Les autres sels sont à base de potasse, chaux, fer et
magnésie. Quant à l'acide carbonique, la dose en est de
0^{lit},200. C'est en analysant ces eaux que Walchner
a, pour la première fois, constaté la présence de l'arsenic,
qu'on a ensuite reconnu dans la plupart des sources minérales.

On vient surtout à Wiesbaden pour les bains. Cependant
vous apercevez le matin, entre six et huit heures, un certain nombre de buveurs près du Kochbrunn. Quelques-uns,
au lieu de l'eau puisée immédiatement à la source, en
prennent dans des bouteilles de grès qui ont été remplies
dès la veille. Bue à la dose de trois ou quatre verres, l'eau
du Kochbrunn est en général bien supportée par l'estomac ;
son action, assez franchement laxative, paraît favorable à
la digestion.

(1) « Sunt et Mattiaci in Germania fontes calidi trans Rhenum,
quorum haustus triduo fervet ; circa marginem vero pumicen faciunt
aquæ » (Plinii *Histor. natur.*, lib. XXX).

Les bains, avons-nous dit, constituent la partie essentielle du traitement. Ils sont extrêmement excitants, bien que leur température dépasse rarement 32° à 33° C.

Combinés avec la boisson, ils déterminent d'habitude, au commencement de la cure, certains phénomènes d'irritation dont la durée dépasse rarement trois ou quatre jours, se traduisant par l'accablement, l'insomnie, le ballonnement du ventre, l'accélération du pouls et même l'oppression : en général, ils se dissipent d'eux-mêmes par l'interruption momentanée du traitement. D'autres fois, il est bon de recourir à un léger évacuant, car, ce qui prédomine habituellement dans cet ensemble de symptômes, c'est l'état saburral de l'estomac et un sentiment de plénitude et de tension de tout l'abdomen.

On peut encore observer à Wiesbaden une autre série de phénomènes qui paraissent se rattacher à un travail plus intime, plus profond, et qui déterminent, suivant l'expression reçue, la *fièvre critique* des bains : véritable diacrise en effet, dans laquelle les malades sont pris tout à coup d'une transpiration excessive, et, en même temps, la peau se recouvre d'une éruption miliaire. D'autres fois, il survient une diarrhée abondante dont la couleur, la viscosité et l'odeur offrent quelque chose de tout à fait spécifique. Dans quelques cas, les urines deviennent troubles et laissent déposer un sédiment rouge, épais, ammoniacal. Quel que soit, du reste, le mode de terminaison de ces désordres (et les trois formes que nous venons d'indiquer sont les plus fréquentes), on voit la fièvre décroître, puis disparaître.

Les eaux de Wiesbaden conviennent dans ces nombreuses affections chroniques qui semblent être du domaine de presque toutes les eaux minérales, pourvu que celles-ci aient une température élevée. Mais c'est pour le rhumatisme torpide et le rhumatisme noueux que les eaux de Wiesbaden seront plus spécialement conseillées. On ajoute quelquefois, dans ce cas, à l'eau du bain certains extraits résineux obtenus par distillation : c'est ce qu'on appelle *bains d'aiguilles de sapin ;* ils sont administrés au Nérothal. La douche aidera puissamment ici à l'action des bains.

On se baigne dans les hôtels particuliers. Le Kursaal, qui vient d'être tout récemment l'objet de nouveaux embellissements, n'est destiné qu'aux réunions et aux fêtes.

Ses longues galeries, avec leurs élégantes boutiques, ses salons grandioses et leur splendide ameublement, son parc si frais, si coquet, en font un véritable palais tout à fait digne de la capitale du duché de Nassau et de l'importance de ses sources.

Wiesbaden est un séjour des plus animés, sans toutefois offrir rien de trop bruyant. Il y a beaucoup moins d'étiquette obligée qu'à Baden-Baden ou à Ems, et l'on est toujours sûr d'y rencontrer une société choisie, une existence facile, d'agréables distractions.

LANGEN-SCHWALBACH
Eaux ferrugineuses froides.

Située dans le fond d'une vallée étroite et comme perdue dans la forêt, au milieu d'une nature tout à la fois sauvage et cultivée, la ville de Schwalbach est placée sur la grande route de Wiesbaden à Rheinfed. Au milieu de l'hémicycle formé par les hôtels qu'habitent les baigneurs s'élève le Kurhaus, dont l'aménagement intérieur est presque exclusivement consacré au service des bains et des douches. Aussi ne trouverez-vous à Schwalbach que des distractions paisibles et des récréations champêtres, en rapport avec le genre de vie que réclament les maladies qu'on y traite.

En effet, les personnes qui se rendent à ces eaux y viennent surtout pour réparer leurs forces et en chercher de nouvelles. Ce sont des jeunes filles chez lesquelles la menstruation a de la peine à s'établir ou est irrégulière, et dont la pâleur décèle un état chlorotique. Ce sont des jeunes femmes qu'ont épuisées des couches laborieuses, des hémorrhagies utérines passives ou d'abondantes leucorrhées d'où résulte un état de langueur générale. Ce sont des jeunes hommes que la vie fatigante des grandes villes, des excès de travail, le plus souvent l'abus des veilles et des plaisirs, ont affaiblis avant l'âge ou menacent d'une caducité prématurée. Enfin vous y verrez aussi des vieillards chez lesquels des digestions lentes et pénibles, une somnolence habituelle, des lassitudes insolites, réclament une douce stimulation de l'estomac et des principaux viscères. De quoi serviraient, avec un semblable personnel, des réunions bruyantes et des fêtes animées ?

Les eaux de Schwalbach sont ferrugineuses et essentiellement gazeuses. On compte quatre sources principales, d'une température d'environ 10° C. Ce sont: le *Weinbrunn*, situé tout près du Kurhaus, la plus anciennement connue de Schwalbach et la plus ferrugineuse ; elle contient $0^{gr},069$ de fer par litre. Mais le goût du métal est presque entièrement masqué par la saveur aigrelette et piquante de l'acide carbonique qui la sature et dont la dose est de $1^{lit},098$; le *Paulinenbrunn*, situé plus loin que la précédente, tout à fait au bout de la promenade ; il renferme moins de fer, mais plus de gaz. D'après Kastner, la proportion d'acide carbonique, pour 1000 grammes d'eau, serait de $1^{lit},634$, quantité supérieure à celle de la fameuse source de Selters. La saveur du Paulinenbrunn nous a paru des plus agréables. Tout à côté est la source de *Rosenbrunn*. Très peu gazeuse, lourde à l'estomac, elle n'est employée qu'en bains. Enfin, la quatrième source, le *Stahlbrunn*, jaillit dans une autre vallée, derrière l'établissement thermal. Cette source, contrairement à la signification même de son nom (*source ferrugineuse*), n'est point la plus riche en fer. C'est qu'ici le gaz acide carbonique n'est pas en assez grande quantité pour dissimuler complètement, comme dans le Weinbrunn, la saveur ferrugineuse ; on s'en est donc rapporté à la sensation plutôt qu'à l'analyse.

On boit les eaux de Schwalbach surtout le matin. Le Weinbrunn est la source qu'on préfère habituellement; comme elle contient un peu plus de sels neutres que les autres, c'est celle dont l'action sur l'intestin est la moins astringente. Le Stahlbrunn, au contraire, par ses propriétés stypiques, convient surtout dans les flux abondants (hémorrhagies passives, diarrhées chroniques, écoulements muqueux). Quant au Paulinenbrunn, que nous savons être plus gazeux, mais contenir moins de fer, il constitue une excellente préparation aux deux sources précédentes. Et encore ces eaux, trop actives pour certains tempéraments, ont-elles besoin quelquefois d'être coupées avec du lait. L'eau des diverses sources est conduite dans l'établissement thermal, pour l'usage des bains et des douches qui forment une partie très importante du traitement.

Schwalbach est un but fréquent d'excursions; on y vient, en partie de plaisir, de la plupart des établissements voisins. C'était autrefois une sorte de lieu de pèlerinage pour les jeunes femmes privées du bonheur d'être mères. Ces sources étaient même réputées si efficaces contre la stérilité, que les bourgeois de Francfort avaient la précaution de stipuler, dans leurs contrats de mariage, que leurs femmes n'iraient pas plus de deux fois en leur vie aux eaux de Schwalbach, de peur qu'elles ne devinssent trop fécondes. Ces craintes sont dissipées aujourd'hui, bien qu'on cite encore des grossesses tout à fait inespérées résultant de l'emploi des eaux.

SCHLANGENBAD

Eaux salines tièdes.

Schlangenbad n'est qu'à une lieue de Schwalbach. Le chemin qui relie ces deux stations thermales serpente au milieu des bois, et les quelques hôtels dont se compose cette station sont bâtis à mi-côte, au fond d'une vallée solitaire, ce qui donne au village un aspect un peu triste. On y compte dix sources d'eau minérale. Elles se distribuent, par groupes, dans trois établissements thermaux peu éloignés l'un de l'autre, et désignés, à cause de leur situation sur un plan différent, sous les noms de bâtiment *supérieur*, de bâtiment *central* et de bâtiment *inférieur*. Ces sources servent à alimenter les bains, ainsi que la buvette placée au pied de la terrasse.

L'eau de ces différentes sources est d'une parfaite limpidité : examinée en masse, elle offre une teinte légèrement bleuâtre. Sa température varie de 27° à 32° C. ; sa saveur est nulle ainsi que son odeur : on dirait de l'eau ordinaire, un peu tiède. Quant à sa composition chimique, elle est complètement insignifiante, puisque, pour un litre d'eau, on ne trouve que :

	Gram.
Carbonate de soude......................	0.01
— de chaux........................	0.03
Chlorure de sodium......................	0.23

ainsi que des traces de magnésie ; et du fer et de la silice en quantité trop faible pour pouvoir être exactement dosée.

Quand on froisse cette eau entre les doigts, on éprouve une sensation douce, veloutée, en quelque sorte savonneuse. Comme il faut en tout du merveilleux, on affirme, dans le pays, que l'onctuosité des sources dépend d'une matière animale que viennent y déposer les petits reptiles (*Coluber flavescens*), fort innocents d'ailleurs, qu'on rencontre en quantité dans les vallées et les montagnes environnantes : de là le nom de Schlangenbad (*bain des Serpents*). Nous pensons que c'est tout simplement une substance argileuse, infiniment divisée, dont l'eau se charge dans son trajet souterrain, et qui lui communique aussi son reflet azuré. Si c'était l'espèce de bitume, ou *schleim*, qu'on observe dans certaines sources minérales, elle laisserait, comme celles-ci, un dépôt limoneux dans les réservoirs ; or on n'en trouve pas de traces.

On comprend combien un semblable bain doit apporter de bien-être et de calme. Rien n'a été négligé pour le rendre plus agréable encore. Ainsi les baignoires sont larges et spacieuses : celle dite de l'*Electeur* est une véritable piscine, toute de marbre, dans laquelle on peut nager facilement. Ce qui ajoute encore aux séductions du bain, c'est que, par une sorte d'effet d'optique, la teinte bleuâtre de l'eau minérale fait ressortir davantage la blancheur de la peau, à tel point que, chez les personnes déjà favorisées sous ce rapport, vous diriez de l'albâtre.

A ne consulter que les renseignements fournis par l'analyse, il paraît douteux que ces eaux puissent posséder aucune vertu thérapeutique bien sérieuse. Mais nous savons qu'en hydrologie, la chimie est un guide souvent infidèle. Si donc, ce qu'il ne faut jamais négliger, on en appelle à l'observation clinique, aux faits eux-mêmes, on se convaincra facilement que ces eaux, bien loin d'être insignifiantes, fournissent à la médecine d'inappréciables ressources. Nous n'hésitons pas à les regarder comme le type des eaux sédatives et adoucissantes. Elles tempèrent la trop grande activité du système circulatoire, calment les nerfs et régularisent les sécrétions. Aussi les prescrit-on avec le plus grand succès dans les maladies cutanées produites ou entretenues par l'irritabilité du derme : tels sont spécialement le psoriasis, le pityriasis et l'acné. La plupart des affections liées aux troubles de l'innervation, les migraines opiniâtres, certaines insomnies, les douleurs utérines, surtout aux époques menstruelles, la chorée, l'hystérie, les palpitations ; en un mot, les diverses névroses en éprouvent encore d'excellents effets. Enfin ces eaux constitueraient même un excellent moyen d'hygiène. C'est d'elles que Hufeland a dit : « Je ne connais aucun bain aussi capable de prolonger les avantages de la jeunesse et de retarder l'arrivée de la vieillesse; ma propre expérience m'a appris qu'un usage régulier, annuel de cette eau, commencé à un certain âge, conserve au vieillard sa gaieté, et entretient la souplesse et la force dans ses membres. »

Quelques malades viennent suivre à Schlangenbad une cure de petit-lait: des chèvres, à cet effet, ont été amenées de Suisse, et elles vont, dans la journée, brouter les herbes odorantes jusqu'aux sommets du Taunus. On boit le petit-lait, le matin, sur la jolie terrasse qui domine la vallée. Son action, combinée avec celle des bains d'eau minérale et avec la douceur de l'atmosphère, est utile dans les irritations du larynx et des bronches.

Schlangenbad n'offre d'autres distractions que de ravissantes promenades, où l'on respire un air d'autant plus pur et plus vivifiant, que la forêt vous entoure de toutes parts. Pour beaucoup de malades, c'est peut-être un genre de vie un peu monotone; mais ils ont toujours la ressource d'aller chercher des dédommagements à Wiesbaden.

WEILBACH. — *Eau sulfureuse froide.* — L'établissement thermal de Weilbach est un assez bel édifice, entouré de quelques arbres et isolé de toute habitation. Il est situé à gauche du chemin de Mayence à Francfort, au pied méridional du Taunus, non loin de Wickert et du village de Weilbach.

Il n'y a qu'une source: la limpidité de l'eau est parfaite, sa saveur à peine sulfureuse, son odeur presque nulle. Comparez cette eau avec celles d'Aix-la-Chapelle, vous n'hésiterez pas à la regarder comme bien moins riche en soufre, et cependant, au moment où l'on en fait usage, le contraire existe. C'est que l'eau de Weilbach, par cela même qu'elle est froide (14° C.), conserve presque en totalité le principe sulfureux que nous savons être très volatil dans les eaux thermales d'Aix-la-Chapelle. Le soufre s'y trouve à l'état de gaz acide sulfhydrique libre: la dose, d'après Kastner, serait de $0^{lit},099$. Il y a aussi une proportion notable d'acide carbonique et d'azote. Quant aux principes fixes, ils sont à base de soude et de chaux.

On prend l'eau de Weilbach en boisson et en bains, mais surtout en boisson, contre les affections chroniques de la poitrine. Il faut la boire à la source même, en ayant soin de remplir le verre très doucement, dans la crainte que le gaz, agité par le choc, ne s'évapore. Cette eau, même en quantité considérable, est très facilement supportée par l'estomac. Elle ne provoque pas de diarrhée ; seulement, au bout de quelques jours, les garde-robes deviennent plus libres, et elles offrent une coloration d'un brun verdâtre. On commence d'habitude par boire, le matin, un ou deux verres d'eau minérale, mais seulement par demi-verre à la fois ; puis on arrive à trois verres, puis à quatre, en prenant toujours l'expectoration pour guide. Celle-ci augmente-t-elle, on diminue la dose ; on l'augmente, au contraire, quand l'expectoration diminue, car il est d'observation que, lorsque la sécrétion de la muqueuse devient trop abondante ou trop restreinte, l'état du malade cesse de s'améliorer.

SODEN. — *Eaux salines chlorurées froides.* — Joli village situé au pied méridional du Taunus, à trois lieues de Franfort et à six de Wiesbaden par Hœchst. Cette route va rejoindre à Kœnigstein, la route de Francfort à Limburg. Au milieu des élégantes constructions élevées pour les baigneurs, le Kursaal se dresse gracieusement en amphithéâtre et domine le parc : son architecture rappelle les chalets de la Suisse, et son aménagement intérieur offre un ensemble de bains et de logements très confortables.

Les sources au nombre de vingt-trois, jaillissent du schiste et sont disséminées de distance en distance dans le village et les promenades ; on les désigne chacune par un numéro d'ordre. Comme plusieurs ont le même numéro, une lettre de l'alphabet sert à les distinguer. Ces sources ont une température qui varie de 12° à 24° C. Elles sont limpides et incolores. Le n° 6ª, qui jaillit au milieu du parc, est une des sources les plus estimées ; son goût salé et nauséabond rappelle celui des eaux de Kreuznach. D'autres, au contraire, sont très agréablement sapides, ce qu'elles doivent à la quantité de gaz carbonique qui les sature. C'est ainsi que le n° 19 est communément appelé source de Champagne (*Champagnerbrunn*). Il est certain que cette eau mousse et pétille comme le liquide dont elle porte le nom ; ce sont les n°ˢ 4, 6ª et 7 qu'on emploie le plus habituellement pour les bains et les douches. La source n° 4 a une température de 19° C. C'est la source la plus minéralisée ; très peu gazeuse. Purge beaucoup. Conseillée principalement dans les embarras de la veine porte et les obstructions des viscères abdominaux. Elle agit comme un puissant révulsif dans les congestions de la tête et de la poitrine, surtout quand il est question de rappeler d'anciens flux hémorrhoïdaux.

Les eaux de Soden sont fortement chargées de sel marin. D'après Figuier et Mialhe, le n° 6ᵃ, qui est une des plus minéralisées, contient, par litre, 15ᵍʳ,33 de chlorure de sodium.

Thilenius conseille rarement les eaux de Soden à la dose de plus de deux ou trois verres, le matin, pures ou coupées avec du petit-lait ou du lait. C'est avec raison qu'il préfère à une purgation véritable un simple effet laxatif dont l'action, plus douce, a des résultats plus durables. Bientôt, sous l'influence de ces eaux, les fonctions digestives s'améliorent, les dyspepsies se dissipent, et les excrétions intestinales se régularisent. C'est principalement pour les maladies de poitrine qu'on se rend à Soden. Faut-il admettre que c'est à l'action directe du chlorure de sodium sur le tissu des poumons et sur le tubercule même, que ces eaux doivent leurs principaux effets dans le traitement des affections pulmonaires? On le peut, sans doute; mais il ne faut pas dédaigner l'action produite sur les organes digestifs. N'oublions pas non plus l'influence des conditions d'hygiène. Quelle disposition plus heureuse que celle du village, adossé à la montagne et protégé contre les vents du nord par le Feldberg et l'Altkonig, les deux cimes les plus élevées de la chaîne du Taunus! Aussi l'air y est-il d'une pureté parfaite et d'une température presque toujours égale. Joignez à ces avantages un genre de vie calme et paisible, des distractions champêtres et des promenades sans fatigue dans des sentiers ombragés.

SELTZ ou **SELTERS**. — *Eau muriatique gazeuse.* — La source de Seltz, la plus connue, sans contredit, de toutes les sources de l'Europe qui fournissent des eaux de table, est située à onze lieues de Francfort, sur la route de Limburg, entre Camberg et Niéder-Brechen, dans une des vallées septentrionales du Taunus, qu'arrose le ruisseau d'Emsbach. Elle jaillit avec force et en faisant entendre un grand bruit. Bien que son bassin soit profond d'une douzaine de pieds, l'eau en est si limpide et si pure, qu'on voit les bulles de gaz sortir de terre comme autant de perles, puis venir éclater à la surface du bassin, en simulant une véritable ébullition. La température de cette source est de 16° à 17° C. Quant à la quantité de gaz acide carbonique qui la sature, elle est, pour 1000 grammes d'eau, de 1^{lit},260.

L'eau de Seltz contient, par litre, en plus du gaz, 3^{gr},66 de principes fixes, dont :

	Gram.
Chlorure de sodium	2.11
Sous-carbonate de soude	1.03
Sulfate de soude	0.10

ainsi que des sels de chaux, de magnésie et des traces de fer.

HOMBOURG
Eaux gazeuses muriatiques froides.

Hombourg, ancienne capitale du landgraviat de Hesse-Hombourg, est une petite ville presque entièrement neuve, bâtie sur le penchant d'une colline, à l'extrémité orientale de la chaîne du Taunus. Une route magnifique la relie à Francfort, dont elle n'est distante que de trois lieues. A une demi-lieue de Hombourg se trouve Friedrischsdorf, petite colonie française qui, réfugiée en Allemagne par suite de la révocation de l'édit de Nantes, a conservé parfaitement intacte, sur la terre étrangère, sa langue, ainsi que tous les caractères de sa nationalité.

Le Kursaal est situé au centre de la ville; et séparé de la rue principale par une place encadrée de parterres. Sur la façade qui regarde la forêt, s'étend une large terrasse qui communique avec un jardin. Le parc, où jaillissent les sources, est un peu plus loin. Elles sont au nombre de quatre, provenant de forages artésiens et situées à peu de distance les unes des autres : on les nomme *Elisabeth-brunn, Ludwigsbrunn, Kaiserbrunn* et *Stahlbrunn*. Elles donnent une eau froide, de 10° à 11° C., qui appartient à la classe des salines muriatiques ; et qui ne diffère pas sensiblement, sous le rapport chimique, d'un forage à l'autre. Aussi ne traiterons-nous que de la source Elisabeth. C'est la plus fréquentée et celle qui a commencé la réputation de Hombourg. Son eau est claire, limpide, et renferme presque deux fois son volume d'acide carbonique libre ; sa

saveur, franchement salée et piquante, n'a rien de désagréable. Elle contient, par litre, 13^{gr},300 de principes salins, sur lesquels nous relevons : 10^{gr},65 de chlorure de
sodium et 1^{gr},19 de chlorure de magnésium. Comme c'est
la moins minéralisée, c'est par elle, en général, qu'on
commence le traitement. Prise à la dose de trois ou quatre
verres, cette eau est légèrement purgative.

On ne prend pas les eaux de Hombourg en boisson seulement. Des bains et des douches ont été organisés tout
près du Kursaal; ils sont alimentés par les sources Louis
et de l'Empereur, dont les eaux viennent se déverser dans
un réservoir commun, d'où elles sont transportées à l'établissement pour être soumises à un réchauffement préalable. Il est d'usage d'ajouter à l'eau du bain, pour la
rendre plus active, une dose plus ou moins forte de mutter-
laüge, apportée des salines de Nauheim.

Les maladies qu'on traite à Hombourg avec le plus de
succès sont les affections abdominales, du genre de celles
qui sont tributaires de Vichy et de Carlsbad, depuis la
simple dyspepsie jusqu'aux troubles fonctionnels les plus
graves. Toutefois on assure que les eaux de Hombourg
sont particulièrement efficaces contre les désordres nerveux, intellectuels ou autres d'origine hypochondriaque.

Pour augmenter l'action purgative de la source Elisabeth, il est recommandé d'ajouter à l'eau une dose proportionnée, soit une à deux cuillerées par verre, du sel
purgatif dit de Hombourg.

NAUHEIM. — *Eaux gazeuses muriatiques chaudes.* —
Dans le grand-duché de Hesse-Darmstadt : sur la route de
Francfort à Giessen; à l'extrémité nord-est du Taunus. On
peut s'y rendre aussi de Hombourg, par Wehrheim et
Friedberg. Là se trouvent les salines grand-ducales; et des
établissements thermaux, au milieu d'une localité dont
l'aspect n'est nullement gracieux. Devant vous s'allongent,
comme de sombres remparts, les bâtiments de graduation
dressés pour les salines : la fumée des fourneaux, l'odeur
des usines et l'architecture plus que modeste des habitations, vous avertissent que vous entrez dans une ville consacrée surtout à l'industrie. Cependant cette ville renferme
plusieurs sources remarquables au point de vue thérapeutique.

Les sources de Nauheim sont pour la plupart le produit

de forages artésiens. Leur température varie de 21° à 39°C. L'eau en est claire, limpide, sans odeur, d'une saveur amère et salée. Deux sont utilisées en boisson : ce sont le *Kurbrunn* et le *Salzbrunn*. Deux autres servent aux douches et aux bains d'eau minérale : ce sont le *Grosser-Sprudel* et le *Frédéric-Guillaume;* enfin le *Kleiner-Sprudel* fournit le gaz acide carbonique qu'on utilise pour l'usage externe. Le *Kurbrunn*, qui est la principale source, contient, par litre, 17^{gr},442 de principes fixes, dont 14^{gr},200 de chlorure de sodium.

Le grand avantage des eaux de Nauheim, c'est que leur température est tellement appropriée au bain qu'on les emploie au sortir même du griffon, à leur chaleur native.

À Nauheim comme à Kreuznach, c'est l'eau mère qui constitue le cachet même de la médication. D'après Bromeis, 1 litre d'eau mère de Nauheim contient 26^{gr},758 de bromure de magnésium. Cette quantité de brome explique pourquoi Nauheim convient, comme Kreuznach, au traitement des affections lymphatiques et scrofuleuses.

SCHWALHEIM. — *Eau gazeuse chlorurée sodique froide.* — A une demi-heure de Nauheim, dans une vallée délicieuse, jaillit la source de Schwalheim, dont l'eau, d'après les analyses de O. Henry et de Mialhe, contient, par litre, 1 litre et demi d'acide carbonique libre et 1^{gr},30 de sel marin. On y trouve, en outre, quelques sels alcalins, divers chlorures, du fer, et des traces d'iode et de brome.

Cette eau a une fraîcheur et une limpidité parfaites. Sa surface est agitée par l'ascension continuelle de petites bulles de gaz qui viennent s'y épanouir et produire l'image d'une pluie fine et serrée. Sa saveur est des plus agréables. Prise en boisson, elle constitue une excellente eau de table, du genre de l'eau de Selters.

CHAPITRE V

WURTEMBERG, BAVIÈRE, SAXE-MEININGEN

WILDBAD
Eaux salines gazeuses chaudes.

Wildbad est situé dans le royaume de Wurtemberg, à quelques lieues de Stuttgart, au fond d'une vallée de la Forêt-Noire, que dominent de hautes collines couvertes de sapins. La ville, qui se compose d'une rue unique, peut être divisée en ville haute et en ville basse, offrant chacune un aspect bien différent : d'un côté, des maisons habitées par de pauvres familles ; de l'autre, d'élégantes constructions avec tout le luxe et le confortable de la vie des bains. Au milieu de la vallée coule la rivière d'Enz, dont les bords plantés d'arbres constituent la promenade publique.

L'établissement thermal occupe la partie la plus élevée de la ville. Son style sévère, la teinte sombre et rougeâtre de la pierre dont il est bâti, lui donnent un caractère en rapport avec la nature même de la localité. C'est là que les sources, très nombreuses, se trouvent réunies et captées. Les unes jaillissent naturellement des fentes du granit ; les autres sont le produit de forages artésiens. Il suffit, du reste, de creuser le sol à une profondeur de 20 à 25 mètres pour en obtenir immédiatement de nouvelles.

Cette extrême facilité de se procurer de l'eau minérale dans une même enceinte, a été utilisée de la manière la plus heureuse pour l'aménagement des bains de piscines et des bains de baignoires. Ainsi le Kurhaus a été édifié sur le griffon des sources ; chaque piscine en renferme plusieurs dont le nombre varie suivant la quantité de malades qui peuvent y être admis ; de même, dans chaque bain particulier, jaillit une source particulière. Dans tous ces bains, qui reposent sur le granit même, un fond de sable fin et léger forme une sorte de tapis moelleux sur lequel les malades peuvent s'asseoir ou s'étendre. L'eau des sources s'échappe à travers ce sable en bouillonnant ; en même

17

temps des bulles de gaz, dans une agitation continuelle, glissent le long du corps du baigneur et y produisent une légère titillation qui n'est pas sans charme. Aussi le bain forme-t-il un des plus délicieux passe-temps de la journée.

L'établissement renferme huit belles piscines, dont quatre pour hommes et autant pour femmes. Il y a de plus une piscine commune aux deux sexes; seulement on s'y baigne alternativement à des heures distinctes. Ce dernier bain, appelé bain des Princes (*Furstenbad*), est le plus élégant; il représente une jolie rotonde que surmonte un dôme décoré dans le style byzantin. Toutes ces piscines sont munies de douches disposées dans autant de compartiments particuliers, et elles sont précédées de petits salons qui servent de vestiaires.

La température de l'eau minérale, étant de 30° à 37° C., se trouve admirablement appropriée à la chaleur la plus convenable pour le bain, de sorte qu'il n'est besoin ni de la réchauffer, ni de la refroidir. Cette eau est remarquable par sa transparence et sa limpidité parfaites : elle n'a aucune odeur ; sa saveur n'offre rien de prononcé. Analysée, elle n'a fourni, par litre, que $0^{gr},36$ de principes fixes :

	Gram.
Chlorure de sodium......................	0.19
Carbonate de chaux......................	0.11
— de soude.	0.06

Ce sont donc, chimiquement parlant, des eaux tout à fait insignifiantes ; cependant leur action est très réelle, et elle se traduit par une série de phénomènes dont nous avons pu apprécier sur nous-même la gradation. Ainsi, à la première impression du bain, que nous avons dit être délicieuse, succèdent des sensations plus franches, plus nettes, plus vives : on se sent surexcité. A quelles causes attribuer ce phénomène ? Ce ne saurait-être à la minéralisation de l'eau, puisque nous venons de voir qu'elle est à peu près nulle ; ce n'est pas plus à sa température, celle-ci étant plutôt un peu basse que trop élevée ; ce ne peut être qu'au gaz qu'elle tient en dissolution, et qui s'en échappe constamment, peut-être aussi au courant d'eau gazeuse, peut-être enfin à quelque principe que l'analyse n'a pas encore pu isoler. Quoi qu'il en soit, ce principe actif est extrêmement fugace ; car si, au lieu d'employer l'eau minérale à son point d'émergence, on essaye de lui faire parcourir des tuyaux, ne fût-ce qu'à quelques pas de distance, son action s'évanouit, et ce n'est plus que de l'eau ordinaire.

Les eaux de Wildbad exercent sur l'organisme une action excitante qui, de passagère qu'elle est d'abord, ne tarde pas à devenir définitive. Ce n'est donc pas sans quelque raison que le docteur Kerner a pu dire de ces eaux « qu'elles rajeunissent les vieillards, et rendent aux personnes épuisées par le travail et les fatigues de nouvelles forces et une nouvelle jeunesse ». Mais les eaux de Wildbad ne sont pas seulement des eaux hygiéniques ; elles sont surtout des eaux médicinales. Or ce qui constitue la spécialité de ces eaux et les range dans une catégorie à part, c'est l'action qu'elles exercent sur les affections de la moelle épinière. Jetez un coup d'œil sur le personnel des malades qui les fréquentent ; plus de la moitié sont des paraplégiques. Interrogez-les : la plupart ont obtenu un mieux sensible, ou même sont en voie de guérison. Or voici comment on procède pour la direction à donner au traitement :

On n'emploie d'abord que des bains de dix à quinze minutes : puis on en augmente la durée de manière à arriver à des bains d'une heure, les abrégeant ou même les suspendant tout à fait dès l'instant où il se manifeste des indices d'irritation. C'est en général de la première à la seconde semaine que le mieux commence à se faire sentir. Ainsi la torpeur des extrémités diminue ; quelques mouvements reparaissent dans les orteils et dans les membres ; les malades accusent des chaleurs inaccoutumées sur le trajet des nerfs paralysés ; enfin ils cessent d'éprouver la sensation d'une barre leur serrant douloureusement l'abdomen. A cette période de la cure, on fait quelquefois intervenir la douche. Celle-ci, qui par son volume et sa chute ne possède qu'un très faible degré de percussion, vient en aide au traitement, et, par son intervention discrète, ajoute aux bons effets du bain.

On continue ainsi pendant plusieurs semaines, ordinairement cinq ou six, l'emploi de ces moyens, jusqu'à ce que la paralysie ait complètement cédé ou que l'action thermale paraisse épuisée. On a vu guérir ainsi, sans secousses et sans crises, des affections des mieux caractérisées, depuis le simple engourdissement des membres jusqu'à la perte la plus absolue de la sensibilité et du mou-

vement. Toutefois il est rare qu'une seule saison suffise
pour un pareil résultat : presque toujours on doit revenir
à Wildbad plusieurs années encore, soit pour achever la
cure, soit pour la consolider. Ces eaux, bien entendu, ne
peuvent être employées que contre la paraplégie dite
essentielle, contre celle par conséquent qui, complètement indépendante d'une affection organique de la moelle
épinière ou de ses annexes, se rattache à un simple affaiblissement de l'innervation. Un fait important à noter, et
que l'on retrouve cité dans toutes les stations, c'est que,
dit-on, chez les malades en traitement, le mieux coïncide
presque toujours avec la réapparition d'anciennes douleurs rhumatismales, ou avec le retour à leur ancien siège
d'exanthèmes brusquement répercutés.

Ce que nous venons de dire du traitement de la paraplégie est également applicable aux paralysies partielles
des membres et à ces perturbations de la sensibilité, connues sous le nom générique de névralgies. Nous avons été
témoin de fort belles cures. En est-il de même pour l'hémiplégie ? Le professeur Heim, qui a écrit un bon traité sur
les eaux de Wildbad, raconte à ce sujet les guérisons les
plus remarquables. « Il n'y a, dit-il, *aucun apoplectique*
qui quitte Wildbad sans que son état se soit considérablement amélioré : ils reprennent *tous* plus de liberté dans la
démarche, déposent ordinairement leurs béquilles de
bonne heure et peuvent, au moyen d'une canne, s'aider dans
leurs mouvements. » Pour quiconque connaît les caractères
anatomiques de l'apoplexie cérébrale, de semblables assertions ne peuvent être acceptées sans contrôle, et pour notre
compte, nous n'avons, pas plus à Wildbad qu'ailleurs, rien
vu qui ressemblât à d'aussi constants miracles.

Wildbad offre peu de distractions de société. Mais la
beauté des sites qui l'entourent, ses richesses géologiques, l'air vif et pur qu'on y respire au milieu des bois,
sont de puissantes compensations. Au lieu de vanter sans
cesse, comme on le fait, les douceurs de la vie des
champs, ne devrait-on pas plutôt apprendre à les goûter !

KISSINGEN

Eaux de chaux gazeuses muriatiques froides.

Kissingen est situé dans la basse Franconie, en Bavière,

à une distance à peu près égale de Würzbourg et de Bamberg, et au centre d'une vallée très fertile que traverse le cours rapide de la Saale. Des monticules en pentes douces l'entourent de toutes parts ; leur sommet est couvert de bois et de vignobles qui ajoutent à la salubrité de l'atmosphère en même temps qu'ils donnent à la ville un caractère agreste. Kissingen ne serait pas connu, ou même peut-être n'existerait pas, sans ses eaux minérales et ses salines. Celles-ci paraissent avoir été exploitées dès l'antiquité ; du moins quelques érudits pensent que Tacite les désigne dans ce passage de ses *Annales*, où il décrit le combat des Hermondures et des Cattes (l'an 59 après J.-C.), se disputant, dans cette partie de la Germanie, des *sources très fertiles pour la production du sel*. Quant aux eaux minérales, leur réputation est toute moderne.

Ces sources sont au nombre de trois principales: le *Rakoczy*, le *Pandur* et le *Maxbrunn*. Température, 10° à 11° C. Le Rackoczy, qui est la source la plus importante, a été capté, comme les autres, dans un petit puits particulier d'où l'eau s'échappe en bouillonnant à travers des cailloux arrondis et des pierres basaltiques. Cette eau a une limpidité parfaite et n'exhale aucune odeur ; sa saveur, franchement acidule et salée, laisse un arrière-goût un peu amer qui n'a rien de désagréable. Exposée à l'air, elle dépose un sédiment jaune rougeâtre. D'après Liebig, elle contient, par litre, 8^{gr},554 de principes fixes, sur lesquels on relève :

	Gram.
Chlorures de sodium, de potassium, de magnésium	6,450
Carbonate de chaux.....................	1.000
Sulfate de magnésie.....................	0.587
Carbonate de fer...........	0.031

La composition du Pandur se rapproche beaucoup de celle du Rakoczy. Seulement les sels s'y trouvent en proportion un peu moindre : 8^{gr},545. La différence porte surtout sur les chlorures et sur le carbonate de fer. Au reste, ces deux sources contiennent l'une et l'autre une très notable quantité de gaz acide carbonique ; le Rakoczy 0^{lit},779, le Pandur 1,011. Quant au Maxbrunn, on le considère à peine, dans la station, comme une source minérale. Un litre de cette eau ne contient, en effet, que 3^{gr},924 de principes fixes. En revanche, c'est la source la plus gazeuse de Kissingen.

C'est de grand matin que les malades sont dans l'usage de se rendre aux sources. Le signal du réveil leur a été donné par une troupe de musiciens qui chaque jour, dès cinq heures, parcourt la ville, faisant retentir l'air de ses bruyantes fanfares. Quelle animation et quel mouvement aux bords du Rakoczy! La balustrade qui entoure la source est littéralement assiégée. La plupart des malades boivent l'eau telle qu'elle est puisée au griffon; d'autres en font auparavant évaporer une partie du gaz, en plongeant leur verre dans de l'eau chauffée sur de petits fourneaux disposés près de la source. Chacun va ensuite se promener à grands pas dans les allées du parc ou sous les longues et belles galeries du Kursaal, pour revenir, au bout de quinze à vingt minutes, boire un nouveau verre. Ceci dure environ deux heures, pendant lesquelles vous diriez presque, à la diversité des allures et des idiomes, que toutes les nationalités se sont donné rendez-vous à Kissingen. Le soir, de six à huit heures, même affluence; seulement c'est le Pandur qui défraye les buveurs. Si l'on donne la préférence à cette dernière source, c'est qu'étant moins active, elle n'agite pas le sommeil, comme le ferait le Rakoczy. La dose à laquelle on boit ces eaux n'a rien de bien fixe; elle est le plus ordinairement de trois à six verres le matin, et de deux à quatre le soir; mais on n'y arrive que graduellement. En règle générale, on ne doit boire que la quantité d'eau minérale que l'estomac digère sans difficulté.

L'action des eaux de Kissingen, dans les premiers jours, se traduit par une augmentation d'appétit et de force: mais à mesure que l'eau minérale est absorbée, à mesure par conséquent que, passant dans le torrent de la circulation, elle se mêle aux divers fluides de l'économie, ses effets tendent à se généraliser. Les selles deviennent brunâtres, filantes, bilieuses; l'urine se trouble et précipite des dépôts rapidement putrescibles; la sécrétion des muqueuses bronchique, génitale et oculaire augmente; il en est de même pour la transpiration cutanée. Les malades éprouvent également une sorte de prostration physique et morale, et s'alarment de voir reparaître des maux depuis longtemps oubliés, ou même qu'ils pouvaient croire complétement disparus. Mais cette crise, qui se développe d'habitude du premier au second septénaire, ne tarde pas à se dissiper, et la cure reprend sa marche normale.

Les médecins bavarois traitent à Kissingen les mêmes maladies que nous traitons à Vichy et que les médecins de Bohême et de l'Allemagne du Nord traitent à Carlsbad : ils donnent à leur station le surnom de Carlsbad froid. On a fait des objections. On a dit, pour établir des différences entre les deux stations, que les malades, non guéris par Kissingen, voyaient leur état morbide se dissiper à Carlsbad et inversement. C'est très possible ; et cela n'empêche pas que, dans l'immense majorité des cas, on ne puisse guérir par les eaux de Kissingen, température à part et capable d'affecter différemment la sensibilité de tel ou tel organisme, qu'on ne puisse guérir par les eaux de la station bavaroise, les maladies qu'on traite le plus efficacement avec de l'eau chaude à Carlsbad. De même à Vichy, les sources froides et thermales ont, fondamentalement, une action médicinale identique. Voyez donc pour les applications thérapeutiques de Kissingen, la notice sur Vichy.

La plupart des malades font usage de bains. Ces bains, qu'on peut prendre soit au Kurhaus, soit dans les divers hôtels, exercent une action fortifiante qui ne contribue pas peu aux bons effets de la boisson, mais qui certainement sont aussi la cause du développement des douleurs intercurrentes. On les prépare avec l'eau du Pandur et avec celle du *Soolensprudel*.

Cette dernière source, dont nous n'avons point encore parlé, jaillit à vingt minutes de Kissingen, tout près de la Saale, dans un terrain de grès bigarré : c'est une source artésienne intermittente, profonde de plus de 100 mètres, qui offre des alternatives de flux et de reflux tout à fait extraordinaires. Ainsi chaque ascension est précédée d'une sorte de mugissement souterrain, semblable à celui que produiraient plusieurs coups de canon tirés ensemble, puis on entend le flot minéral monter en bouillonnant. Il s'en dégage à mesure une quantité si énorme de gaz acide carbonique qu'elle suffit pour soulever, à plusieurs pieds de hauteur, l'immense gazomètre, du poids de cinq cents livres, qui emboîte l'orifice du puits. Cependant le flot monte toujours : le voilà ! on dirait qu'il va déborder. Après deux heures environ d'une ondulation tumultueuse, il se calme peu à peu, par suite de la cessation du dégagement du gaz, puis il devient immobile : puis enfin son niveau s'abaisse lentement et en silence jusqu'à ce qu'il ait complètement disparu aux regards. La source met moins de temps à descendre qu'elle n'en avait mis à monter. Il y a ainsi dans la journée sept ou huit ascensions, dont la durée totale moyenne est de trois à quatre heures.

Le Soolensprudel a une température de 19° C. C'est une source très fortement minéralisée; qui contient, pour un litre d'eau, 22 gr, 24 de principes fixes, dont les plus remarquables sont les suivants :

	Gram.
Chlorure de sodium et de magnésium.....	17.15
Sulfate de soude......................	3,25
Carbonate de magnésie.................	0,85

ainsi que des traces de fer, de silice, d'alumium, d'iode et de brome.

Il résulte de cette analyse que le Soolensprudel, par sa

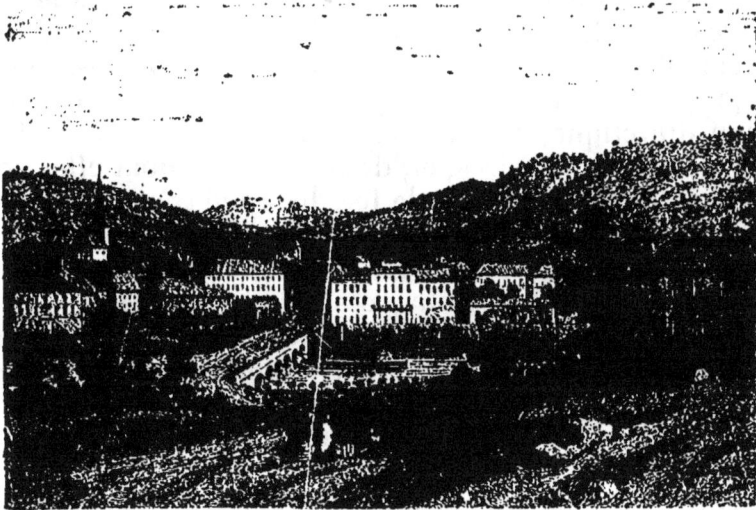

KISSINGEN.

composition, tient à la fois de l'eau de mer et de la source de Rakoczy. Quant à sa saveur, on comprend qu'elle doive être amère, piquante et un peu âcre. C'est une eau purgative, dont on ne fait que très peu usage à l'intérieur, si ce n'est mêlée au Rakoczy : elle est presque exclusivement employée en bains.

Un très bel établissement est élevé sur l'emplacement de cette source. On y trouve un arsenal balnéaire des plus complets, tel que douches de toute nature, bains de va-

peur, étuve, salles d'inhalation et appareils hydrothérapiques. L'hydrothérapie se fait ici avec de l'eau salée au
lieu d'eau ordinaire, ce qui ajoute beaucoup à son efficacité. Enfin le même établissement renferme des bains de
boue, ainsi que toutes les variétés possibles de bains, et des
douches de gaz acide carbonique.

Le Soolensprudel agit de la manière la plus heureuse
contre les scrofules, les névroses, les paralysies et certaines maladies de la peau; son voisinage de Kissingen
ajoute énormément aux richesses de cette station thermale déjà si favorisée. Nous ne pouvons, du reste, donner
mieux une idée de l'abondance extraordinaire de la source
qu'en rappelant qu'indépendamment des bains pris sur les
lieux mêmes et de ceux pris à Kissingen, elle alimente les
bâtiments de graduation des salines.

Citons encore le *Therezienbrunn* qui jaillit dans le voisinage du Soolensprudel, et dont l'eau, à peine saline, mais
fortement gazeuse, rappelle tout à fait la composition et
les propriétés du Maxbrunn. Ces deux sources, par leur
action diurétique, conviennent dans la plupart des affections des voies urinaires, et, de plus, le gaz dont elles sont
saturées, joint à l'absence de fer, les rend très appropriées
au traitement des irritations chroniques de la poitrine et
des bronches. Il est d'usage, dans ce dernier cas, de les
associer au petit-lait. Enfin, ces mêmes sources conviennent parfaitement à l'enfance, pour la résolution des engorgements glanduleux, surtout quand ils se rattachent
aux scrofules.

Kissingen est un endroit agréable. Le Kursaal, exécuté
dans le style appelé *néo-germanique*, dont le chevalier de
Gaertner est l'inventeur, présente une magnifique colonnade de huit cents pieds de long, qui, par son aile droite,
s'étend jusqu'au Rakoczy. Il y a aussi, au centre de l'édifice, une très vaste salle, où l'on donne quelquefois d'assez
jolies fêtes. Quant au Kurhaus, c'est un établissement très
complet où les Français sont toujours sûrs de rencontrer
des compatriotes.

Les environs de Kissingen possèdent de charmantes promenades : celle qui mène aux salines est la plus fréquentée, surtout aux heures où doit avoir lieu l'ascension de la
source, autour de laquelle tout a été parfaitement disposé
pour que les visiteurs puissent jouir tout à leur aise de ce
spectacle insolite. Un phénomène de même nature, mais

plus curieux encore, était celui que présentait le puits artésien de la source de *Schonborn*, dont le forage n'était pas
encore terminé à l'époque où nous visitions la station. Au
moment où l'on ôtait la sonde (ce qui avait lieu une ou
deux fois par mois), la source, bondissant d'une profondeur
de plus de six cents mètres, s'élevait à une hauteur considérable, puis elle s'étalait gracieusement comme les feuilles
d'un palmier gigantesque pour former un des plus magnifiques jets d'eau qu'on puisse imaginer. Cette source alimente
aujourd'hui un vaste établissement de bains.

LIÉBENSTEIN. — *Eaux ferrugineuses froides.* —Cette
station est située en Saxe-Meiningen, au fond d'une vallée,

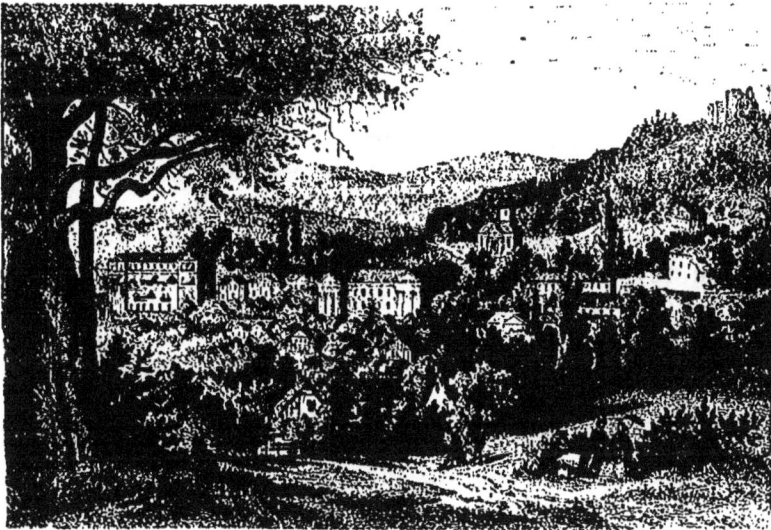

LIÉBENSTEIN

sur le versant sud-ouest de la forêt de Thuringe. Elle possède deux sources dont l'eau froide, gazeuse, limpide, pétillante, d'une saveur aigrelette et légèrement atramentaire, appartient à la classe des ferrugineuses ; et renferme
environ $0^{gr},08$ de bicarbonate de protoxyde de fer. Bien que
cette eau se prenne surtout en boisson, contre les affections
anémiques et les troubles digestifs et urinaires, l'établissement, où les sources sont aménagées, renferme tous les
appareils de balnéation communément usités.

La vie qu'on mène à Liébenstein est très calme : rappelant ce qu'on est convenu d'appeler la vie des champs. C'est la promenade qui constitue la plus grande distraction de la journée. La plus fréquente est celle qui conduit au château ducal qui s'élève à quatre kilomètres de la station.

CHAPITRE VI

BOHÊME

CARLSBAD

Eau de soude gazeuse chaude.

Carlsbad est située, à une altitude de 360 mètres, dans une vallée profonde, entre des roches granitiques, que dominent de hautes montagnes couvertes de forêts de pins. Une grande partie de la ville est bâtie sur une immense croûte d'aragonite, formée par les dépôts successifs d'une eau essentiellement incrustante. Au milieu de la vallée coule la Tèple, petite rivière dont le lit, pendant l'été, est quelquefois à sec, mais qui devient torrentielle en hiver : moment où, dans les débâcles, les blocs de glace viennent frapper et quelquefois fracturer la voûte calcaire qui recouvre le bassin hydro-minéral, origine commune de toutes les sources de la station ; et produire ainsi des jaillissements accessoires, accidentels, préjudiciables à leur écoulement normal. Comme l'emplacement occupé par la ville est très restreint, la plupart des rues sont étroites, quelques-unes en escalier ; les maisons, enfin, n'ont qu'un faible développement.

La source de Carlsbad, la plus anciennement connue, la plus belle et la plus célèbre, porte le nom de *Sprudel*, qui signifie jaillissement. Elle fut découverte, au milieu des forêts, en 1370, par l'empereur Charles III ; et c'est le nom de ce souverain que porte la localité. Elle est située à droite de la Tèple, sur une incrustation calcaire, dite croûte du Sprudel ; et paraît provenir d'un bassin immense situé au-dessous de cavités plus superficielles : bassin qui a reçu le nom de *Chaudron thermal*.

A côté du Sprudel se trouve la *Source d'Hygie;* et, sur

l'autre côté de la rivière, plusieurs autres fontaines d'eau minérale, dont le nombre a souvent varié : quelques-unes ayant paru, puis disparu, pour reparaître de nouveau. Ainsi, la formation toute moderne de l'Hygie, fut accompagnée d'une crevasse de la croûte du Sprudel, et de la disparition d'une des sources de la rive gauche, le *Schlossbrunn*. Ceci se passait en 1809; et le Schlossbrunn ne reparut spontanément qu'en 1823. Ces crevasses se font brusquement; et troublent plus ou moins le système d'écoulement ordinaire du Chaudron thermal. Aussi, s'efforce-t-on de les fermer promptement. On y parvient assez aisément, en mettant surtout à profit les propriétés fortement incrustante de l'eau minérale même. On a observé que la cause habituelle de tels accidents, était la formation rapide de travertins au griffon du Sprudel, mettant obstacle à l'écoulement normal de l'eau et du gaz. Aussi a-t-on perforé, en plusieurs points, la croûte du Sprudel, de manière à munir le Chaudron thermal de soupapes de sûreté; et l'on a soin de dégager assidument l'orifice de la source des dépôts qui tendent à le rétrécir.

Le Sprudel, placé au centre de la ville, jaillit à l'extrémité d'un grand pavillon, contiguë à une galerie couverte, qui sert de promenoir. L'eau s'élance en bouillonnant, d'un large trou, muni d'un *stander* ou tuyau de bois carré, qui force le jet et le régularise en le rendant moins saccadé. Sa température est de 75° C. Un nuage de vapeur enveloppe constamment le bassin. L'Hygie donne une eau moins abondante et moins chaude.

Les sources de la rive gauche de la Tèple, se suivent dans l'ordre que voici, en descendant la rivière : le Schlossbrunn déjà cité, le *Marktbrunn*, le *Mühlbrunn*, le *Neubrunn*, le *Bernardbrunn*, le *Térésienbrunn*, le *Felsenbrunn* et le *Spitalbrunn*. Leur température varie de 50° à 80° C. Elles sont toutes aménagées dans de petits pavillons, qui pour la plupart ne manquent pas d'une certaine élégance. La plus agréablement située de toutes est le Thérésienbrunn, voisine d'une belle galerie couverte et d'un joli jardin.

L'eau minérale de Carlsbad, identique, sauf la température, qu'on la puise à telle ou telle source, est limpide, sans odeur, d'une saveur chaude, légèrement alcaline. Berzélius y a trouvé un peu plus de 5 grammes de principes fixes, parmi lesquels nous citerons la soude sulfatée carbonatée, chlorurée, dont le poids est de 4ᵍʳ,879. De plus, on a découvert dans cette eau, depuis Berzélius, de l'iode, du brome, de l'arsenic, de l'acide borique. Enfin, le sédiment paraît contenir du cuivre, du plomb, de l'étain, de l'antimoine. L'acide carbonique libre, qui se dégage spontanément de l'eau, est de 40 centilitres par litre.

L'eau de Carlsbad est surtout employée en boisson. C'est le matin, de 6 à 8 heures, que les malades se rendent aux sources, où l'eau minérale leur est distribuée par des jeunes filles. Au Sprudel, dont le bassin est trop large pour qu'on y puise directement, elles tiennent à la main un long bâton, dont l'extrémité est disposée de manière que le buveur y dépose son gobelet de porcelaine, qu'elles plongent dans l'eau bouillante, d'où elles le retirent, plein, pour le lui rendre de la même manière. Il est rare que cette eau soit bue de suite : on est ordinairement obligé de la laisser un instant refroidir. C'est au Sprudel et surtout au Mülhbrunn que l'affluence des malades est

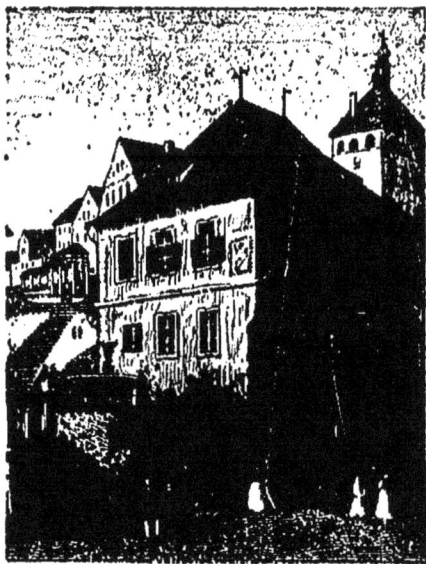

CARLSBAD. — Le Schlossbrunn, au haut des degrés.

le plus considérable. Par contre, le Neubrunn, qui avait autrefois la vogue (c'est la source dont buvait Berzélius), est presque délaissé. Affaire de mode, bien entendu. Jean de Carro, qui pratiqua longtemps à Carlsbad, avec distinction, n'usait guère que du Neubrunn, dont l'eau, à 62° C., lui paraissait représenter la moyenne la plus favorable à l'universalité des cas. Il n'admettait point de distinction physiologique ou curative, entre les diverses sources : et disait, avec juste raison, que puisqu'il faut, pour l'ordinaire, laisser refroidir dans la tasse l'eau du Sprudel, tant vaut aller boire à une source moins chaude, où l'on n'a pas besoin d'attendre que l'eau soit descendue à un degré de température tolérable. Toutefois, il va sans dire qu'on devra respecter ici, comme ailleurs, les habitudes et les préjugés, qui font que les malades ne se croiraient pas convenablement traités s'ils n'allaient pas à la buvette traditionnellement attribuée au genre de leur maladie, ou s'ils ne buvaient pas à toutes les sources, successivement, en commençant par la moins chaude pour s'élever, par degrés, jusqu'au Sprudel : la fontaine tant redoutée et si bénie à la fois ; car c'est à son influence que l'on attribue, ici, les guérisons merveilleuses et les morts inopinées.

La dose à laquelle on boit l'eau minérale n'a rien de déterminé. En général, les malades arrivent très facilement à en prendre le matin sept ou huit gobelets, environ un litre, et quelques-uns vont jusqu'à vingt ou même plus, sans aucun inconvénient. Cette eau, surtout celle du Sprudel, détermine souvent, au moment de son ingestion, un sentiment de constriction vers la tête, des espèces de vertiges et de la pesanteur ; aussi doit-on mettre au moins un quart d'heure entre chaque gobelet, et faire de l'exercice dans l'intervalle. Cette règle est, du reste, applicable à toutes les eaux minérales chaudes gazeuses. Quelques malades préfèrent aspirer l'eau avec un tube de verre, dans la crainte, peu fondée, d'ailleurs, qu'elle n'attaque l'émail des dents.

L'eau minérale, prise à grande dose, ou mieux à dose suffisante, exerce sur l'intestin une action laxative, que l'on croît, peut-être à tort, être surtout développée au Mülhbrunn et au Thérésienbrunn. Les évacuations qui en résultent sont, le plus souvent, d'un noir verdâtre, et semblables à de la poix fondue. Aussi Joseph Franck, étonné de leur caractère spécial, les nomme-t-il *selles carlsbadoises*. Ce sont, à proprement parler, des évacuations bilieuses. Comme les malades n'auraient pas toujours le temps de regagner leur hôtel, des cabinets spéciaux ont été disposés dans le voisinage des sources ; mais, une heure après qu'on a bu le dernier verre, il n'est pas rare que tout soit à peu près complètement terminé. Quant aux effets diurétiques, qui sont plus prononcés encore, ils persistent d'habitude tout le reste de la journée. Si l'effet laxatif, qu'on cherche à produire, ne se développe pas, malgré la dose élevée de l'eau ingérée, on aide à son action au moyen d'une substance purgative quelconque, eau de Pullna, addition de sulfate de soude à l'eau elle-même ; lavements d'eau minérale, etc. L'effet laxatif ou purgatif, n'ajoute rien d'ailleurs d'essentiel, aux bons effets de la cure ; et l'on guérit tout aussi bien sans cet effet.

L'eau de Carlsbad, même prise à forte dose, ne fatigue presque jamais l'estomac, et elle est très rapidement absorbée. Son passage dans la circulation détermine, entre autres phénomènes généraux, de la chaleur vers la peau, de l'accélération, de la plénitude du pouls, de la diaphorèse que l'exercice au grand air ne tarde pas à dissiper. Aussi les diverses promenades, surtout celles qui longent les bords si gracieux de la Tèple, et qui conduisent aux restaurants champêtres du Posthof et de la Salle de l'Amitié, deviennent-elles, le matin, le rendez-vde ous la plupart

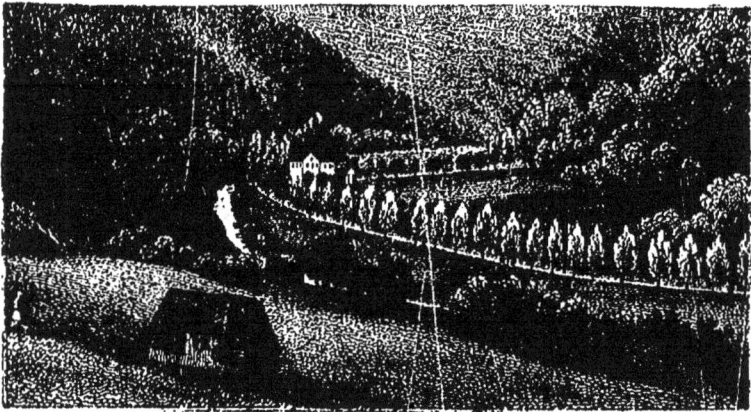

CARLSBAD. — Posthof.

des buveurs. La marche, jointe à l'excitation produite par l'eau minérale, éveille très vivement l'appétit.

Quant aux bains, peu de malades en font usage. Il y a au Sprudel des bains de vapeur. Chose remarquable ! on ne prenait autrefois les eaux de Carlsbad qu'en bains : on les prend aujourd'hui presque exclusivement en boisson.

Il importe, pour le succès de la cure, que la médication ne provoque qu'à un degré à peine sensible des phénomènes d'irritation. Aussitôt que quelque désordre fluxionnaire ou fébrile menace de se déclarer, vous devez suspendre ou mitiger le traitement ; car l'action de l'eau minérale, à Carlsbad, comme dans la plupart des stations thermales, doit être lente, intime, silencieuse, pour ainsi dire : de manière à modifier tout à la fois les sécrétions et la nutrition, sans amener de violentes secousses.

On traite à Carlsbad, très exactement, les mêmes maladies qu'à Vichy et, par des méthodes, en somme, analogues. On a cherché à établir entre ces deux stations
célèbres, des différences qui n'existent que dans la litté-
rature. On a beaucoup trop insisté également sur le régime
alimentaire de Carlsbad. Mais ce régime, œuvre de maîtres
d'hôtel avares et grossiers, commun d'ailleurs à certaines
stations du centre de l'Europe un peu attardées, est pure
affaire de mode, et nos compatriotes trouvent maintenant,
à Carlsbad, sans difficulté, l'alimentation et le régime perfectionné de leur pays.

Nous allons développer, d'après les idées généralement
reçues en Allemagne, la spécialité thérapeutique de l'eau
de Carlsbad, tout en renvoyant à l'article de Vichy, pour
l'application rationnelle de cette eau. Le lecteur saura aisément distinguer ce qui appartient exclusivement à la médecine empirique et aux préjugés de clocher, et le médecin
français n'enverra pas ses malades à Carlsbad, croyant y
trouver sous le point de vue curatif, autre chose que ce
que l'on rencontre à Vichy.

Ce sont surtout les hypertrophies du foie qui cèdent à
la puissante influence des eaux de Carlsbad ; et nous ne
parlons pas seulement ici des hypertrophies simples, dont
beaucoup d'autres eaux minérales, celles de Vichy et de
Kissingen, par exemple, triomphent facilement. On guérit
par les eaux de Carlsbad des affections d'une tout autre
gravité, dont on ne saurait même se faire une idée, d'après
ce qu'on observe habituellement en France. Qui n'a entendu
parler de l'action si fâcheuse que le climat des Indes exerce
sur la santé des étrangers ? Il arrive tous les ans à Carlsbad
des malades *East Indians*, sans parler de ceux des autres
pays, chez lesquels le foie a atteint un tel développement
qu'il peut descendre jusqu'au pubis, remplissant toute la
cavité abdominale, et comprimant les viscères dont il para-
lyse le jeu et exalte la sensibilité. Avec cela, maigreur
extrême, teint jaune, regard sans expression, tristesse voisine de l'hébétude ; dans quelques cas, infiltrations séreuses
avec albuminurie. On administre l'eau minérale, et l'on
voit, sous son influence, l'état du malade se transformer et
la vie renaître : le foie peut diminuer si rapidement de
volume, qu'il semble fuir pour ainsi dire sous le doigt qui
percute, jusqu'à ce qu'il soit rentré dans ses limites ordinaires. Cinq ou six semaines auront suffi, quelquefois, pour

que les malades aient recouvré presque la plénitude de la santé.

Les eaux de Carlsbad sont utiles contre la gravelle urinaire, quelle que soit sa composition. Il n'est pas douteux non plus qu'elles ne puissent dissoudre de véritables calculs, ou du moins leur communiquer une friabilité qui en facilite l'expulsion. Parmi les nombreuses guérisons de ce genre, nous rappellerons celle du docteur Bigel, de Varsovie, qu'il a relatée, lui-même, dans un mémoire rempli des faits les plus authentiques et les plus intéressants. Ce médecin, après avoir subi sans succès, à l'âge de soixantequatre ans, l'opération de la lithotritie, vint à Carlsbad prendre les eaux ; celles-ci désagrégèrent la pierre, et en expulsèrent jusqu'aux derniers fragments, à tel point qu'il n'en ressentit plus, dans la suite, la plus légère atteinte.

Les calculs biliaires sont également attaqués par l'action de ces eaux, et leur sortie devient plus facile : on a vu des malades en rendre ainsi des quantités considérables par les selles ou par le vomissement. Ces calculs offrent quelquefois une couleur bleuâtre, rappelant un peu celle des turquoises.

Peu de saisons se passent à Carlsbad sans qu'on y traite de ces malheureux rhumatisants arrivés à ne plus éprouver la moindre rémission de leur douleur. Or ces eaux, si elles ne guérissent pas l'affection rhumatismale radicalement, ont du moins le privilège d'en modifier les attaques, de les rendre plus rares, plus courtes, moins douloureuses. Elles favoriseraient même la dissolution des tophus, de la même manière qu'elles s'attaquent à la gravelle urinaire : c'est ainsi que des articulations presque ankylosées par des dépôts uratiques et calcaires, ont recouvré en partie la liberté de leurs mouvements.

Le diabète peut encore être rangé parmi les maladies qu'on traite avec succès à Carlsbad. Cette affection, beaucoup plus commune qu'on ne le croit généralement, est souvent de nature goutteuse. Bien que nous ne connaissions aucune eau supérieure à celle de Vichy pour le traitement du diabète, nous devons cependant remarquer que pour quelques médecins, dont nous ne partageons pas, d'ailleurs, la manière de voir, Vichy serait plutôt propre à faire disparaître le sucre des urines, qu'à combattre la débilité générale qui est si souvent la conséquence de l'affection diabétique : or cette débilité céderait très rapidement à l'action des eaux de Carlsbad; de sorte qu'on pourrait regarder l'emploi de ces eaux comme le complément souvent nécessaire d'une cure suivie à Vichy.

Enfin vous apercevrez, parmi la foule qui se presse, tous les matins, devant le Sprudel et les autres sources, un grand nombre d'hypochondriaques reconnaissables à leur regard triste, leur attitude morose, et offrant ces transitions caractéristiques de l'espérance à l'abattement, et de la mélancolie à l'exaltation. Nulle part l'hypochondrie ne se présente sous des aspects plus variés ni plus bizarres. Le spleen, cette forme particulière de l'hypochondrie anglaise,

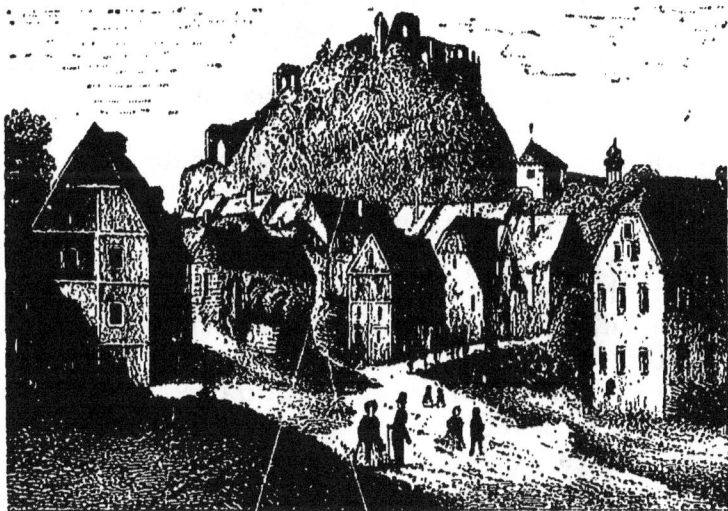

ENGELHAUS. — Environs de Carlsbad.

est une de celles que l'on rencontre le plus à Carlsbad. Les eaux, dans ce cas, peuvent être utiles en activant les fonctions digestives et, par suite, en faisant cesser ces constipations opiniâtres qui préoccupaient si péniblement les malades. Mais comment pourront-elles agir quand la maladie ne se rattache point à un état de souffrance des viscères abdominaux, et n'est qu'une variété des affections mentales?

Si les eaux de Carlsbad opèrent parfois de véritables résurrections, par contre leur emploi inopportun peut entraîner les conséquences les plus graves pour la santé et même pour la vie des malades. Toute dégénérescence organique (tubercules, squirrhe, induration cancéreuse, etc.), marche rapidement, sous leur influence mal dirigée, vers une terminaison fatale ; de même, les accidents céré-braux, les hémorrhagies actives, les affections syphiliti-ques, constituent autant de contre-indications. Nous avons eu déjà plusieurs fois l'occasion de faire de semblables re-marques au sujet d'autres eaux minérales ; mais c'est sur-tout, paraît-il, pour celles de Carlsbad qu'il importe d'en tenir un compte immense.

Carlsbad est essentiellement un séjour de malades. Ceux-ci, pour la plupart, logent dans des maisons particu-lières, où la vie est facile et à bon marché ; il est peu d'ha-bitants qui n'aient ainsi, pendant la saison, un ou plusieurs locataires. Quant aux hôtels, on y trouve aussi des appar-tements à des prix raisonnables, excepté toutefois dans les beaux quartiers des deux Wieses, où, pendant les mois de juin, juillet et août, tout y est d'un prix exorbitant.

Nous avons peu de chose à dire des distractions de Carls-bad. Il y a bien un Kursaal, mais il est loin de répondre à l'importance des eaux ; aussi y donne-t-on rarement des bals et des fêtes. La véritable ou même l'unique distrac-tion est la promenade ; et, à cet égard, les environs de Carlsbad ne laissent rien à désirer, tant par la beauté na-turelle des sites que par les embellissements que l'art a su y ajouter : tels sont surtout les délicieux sentiers de la montagne des Trois-Croix et du Saut du Cerf. La musique est tellement en faveur à Carlsbad que, jusque dans ces dernières années, tout nouvel arrivant était salué par les joyeuses fanfares de trois trompettes placées en vigie au sommet de la Tour.

Le sel de Carlsbad, dont on fait une exportation consi-dérable, n'est autre que du sulfate de soude, à peu près pur, qu'on retire par évaporation de l'eau du Sprudel. Pour obtenir ce sel, on remplit d'eau minérale un certain nombre de petits vases, puis on les dispose de manière que, par leur partie inférieure, ils plongent dans la source. La température élevée de celle-ci fait rapidement évaporer l'eau contenue dans les vases, et, en même temps, le sel se cristallise au fond, où on le recueille.

FRANZENSBAD

Eaux et boues sulfatées et ferrugineuses froides.

Franzensbad, petit village situé à une lieue d'Eger, pos-

sède six sources qui, par leur composition chimique et
leur action médicinale, tiennent à la fois des salines et des
ferrugineuses. Toutes sont froides, bien que les coulées
de lave, ainsi que le voisinage du volcan éteint de Kam-
merbülh, indiquent que le sol d'où elles jaillissent a été
ravagé par les feux souterrains. L'eau de ces diverses sources, d'une parfaite limpidité, mousse et pétille par le dégagement du gaz acide carbonique. Sa saveur piquante et
salée laisse un arrière-goût légèrement styptique, variable
suivant le principe minéral prédominant tenu en dissolution.

La source la plus importante et la plus anciennement
connue de Franzensbad est située à l'entrée même du village : c'est le *Franzensquelle*. Elle s'échappe du sol en
bouillonnant. D'après Berzélius, un litre de cette eau contient 5^{gr},497 de principes fixes, dont 3^{gr},866 de sulfate et
de carbonate de soude et de chlorure de sodium, la dose
d'acide carbonique libre étant de 1^l,503, avec 0^{gr},03 de car
bonate de fer. Sur le frontispice du petit pavillon qui l'abrite,
on lit gravée en chiffres d'or, la date de 1793. Cette date, qui
chez nous ne réveille que de terribles souvenirs, rappelle
au contraire, ici, qu'à cette époque l'empereur François
dota Franzensbad de privilèges et d'établissements qui ont
fait depuis la fortune de ces eaux.

A cinq minutes de distance du Franzensquelle, et à
l'extrémité d'une jolie allée, se trouvent le *Salzquelle* et le
Wiesensquelle : ces deux sources ont été aménagées chacune dans deux vastes bâtiments, que réunit une longue
galerie servant de promenoir aux buveurs. La première
est moins saline que la seconde, et ne contient presque
point de fer ; le Wiesensquelle en contient moins que le
Franzensquelle, mais un peu plus de sulfate de soude. Une
quatrième source, le *Neubrunn*, est surtout remarquable
par la quantité de gaz acide carbonique qu'elle renferme.
Enfin le *Sprudel froid*, presque aussi gazeux, complète la
liste des sources dont on fait usage en boisson. Une dernière, appelée *Louisensquelle*, est exclusivement employée
aux bains. Dans son spacieux bassin se réunissent divers
griffons, très voisins les uns des autres, sur une surface de
plusieurs mètres carrés, lesquels fournissent ensemble,
dans une minute, l'étonnante quantité de 578 litres d'eau.
Sous le rapport chimique, la source de Louise se rapproche de l'eau du Franzensquelle ; seulement elle est plus
ferrugineuse et le fer y offre plus de fixité.

Quant aux vertus médicinales de ces sources, elles diffèrent en raison de la proportion de leurs principes constituants. Un mot à cet égard, sur chacune :

Le Franzensquelle exerce une action tonique et apéritive. Bue à la dose de plusieurs verres, cette eau augmente l'appétit, excite les forces digestives, accélère la sécrétion de la muqueuse intestinale, des appareils glanduleux de l'abdomen et des vóies urinaires. « L'eau de cette source, dit Hufeland, dissout et purifie sans affaiblir ; elle accroît la vitalité du sang sans échauffer ; elle fortifie et tend les fibres relâchées, sans être trop astringente. » Aussi ses bons effets se manifestent-ils particulièrement dans les dérangements chroniques de la digestion, les constipations opiniâtres, l'inertie des viscères du bas-ventre, l'anémie suite d'hémorrhagies passives, la chlorose, et dans les diverses perturbations nerveuses que produit une profonde débilité.

Le Salzquelle, dont l'action est doucement laxative, convient aux enfants et aux femmes d'un tempérament lymphatique. Il est d'une grande utilité dans les catarrhes chroniques du larynx, de la poitrine et des voies urinaires, les scrofules, les hypertrophies du foie et de la rate, ainsi que dans certains engorgements passifs de l'utérus.

Le Wiesensquelle, le Sprudel et le Neubrunn sont plus laxatifs et ont en général une plus grande énergie : aussi les préfère-t-on pour les tempéraments phlegmatiques et moins irritables.

Les eaux de Franzensbad agissent encore dans le traitement des convalescences longues et difficiles. Certains malades vont également en faire usage après une cure suivie à Carlsbad ou à Marienbad, afin de donner plus de ressort aux systèmes nerveux et musculaire. Bien que ces eaux soient spécialement employées en boisson, nous avons dit qu'on les prend aussi sous forme de bains qui presque toujours marchent de pair avec la médication interne. Mais là ne se bornent pas toutes les ressources hydrologiques de Franzensbad : il y a, de plus, des bains de gaz et des bains de boue.

Les bains de gaz sont organisés comme à Marienbad ; leur mode d'emploi et leur utilité pratique sont les mêmes. La source qui les alimente se trouve là où était le Polterbrunn, célèbre de tout temps par le bruit qui accompagnait sa sortie du sol, et qui ressemblait de loin au grondement du tonnerre.

Quant aux bains de boues, ce sont peut-être les plus importants de toute l'Allemagne. Le limon minéral (*mineralmoor*), qui sert à les préparer, se distingue par son énorme abondance et sa richesse en substances actives. Ses principales parties constituantes sont les sels de fer, de soude, de chaux et l'argile ; il contient, en outre, l'acide ulmique en grande proportion et diverses autres matières végétales, tant gommeuses que résineuses. Ce limon est luisant et gras au toucher, sa saveur extrêmement styptique : chauffé à la vapeur et délayé dans de l'eau du Loui-

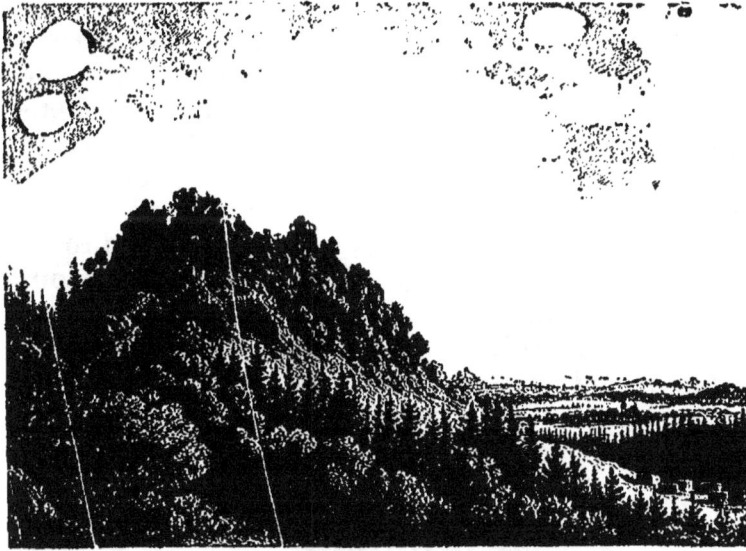

LE PODHORN. — Environs d'Eger et de Marienbad.

sensquelle, il forme une sorte de bouillie demi-liquide que nous ne pouvons mieux comparer, pour sa consistance et son aspect, qu'à un cataplasme de mie de pain colorée avec l'encre la plus noire. On s'en sert pour bains généraux ou partiels et pour fomentations. Le Dr Cartellieri nous a dit qu'il obtenait les meilleurs effets de ces applications dans l'anémie et la chlorose, les vieilles affections rhumatismales et les dépôts uratiques articulaires ; dans la névralgie sciatique, dans certaines paralysies indépendantes d'une affection matérielle des centres nerveux, dans le rachitisme, les anciennes luxations ou fractures, et dans certaines maladies de la peau. Leur action est fortifiante et résolutive. Nous avouons qu'il faut un certain courage pour s'immerger le corps dans un semblable bourbier, où l'on reste une demi-heure chaque fois. Il est vrai que, lorsque au sortir du bain on s'est lavé avec de l'eau chaude minérale, la peau, parfaitement nettoyée, devient onctueuse et lisse.

Le séjour de Franzensbad nous a paru monotone ; le pays, nu et sans accidents, offre peu d'excursions à mentionner. Cependant on pourra visiter avec intérêt le Kammerbühl, ses énormes masses de scories, et le passage souterrain que, sur la demande de Gœthe, le comte Gaspard de Sternberg fit creuser dans l'épaisseur même du volcan, pour faciliter des recherches géologiques. De même vous ne pourrez quitter Eger sans qu'un *cicerone* vous ait conduit au greffe de la mairie, dans une salle qu'on dit être l'ancienne chambre à coucher de Wallenstein, l'adversaire de Gustave-Adolphe dans la guerre de Trente ans. Là on vous montrera la pertuisane dont Dévreux le frappa, le 25 février 1634, ainsi que deux affreux petits tableaux qui ont la prétention de reproduire le drame immortalisé par Schiller (1). Croyez-nous, tenez-vous pour satisfait, et n'allez pas jusqu'au Vieux-Château pour y voir la prétendue salle de banquet où les généraux de Wallenstein furent massacrés en une nuit ; car de cette salle il ne reste absolument rien, des herbes et des arbustes couvrant l'emplacement où l'on *suppose* qu'elle existait.

MARIENBAD

Eaux alcalines acidulées froides et boues hydrominérales.

Marienbad n'est qu'à six lieues de Carlsbad. Nous ne connaisssons rien de plus gracieux que son aspect au moment où, à un détour du chemin, le village se découvre subitement à vos regards, comme par la baguette d'un enchanteur : c'est un véritable parc anglais, avec ses allées, ses bosquets et ses courants d'eau vive, le tout entouré de vastes hôtels d'une extrême magnificence. Comment croire, à la vue de tant de richesses et de luxe, qu'il y a quelques années encore cette vallée n'était qu'un triste

(1) Au château de Dux, près de Téplitz, on nous a montré également une pertuisane que l'on affirme être celle dont se servit Dévreux. Laquelle de ces deux reliques est authentique ? Y en a-t-il même une qui le soit ?

marécage où s'élevaient de pauvres et chétives masures ?

Les sources de Marienbad, au nombre de sept, sont des sources froides, dont la composition chimique rappelle exactement, ainsi que nous allons le voir, celle des eaux de Carlsbad. Aussi donne-t-on quelquefois à Marienbad le nom de *Carlsbad refroidi*, que Hufeland lui avait imposé. Parmi ces sources, deux surtout méritent une description à part : ce sont le *Kreutzbrunn* et le *Ferdinandsbrunn*.

Le Kreutzbrunn est la source la plus célèbre de Marienbad, et celle dont on fait le plus usage. Elle jaillit au centre d'une élégante rotonde qu'entoure un triple rang de colonnes, laquelle communique avec une longue galerie couverte, qui sert de promenoir aux buveurs. L'eau de cette source est très limpide ; sa saveur aigrelette et piquante laisse un arrière-goût légèrement salé qui n'est point désagréable. Elle contient, par litre, 8^{gr},618 de principes fixes, dont :

	Gram.
Sulfate de soude........................	4,722
Carbonate de soude et de magnésie.......	1,617
Chlorure de sodium......................	1,453
Carbonate de fer........................	0,045

ainsi que la plupart des autres sels que nous avons dit exister dans les eaux de Carlsbad. Quant à la quantité d'acide carbonique, elle est de 1^l,053.

Le Ferdinandsbrun est situé sur les confins de la vallée, à 1 kilomètre environ de Marienbad : le sentier qui y conduit traverse la forêt dans sa partie la plus agréable, puis aboutit à un élégant pavillon où la source est aménagée. La composition de cette source rappelle parfaitement celle du Kreutzbrunn. Ce sont les mêmes sels, mais à dose un peu plus considérable, ce qui explique pourquoi le Ferdinandsbrunn a une action plus puissante. La proportion d'acide carbonique est également plus forte ; notons toutefois qu'au Kreutzbrunn ce gaz offre plus de fixité.

Les sources de moindre importance sont : les sources de *Caroline* et d'*Ambroise*, distantes de deux cents pas seulement du Kreutzbrunn, et remarquables surtout par la quantité de gaz et de fer qu'elles renferment : le *Wiesenquelle* et le *Waldbrunn*, qui tirent leur nom, l'une de la *prairie* et l'autre de la *forêt* où elles sourdent ; ces sources sont les plus riches de Marienbad en carbonates de magnésie et de chaux. Enfin la *Source de Marie*, moins minéralisée que les autres, est tellement gazeuse que le bassin où elle jaillit avec bruit par plusieurs griffons, ressemble à une immense cuve en état de fermentation; elle est exclusivement réservée aux usages externes.

Les sources de Marienbad, et nous désignons particulièrement le Kreutzbrunn et le Ferdinandsbrunn, ont à peu près toutes les mêmes vertus médicinales. Bues le matin, et quelquefois aussi le soir, à la dose de huit à dix verres, elles purgent doucement, sans provoquer la moindre pesanteur vers l'estomac ni même la moindre satiété;

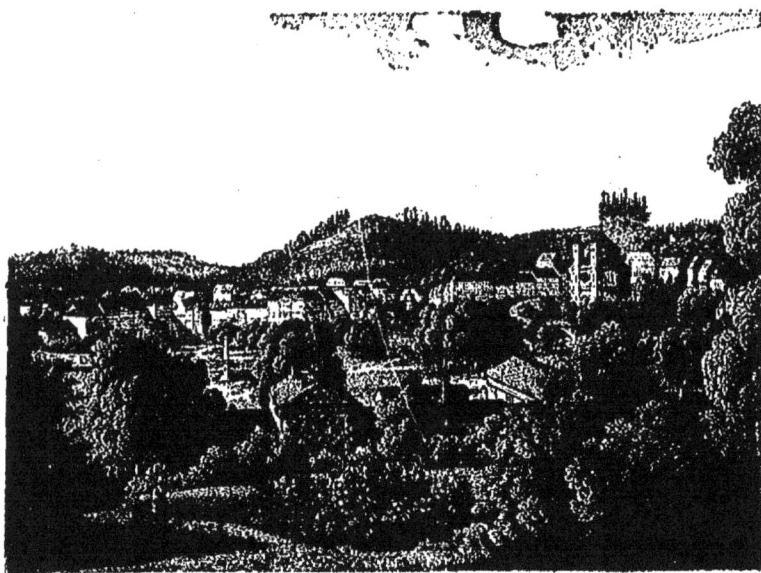

MARIENBAD.

elles nettoient les premières voies, et rendent la digestion plus facile et plus prompte. Quelques malades ajoutent à l'eau minérale un peu de lait ou de petit-lait; d'autres la font légèrement tiédir avant de la boire : dans ce cas, elle perd un peu de son activité; par exemple, le Ferdinandsbrunn chauffé est ramené au degré de force du Kreutzbrunn froid. On a recours à ces eaux dans les mêmes circonstances et pour les mêmes affections qu'à Carlsbad. Ce que nous avons dit de ces dernières peut donc s'appliquer à celles-là. Ainsi, elles conviennent de même dans les maladies du bas-ventre, spécialement dans les engorgements du foie, dans les calculs biliaires, la gravelle, la

18

goutte et dans certaines formes de l'hypochondrie. La seule différence un peu notable qui nous paraisse exister entre les eaux de Carlsbad et celles de Marienbad, c'est que les premières, à cause de leur température très élevée, sont beaucoup plus excitantes que les secondes : par contre, celles-ci, qui contiennent près du double de principes salins, surtout de sels de magnésie, purgent davantage. Aussi est-ce à Marienbad qu'on devra donner la préférence quand les malades sont facilement excitables, que le sang a de la tendance à se porter au cerveau et que, par suite, il semble utile d'opérer et d'entretenir une révulsion un peu active vers l'intestin.

Les eaux de Marienbad possèdent, de plus, une propriété spéciale, qu'aucune autre source ne semble posséder au même degré : c'est celle de congestionner presque instantanément les plexus veineux du rectum. On voit quelles ressources la médecine peut retirer d'une action de ce genre, surtout en Allemagne, où l'usage habituel et souvent exagéré de la bière, bue dans les brasseries, paraît singulièrement favoriser la production des hémorroïdes. Enfin, il existe peu d'eaux minérales qui agissent d'une manière aussi puissante contre l'obésité. Seulement, d'où leur vient cette vertu ? Réside-t-elle, comme pour l'eau de Saxon, dans une sorte d'action spécifique sur la nutrition elle-même, ou au contraire dans l'artifice de leur emploi, tel que sudations forcées, massage, exercice violent, purgations ? Nul doute que ce ne soit à ce dernier moyen qu'on doive rapporter leurs propriétés amaigrissantes. Quant au choix à faire entre le Kreutzbrunn et le Ferdinandsbrunn, il faut se laisser guider par le tempérament et l'état idiosyncrasique des malades. Il est rare que le Ferdinandsbrunn puisse être supporté au début de la cure ; mieux vaut en général s'adresser d'abord au Kreutzbrunn.

Les bains d'eau minérale, dont on fait aussi un fréquent usage, ont été aménagés dans un vaste bâtiment qui avoisine l'église, élégant édifice de style byzantin, et d'un gracieux effet. Ces bains, qu'alimente la source de Marie, agissent comme un auxiliaire utile de la médication interne ; ils sont bien organisés. Dans ce même bâtiment se trouvent les bains de boue. On les prépare en délayant dans de l'eau, préalablement chauffée, de la source de Marie, une sorte de terreau noirâtre, friable et pulvéru-

lent, qu'on retire d'une tourbière voisine, et qui paraît
être en grande partie formé par des détritus de substances végétales, unies à une matière bitumineuse. On y
rencontre à peu près les mêmes sels qu'à Franzensbad ;
mais, par une particularité remarquable, le soufre s'y
trouve quelquefois par morceaux de plusieurs livres. Il
s'en échappe une odeur empyreumatique, rappelant assez.
celle du moût de raisin. Ces bains, qui paraissent être
fort efficaces contre les affections douloureuses, névralgiques, rhumatismales, et parfois utiles contre les engorge-

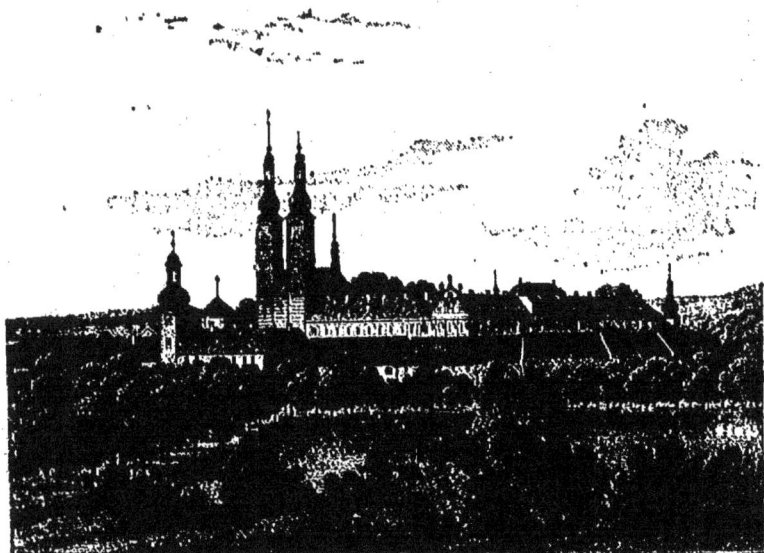

MARIENBAD. — Monastère de Têple.

ments des viscères de l'abdomen, provoquent une vive
irritation de la peau, avec des démangeaisons telles, qu'on
a imaginé, pour ceux qui usent de ces bains, des sortes de
grattoirs formés par de petites pelotes de velours épinglé,
dont on se sert pour se racler le dos. Ce que nous disons
des bains de boues est applicable au bain de gaz carbonique, que nous savons être un énergique stimulant de la
peau. C'est à Marienbad qu'on a appliqué, pour la première fois, ce bain qui devra être employé surtout contre
les affaiblissements et les raideurs musculaires, les paraplégies commençantes et l'atonie des organes génitaux.
Enfin, on administre encore des bains ferrugineux pré-

parés avec l'eau des sources de Caroline et d'Ambroise.
Ces bains sont conseillés de préférence vers la fin de la
cure, comme étant plus toniques que ceux de la source
Marie ; ils sont établis dans un des pavillons de la Salle de
Conversation.

Quelque multiples et variés que soient ces procédés
balnéaires, ils ne constituent pas toute la richesse hydrologique de Marienbad. Ainsi, dans un rayon de moins de
trois lieues, il existe cent vingt-huit sources minérales et
un nombre de sources gazeuses plus considérable encore,
qu'on pourrait très aisément utiliser.

La réputation de Marienbad a toujours été en crois-
sant. Nous y avons rencontré à peu près le même genre
de vie et la même société qu'à Carlsbad, mais très peu de
Français. Du reste, l'abbaye de Tèple, qui est propriétaire
de ces sources, justifie pleinement, par son intelligente
administration, tout ce qu'on raconte de l'habileté de ses
religieux à diriger un établissement d'utilité publique, à
veiller à sa bonne tenue et à pourvoir au bien-être des
étrangers.

TÉPLITZ-SCHÖNAU

Eaux salines chaudes.

Téplitz n'est pas moins connu comme ville diplomatique
que comme ville thermale. C'est dans ses murs que se tin-
rent plusieurs congrès, et que fut signée, en 1813, la
fameuse coalition contre la France, entre la Prusse, l'Autriche et la Russie. Ce que nous allons dire des eaux de
Téplitz ne s'applique pas seulement à Téplitz même, mais
bien aussi à Schönau, grand et beau village qui n'en est
pour ainsi dire qu'un faubourg, les eaux de ces deux
localités étant parfaitement identiques, tant au point de
vue chimique qu'au point de vue médicinal.

Il y a onze sources minérales, dont cinq à Téplitz et six
à Schönau, offrant une température qui varie de 26° à 49° C.
La plus chaude est le *Hauptquelle*, la moins chaude le
Gartenquelle : toutes les deux se trouvent à Téplitz. Ces
diverses sources jaillissent à travers des roches de grès
rouge, sorte de porphyre dont l'origine paraît être volcanique.

Limpide et incolore à sa sortie du sol, l'eau minérale
prend, dans ses bassins, une couleur légèrement verdâtre.

Sa saveur nous a paru un peu fade, son odeur nulle. Quant à sa minéralisation, elle est tout à fait insignifiante, puisque un litre du Hauptquelle, qui est la source la plus saline, ne contient que $0^{gr},630$ de principes fixes, dont $0^{gr},490$ de carbonate de soude et de chaux ; ainsi que des traces de chlorure de sodium, de manganèse, magnésie, silice et fer.

Les eaux de Téplitz, qu'on n'employait autrefois qu'en boisson, sont, au contraire, presque exclusivement employées aujourd'hui en bains et en douches. Cependant, au centre d'un jardin qui sert de promenade publique, et sous un portique soutenu par d'élégantes colonnes, se trouve la source de Gartenquelle, dont quelques malades vont boire le matin. Mais la plupart des buveurs font usage d'eaux minérales étrangères, dont il existe un dépôt dans l'établissement qui avoisine cette source.

Les bains et les douches réunissent au luxe et au confortable une parfaite ordonnance du service. A Schönau se trouvent les établissements les plus élégants et les plus modernes : qu'il nous suffise de citer le Stephansbad, le Steinbad, le Sandbad et surtout le Neubad avec son splendide ameublement et sa terrasse à l'italienne. Téplitz aussi possède de très beaux Bains; nous avons particulièrement admiré le Herrenhaus, qui peut être cité comme un établissement hors ligne.

On se baigne soit dans des baignoires, soit dans des piscines. Celles-ci sont construites, comme à Wildbad, sur l'emplacement même du griffon des sources, de sorte que l'eau qui les alimente se renouvelle sans cesse pendant toute la durée du bain. Il y a des piscines qui ne peuvent admettre que quatre à cinq personnes; elles servent surtout à des bains dits de famille ; d'autres, beaucoup plus spacieuses, contiennent jusqu'à vingt-cinq à trente baigneurs. Plusieurs de ces piscines, même celles des pauvres, sont à fond de sable.

Les eaux de Téplitz, à quelque température qu'on les emploie, sont des eaux excitantes dont l'action se porte spécialement sur le système nerveux. Elles offrent, à cet égard, une analogie marquée avec celles de Wildbad, de Pfeffers et de Gastein ; seulement elles impressionnent moins vivement l'économie, et leur action est plus facile à graduer. Les affections arthritiques, rhumatismales, goutteuses ou autres sont, de toutes les maladies que l'on traite à Téplitz, au nombre de celles dans lesquelles on obtient le meilleur résultat des eaux. Parmi les rhumatisants qui se rendent à cette station, un grand nombre a déjà suivi une cure à d'autres eaux, par exemple, à celles de Carlsbad, de Marienbad ou de Hombourg. C'est que ces dernières eaux, quand on est obligé d'en prolonger l'usage un peu longtemps, deviennent souvent débilitantes

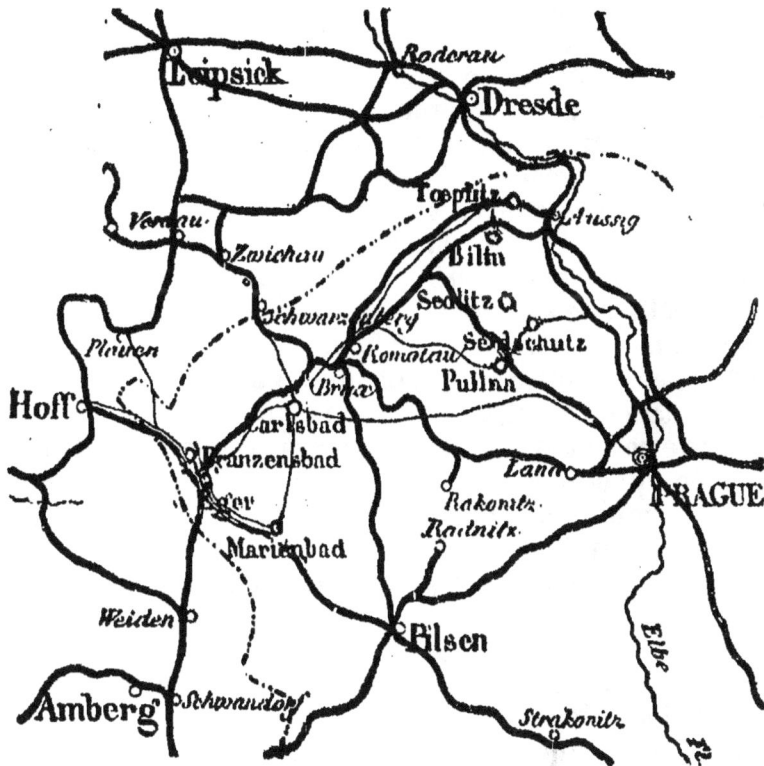

LA BOHÈME. — Chemins de fer.

par suite des évacuations continues qu'elles ont déterminées. Or, cette débilité cède parfaitement à l'emploi des eaux de Téplitz: sous ce rapport, Téplitz convient quelquefois pour les mêmes cas que Franzensbad. On traite de même avec succès, à Téplitz, les diverses névralgies, et en particulier la névralgie sciatique ; toutefois, celle-ci, par sa ténacité, exige presque toujours, pour disparaître, une cure de deux ou trois mois. Certaines paralysies, indépendantes d'une lésion organique, pour-

ront encore être heureusement modifiées par l'emploi de
ces eaux ; mais la même remarque s'applique à beaucoup
d'autres eaux minérales. Enfin, la plupart des maladies
chirurgicales, spécialement les accidents consécutifs aux
fractures, trouvent dans l'emploi des eaux de Téplitz une
médication utile. La Prusse, la Saxe et l'Autriche ont, à
Schönau, de vastes hôpitaux militaires qui, par les affections qu'on y traite, rappellent les établissements que nous
avons à Bourbonne et à Barèges.

Bien que situé dans une vallée ravissante, que dominent des montagnes boisées et de vieux châteaux en
ruine, Téplitz, qu'on nomme quelquefois le paradis terrestre de la Bohême, doit la plus grande partie de sa
prospérité à ses eaux minérales. La ville, du reste, ne se
montre pas ingrate envers elles : ainsi, le jour qu'on croit
être l'anniversaire de la découverte de la principale
source par une truie, est un véritable jour de fête. Afin
d'en perpétuer le souvenir, on a placé au-dessus du Hauptquelle, dans le bel établissement du Stadtbad, un bas-
relief représentant une scène que l'artiste s'est étudié à
rendre attendrissante. On y voit une truie, volant au
secours de sa jeune famille qui pousse des cris de détresse,
échaudée qu'elle est, avant le temps, par une source
minérale bouillante dans laquelle elle est inopinément
tombée, au milieu de la forêt. Une inscription latine
(*Sues in sylvis pascentes,* etc.) rappelle que cet événe-
ment aurait eu lieu le 28 août 762.

BILIN. — *Eau de soude carbonatée.* — Ancienne ville
située à deux lieues de Téplitz. Sa source, dite de *Saint-
Joseph,* donne une eau alcaline froide qui renferme, par
litre, 4^{gr},959 de principes fixes, dont 3^{gr},008 de carbonate
de soude : piquante et aigrelette, par suite de l'acide carbonique dont elle est saturée. Ses propriétés la rendent
très précieuse toutes les fois qu'il y a quelque engorgement abdominal à combattre, ou quelque principe acide à
neutraliser. Il s'en consomme, tant à Téplitz que dans le
reste de l'Allemagne, des quantités considérables. Elle
représente, imparfaitement sans doute, notre eau de
Vichy.

CHAPITRE VII

AUTRICHE-HONGRIE

GASTEIN
Eaux salines chaudes.

Gastein est situé sur les confins du duché de Salzbourg et de la Carinthie, et comme perdu à l'extrémité d'une des vallées les plus sauvages des Alpes Noriques. Ses maisons sont groupées en amphithéâtre à 1066 mètres d'altitude, autour de la chute de l'Enz, immense cascade, la plus belle peut-être de toutes celles qui existent en Europe. Les sources, au nombre de six, ont, au point où l'eau est recueillie, une température qui varie de 39° à 47° C., mais bien plus élevée, certainement, au lieu d'émergence. Elles jaillissent du granit même, à travers un lit d'ardoises, et paraissent toutes avoir la même composition chimique et la même action médicinale. Aussi admet-on généralement qu'elles proviennent d'une unique nappe d'eau.

La source qui occupe le plan le plus élevé est la *Source dite du Prince*. Température, 46° C. Pour arriver à son griffon, il a fallu creuser dans l'épaisseur de la montagne jusqu'à une profondeur de plus de trente mètres. Le couloir voûté qui y mène nous a rappelé, par l'air étouffant qu'on y respire et le nuage de vapeur qui s'en échappe, les fameuses Étuves de Néron, près de Naples. Cette source, dont les eaux se réunissent à celles de la *Source du Docteur*, alimente les quatre principaux établissements de bains, qui sont : la *Prélature*, la *Provinciale*, la *Solitude* et l'*hôtel Straubinger*, de beaucoup le plus important ; on peut même le regarder comme le Kursaal de Gastein. Du milieu de la cascade (1), où la source du Prince a été captée, jaillit aussi une source dont on aperçoit la vapeur à

---

(1) Une galerie vitrée, jetée hardiment au-dessus de la cascade, offre, sur une longueur de plus de 800 mètres, un magnifique promenoir aux malades. On jouit, de cette galerie, d'un coup d'œil véritablement féerique.

travers l'écume du torrent. Température, 39° C. Des tuyaux la transportent à un abreuvoir placé dans le voisinage et qui sert à baigner les chevaux.

Deux autres sources se trouvent à droite de la cascade, mais sur un plan inférieur à la précédente. La principale, appelée la *Grande Source*, a une température de 48° C.; et est surtout remarquable par son excessive abondance. Elle alimente les deux belles piscines de l'hôpital, de nombreux bains particuliers, et fournit au village de Hof-Gastein, distant d'une lieue et demie, un vaste approvisionnement d'eau minérale que charrient des canaux de bois. Enfin, au bas de la vallée, se trouve la *Source du Boulanger*, qui se distribue aux deux piscines de l'établissement de ce nom. Sa température est de 39° C.

La réunion de ces diverses sources forme l'étonnant volume de plus de 42,000 mètres cubes d'eau en vingt-quatre heures. Comme cette eau serait trop chaude pour être immédiatement employée en bain, on la fait refroidir au degré convenable dans d'immenses réservoirs. Quant à la disposition des bains, elle est la même pour tous les établissements : ce sont de grandes cuves de bois enfoncées dans le sol, et contenant chacune un ou plusieurs sièges sur lesquels on se tient assis pendant tout le bain.

L'eau de Gastein sort de terre sans le moindre bruit et sans aucun bouillonnement. Elle est brillante et pure comme la plus belle eau de roche. Son odeur est nulle; elle n'a également aucune saveur, au point qu'elle défierait les palais les plus impressionnables. Recueillie dans un vase et exposée à l'air pendant plusieurs jours, elle ne dépose aucun sédiment.

Berzélius, et, après lui, Wolf, de Salzbourg, déclarent que, chimiquement parlant, l'eau de Gastein est presque de l'eau distillée. Un litre de cette eau, d'après Wolf, laisserait un résidu fixe de 0^{gr},369, et dans ce résidu l'on trouverait, comme principes très dominants, les quatre suivants :

	Gram.
Sulfate de soude...	0,052
Chlorure de sodium...	0.201
Carbonate de chaux...	0,054
Acide silicique...	0,033

Ajoutez à cela quelques milligrammes d'alumine, d'oxyde de fer et manganèse, enfin quelques traces légères d'iode.

décelées par Liébig, et quelques centimètres cubes de gaz où domine l'azote, et ce sera tout.

L'eau minérale s'emploie, à Gastein, de toutes les manières : en boisson, en bains et en douches. Le bain s'administre à la température moyenne de 32° à 33° C. Cette température, un peu au-dessous de celle du bain domestique, n'est que très rarement dépassée. Et comme le bain se prend ordinairement en piscine, il peut arriver que certains sujets impressionnables y éprouvent tout d'abord des malaises ou des impressions désagréables, comme astriction de la peau, oppression, quelques tressaillements dans les membres, pouls ralenti, dur et vibrant, etc. Mais c'est l'exception ; et, en définitive, que l'eau soit bue ou appliquée au dehors, on ne doit rencontrer, ici, que les effets observés partout ailleurs, avec des eaux analogues, c'est-à-dire chaudes ou tièdes et à peine minéralisées. Dans les conditions habituelles, en effet, et chez des malades dont les fonctions nerveuses sont encore suffisamment équilibrées, on n'observe qu'une action fortifiante due au milieu même, ainsi qu'à l'altitude, c'est-à-dire au climat et à l'intelligente application des bains, des douches et de la boisson.

On a voulu cependant expliquer les phénomènes dont nous venons de parler non par l'état ou la disposition même des sujets, mais par un principe caché dans les eaux et non encore découvert. Paracelse, qui professait avec un éclat de parole extraordinaire la médecine à Salzbourg (1), et qui, à travers ses divagations d'alchimiste, de magicien et d'astrologue, a écrit d'excellentes choses sur les eaux minérales, Paracelse, par exemple, attribue cette action des eaux de Gastein *à la force de l'arsenic qu'elles tiennent en dissolution*. C'est un fait assez singulier que, dès le commencement du seizième siècle, la présence de l'arsenic dans les eaux minérales ait été, empiriquement, sans doute, mais enfin ait été annoncée. Tout porte à croire, en effet, à l'existence de l'arsenic dans les eaux de Gastein, car, à peu de distance de ces sources, se trouvent, dans la vallée de

(1) On montre à Salzbourg sa maison et son tombeau. On y montre également son crâne, dont un des pariétaux, entièrement brisé, rappelle le genre de mort de Paracelse, qui, dans un accès de folie, se tua en se précipitant d'un des étages supérieurs de l'hôpital Saint-Étienne, où on le tenait renfermé. Une nouvelle édition de ses œuvres a été publiée par Rademacher, médecin à Goch (près de Dusseldorf), lequel l'avait proclamé le véritable inventeur de l'homœopathie, et par suite le premier médecin du monde.

Bockstein, des mines de cuivre, d'or et d'argent fortement
arsenicales. Il y a même un lac, le lac Pockart, désigné
plus communément dans le pays sous le nom de *lac empoi-
sonné*, dont les eaux contiennent de l'arsenic en telle abondance, qu'aucun poisson ne peut y vivre, qu'aucune plante
ne croît sur ses bords, et que les animaux qui s'y désaltèrent
meurent en peu d'instants. Mais ce ne sont là que de pures
suppositions; et la présence de l'arsenic dans ces eaux est
encore à démontrer. D'ailleurs des traces d'arsenic, une
quantité même dosable, ne suffiraient pas à expliquer le
développement des phénomènes dont nous nous occupons
actuellement. Pour donner une idée de l'action réconfortante de la cure de Gastein, Paracelse disait encore que
l'eau de ces bains agit à la manière d'une dissolution d'alun.
C'était au sens figuré, sans doute, et en considérant simplement, dans l'alun, ses propriétés astrictives.

Mais peu importent les explications; retenons ce fait
simple, donné par l'expérience, que la médication de Gastein
développe une action médicinale excitante, dont le degré
peut être infiniment varié.

L'usage est, après le bain, de se mettre quelques instants
au lit, et on n'y transpire pas. Au bout d'un certain nombre
de bains, l'excitation, chez les personnes atteintes de troubles nerveux, tend généralement à se localiser, comme c'est
la règle, et à se concentrer tout entière sur le système des
nerfs. Ainsi il semble au malade qu'un surcroît de vitalité
s'empare de tout son être; il se sent plus agile et plus fort;
à peine les marches les plus longues lui causent-elles un
peu de fatigue, que le sommeil a promptement réparée.
Cette influence est particulièrement dominante sur l'appareil génital; elle se traduirait, même chez les personnes les
plus chastes, par des rêves érotiques, des pertes séminales
répétées, d'étranges et insolites surexcitations.

Vous prescrirez Gastein contre ces états morbides que
caractérisent la langueur et l'atonie générales, et auxquels
il est impossible d'attribuer d'autre cause qu'un défaut d'innervation. Les paralysies, celles, bien entendu, qui sont
indépendantes d'une lésion organique, trouvent dans les
eaux de Gastein une médication dont l'efficacité tient quelquefois du prodige : telles sont surtout les paralysies des
membres inférieurs. Sous ce rapport, les eaux de Gastein
ne le cèdent en rien à celles de Wildbad; elles leur sont
mêmes supérieures, à cause de leur activité plus grande,

toutes les fois qu'il s'agit d'impressionner vivement le système nerveux, ou que la paraplégie se complique de l'abolition plus ou moins complète des facultés viriles.

ISCHL
Eaux muriatiques froides.

Station célèbre d'institution contemporaine, située dans
la haute Autriche, au centre de cette partie appelée
Salzkammergut (*domaine des Salines*), non loin du Tyrol,
de la Styrie et de la frontière de la Bavière. Le chemin qui
la relie à Salzbourg, traverse plusieurs chaînes de montagnes qui ne sont qu'une suite des Alpes Noriques, et longe
plusieurs lacs de l'aspect le plus ravissant.

Le village est coquettement bâti à 480 mètres d'altitude,
sur les bords de la Traun, au milieu des jardins et des bois
dans une vallée qu'entoure un amphithéâtre de montagnes
recouvertes de la plus riche végétation. Ces montagnes
sont assez élevées pour former, surtout du côté du nord,
un rempart naturel contre les vents, qui, dans cette contrée, soufflent quelquefois avec une extrême violence.
Ajoutons que les eaux vives qui parcourent la vallée dans
tous les sens, servent tout à la fois à renouveler l'air et à
y entretenir une continuelle fraîcheur. Grâce à cette situation exceptionnelle, Ischl jouit d'une douceur et d'une
égalité de température qui rappellent les climats les plus
favorisés.

A Ischl, c'est le petit-lait que l'on boit; c'est dans le
petit-lait que l'on se baigne : en cela consiste, pour beaucoup de malades, à peu près tout le traitement. Quelques-
uns, il est vrai, prennent de plus des bains d'eau salée,
mais c'est une eau salée artificielle qu'on obtient par les
procédés suivants :

On fait parvenir, au moyen de tuyaux, de l'eau ordinaire dans les galeries de vastes salines, situées dans le
voisinage, et on la laisse séjourner dans ces galeries le
temps nécessaire pour qu'elle se sature suffisamment des
sels : cette eau reçoit alors le nom de *Soole*. Puis, à l'aide
de pompes, on la retire des salines pour la diriger dans
d'immenses réservoirs où une partie est destinée aux sauneries, et une autre partie aux bains. L'art agit donc ici à
peu près par les mêmes procédés que la nature; en effet,

la plupart des sources muriatiques naturelles paraissent
n'avoir d'autre origine que les eaux pluviales ou autres,
lesquelles, en pénétrant dans la terre, rencontrent sur leur
chemin des mines de sel gemme, dont elles dissolvent et
entraînent certains principes, pour venir ensuite se faire
jour au dehors. La Soole, à son degré ordinaire de concentration, contient environ 25 parties sur cent de matières

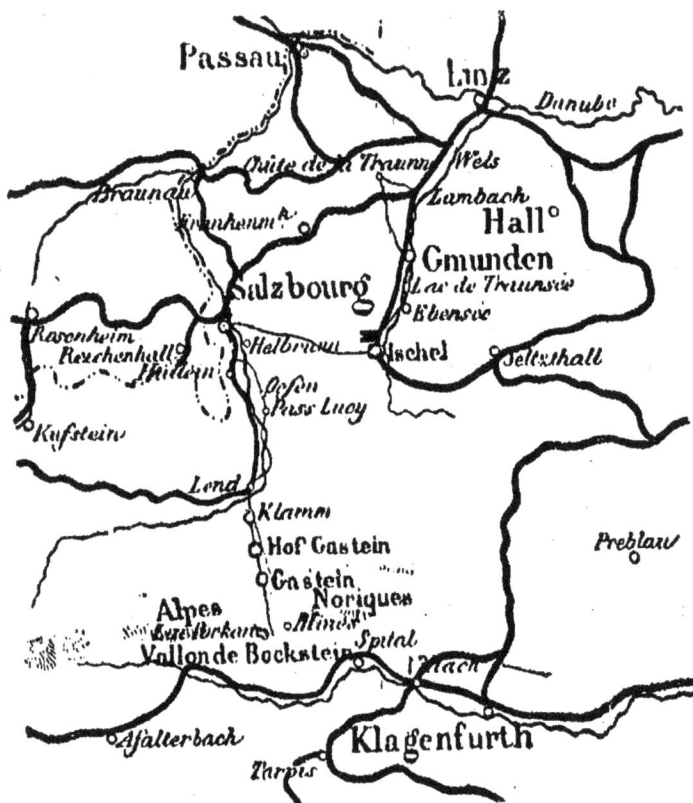

DUCHÉ DE SALZBOURG. — Chemins de fer.

fixes, presque entièrement formées de chlorure de sodium,
il y a également des traces de fer et de silice, ainsi que de
l'iode et du brome. On comprend qu'une eau aussi chargée
de sels que la Soole ne saurait être employée pour les
bains dans son état le plus concentré; aussi l'atténue-t-on
avec de l'eau ordinaire, dans des proportions qui varient
suivant les résultats qu'on veut obtenir. En général, pour
un bain de trois hectolitres, on commence par 10 litres de
Soole, dont on élève progressivement les doses jusqu'à ce

19

qu'on arrive à 50 litres, quantité qu'on dépasse rarement. On prescrit ces bains dans les mêmes circonstances que ceux de Kreutznach et de Nauheim, avec lesquels ils offrent la plus grande analogie.

L'action des bains est puissamment secondée par la boisson de petit-lait. Des trois espèces de petit-lait dont on fait usage à Ischl, savoir : le petit-lait de vache, de chèvre et de brebis, c'est au premier qu'on donne souvent la préférence. Bu le matin à la dose de trois ou quatre gobelets, il agit à la manière d'un léger purgatif ; les deux autres espèces de petits-laits, et en particulier celui de brebis, purgent moins franchement. La saveur de ces divers liquides, si elle diffère par quelques nuances, a cependant pour caractère commun d'être aromatique, un peu sucrée, et tout à fait agréable ; surtout quand la végétation est dans sa primeur, parce qu'alors les animaux ont une alimentation plus savoureuse. C'est au point que les enfants boivent le petit-lait avec plaisir : ceci s'applique surtout au petit-lait de chèvre et de brebis.

Parmi les étrangers qui fréquentent Ischl, les femmes se trouvent en très grande majorité. C'est qu'indépendamment des affections lymphatiques et scrofuleuses, on y traite aussi avec succès la plupart des maladies nerveuses dans lesquelles il est besoin de calmer ; ainsi que certains engorgements utérins avec excès de sensibilité et d'irritabilité. Souvent dans ce cas, on fait alterner les bains salins et les bains de petit-lait ; il n'est pas rare non plus qu'on ajoute à ces bains, pour les rendre plus efficaces, une assez forte décoction de feuilles de sapin. La boisson du petit-lait aide notablement aussi à la cure.

Enfin Ischl, de même que certaines contrées de la Suisse, est chaque année le rendez-vous d'un grand nombre de poitrinaires qui viennent demander à son climat, non moins qu'à ses agents thérapeutiques, la guérison de leurs maux. On comprend que l'air si balsamique et si pur dont leurs poumons se pénètrent, la vie champêtre qu'ils mènent et qui contraste si heureusement avec la vie agitée de nos grandes villes, les vapeurs salines qu'ils vont respirer dans les sauneries où se fait la cristallisation des sels, en un mot, que tout ce concours de moyens hygiéniques doive contribuer à rétablir le calme dans l'appareil respiratoire. Ajoutons que le petit-lait, surtout le petit-lait de brebis, en même temps qu'il tempère la trop grande activité de la circulation, agit encore par ses principes nutritifs, de sorte qu'il est peu de phtisiques qui ne recouvrent ainsi tout à la fois des forces et de l'embonpoint.

Les bains sont pris dans trois établissements principaux qui n'ont de remarquable que leur aménagement intérieur. Quant aux baignoires, elles sont de marbre pour les bains de petit-lait, et de sapin pour les bains d'eau salée, cette eau ayant l'inconvénient d'attaquer le marbre; il y a également ment des douches et des bains de vapeur. Enfin, un lac artificiel, alimenté par une source d'eau vive, sert d'école de natation et de gymnastique à l'usage surtout des enfants dont la constitution a besoin d'être fortifiée.

Le Kurhaus où l'on va boire le petit-lait représente une vaste galerie couverte, qui sert de promenoir quand le temps est mauvais. On y trouve un approvisionnement très complet des principales eaux minérales de l'Allemagne. N'oublions pas non plus de mentionner l'aphorisme profond qu'un saunier bel esprit fit graver, en lettres d'or, sur le frontispice de l'édifice : *In sale et in sole omnia consistunt*. Nous comprenons parfaitement qu'à Ischl on ait eu d'excellentes raisons pour dire que *tout consiste dans le sel et dans le soleil*; mais n'aurait-on pas pu, sans humilier les salines, intervertir un peu l'ordre des mots et concéder au soleil la préséance ?

BADEN
Eaux sulfureuses chaudes.

Baden, appelé par les Romains *Aquæ Pannonicæ*, est une charmante petite ville située à quatre lieues de Vienne, et comme perdue au milieu des bois, dans une vallée tout à fait champêtre. Ses eaux minérales réunissent, chaque année, une société nombreuse qui vient autant pour se distraire que pour se traiter. Baden est pour la capitale de l'Autriche ce qu'Enghien est pour Paris ; les eaux de ces deux localités sont également sulfureuses, avec cette différence, toutefois, que les eaux d'Enghien sont froides et que celles de Baden ont une température de 35° à 40° C. C'est, de toutes les stations thermales que nous avons visitées, celle qui nous a paru donner la meilleure idée des ressources que des eaux minérales, même médiocres, utilisées habilement, peuvent offrir à l'hygiène et à la thérapeutique.

Sur le griffon même des nombreuses sources, qui s'échappent du sol, s'élèvent de tous côtés des bains publics ou particuliers, véritables édifices dont chacun mériterait une description à part. Les principaux sont : les bains de *Saint-Joseph*, de *Caroline*, des *Dames*, de *Thérèse*, celui de *Léopold*, le bain des *Anges* et le bain d'*Antoine ;* ce dernier bain, dont la construction est toute récente, surpasse tous les autres en magnificence. Quant à la disposition intérieure de ces divers établissements, qu'on se représente de vastes cuviers de sapin, à fonds de bois ou de sable, assez profonds pour qu'on puisse s'y promener dans tous les sens, ayant de l'eau jusqu'aux épaules, et garnis intérieurement d'un banc circulaire où l'on peut s'asseoir. L'eau y arrive par le bas et s'y renouvelle sans cesse, ainsi que l'indiquent les nombreuses bulles de gaz qui traversent le bain en bouillonnant et viennent éclater à sa surface. C'est, comme nous l'avons vu, à peu près le même aménagement qu'à Wildbad et à Téplitz. Comme à Téplitz aussi, les bains de piscines sont plus généralement usités, et les personnes de la meilleure compagnie ne font aucune difficulté de prendre ainsi leurs bains en commun. Toutefois, celles qui préfèrent se baigner isolément trouvent dans la plupart des établissements, aux bains de Thérèse, par exemple, de petits bassins pour bains particuliers.

Baden possède une double école de natation, l'une pour hommes, l'autre pour femmes, qui représente deux magnifiques lacs de trois à quatre pieds de profondeur, exclusivement alimentés par de l'eau minérale. Nous ne croyons pas que les Romains aient jamais construit rien de plus utile ni de plus grandiose. C'est une véritable naumachie, à ciel ouvert et à fond de sable, rappelant, par son organisation intérieure (cabinets, tremplins, maîtres nageurs, exercices gymnastiques, etc.), nos établissements de bains flottants sur la Seine : notons toutefois qu'au lieu d'eau simple, c'est de l'eau sulfureuse, et qu'au lieu d'être froide, elle est tiède. Cette eau, vue en masse, offre une teinte blanchâtre comme celle de Luchon. Elle exhale une légère odeur d'hydrogène sulfuré, et a une saveur franchement hépatique. Sa limpidité est extrême, car indépendamment du courant thermal qui s'y déverse et se renouvelle sans cesse, les bassins sont vidés entièrement, une fois chaque semaine, puis remplis par une eau tout à fait vierge.

L'eau de ces bassins est fournie par l'*Ursprung*, qui jaillit au milieu de la promenade publique, et est aménagée, pour servir de buvette, sous une élégante colonnade. L'abondance de cette source est telle qu'elle donne, par vingt-quatre heures, plus de deux millions de litres d'eau. La dose à laquelle on la boit est de deux ou trois verres le matin. Il est d'usage d'ajouter à chaque verre d'eau minérale une cuillerée à café de sels de Carlsbad.

Les eaux de Baden rappellent, par leur composition chimique, celles d'Aix-la-Chapelle et d'Aix-en-Savoie. Elles renferment, par litre, 1^{gr},650 de principes salins, à base de chaux, et 0^{lit},026 de gaz sulfhydrique. Quant à leurs propriétés médicinales, nous ne pouvons que renvoyer également à ce que nous avons dit des deux Aix.

HUNYADI JANOS

Eau sulfatée sodique et magnésienne froide.

Lorsque, dans la neuvième édition de cet ouvrage, nous eûmes à nous occuper, pour la première fois, de l'eau d'Hunyadi Janos, nous dûmes nous appuyer, pour en signaler l'excellence, sur une autorité étrangère; car en France, l'expérience n'avait pas été faite encore sur une assez large échelle pour nous permettre d'en avoir une connaissance directe, et nous n'en avions pas fait, nous-même, assez d'usage, pour pouvoir donner notre opinion personnelle. Nous disions donc, à ce propos, que lorsqu'une eau minérale vient réclamer ses lettres de naturalisation, il est légitime de lui demander, comme à tout nouvel arrivant, quels sont ses certificats; et nous citions celui que Liebig venait de lui délivrer en ces termes : « La richesse de l'eau d'Hunyadi Janos en sulfates de soude et de magnésie dépasse celle de toutes les autres sources amères, et il n'y a pas à douter que son efficacité thérapeutique ne soit en proportion de cette richesse. »

Les prévisions de Liebig ont reçu de l'expérimentation une éclatante confirmation, non seulement en France, en Europe, mais dans toutes les parties du monde où s'exportent des eaux minérales. Et, chez nous, l'eau d'Hunyadi Janos figure, depuis bien des années déjà, dans les prescriptions les plus usuelles.

Elle jouit d'une réputation si universelle et si populaire

qu'elle est employée même par le public, directement, sans intervention du médecin, comme un agent hygiénique destiné à dissiper, par son action laxative douce et assurée, cette infinité de malaises, sans grande importance, sans doute, mais désagréables, qui résultent de la surcharge de l'estomac et de la paresse du gros intestin.

La source qui donne l'eau purgative d'Hunyadi Janos se trouve située à une lieue au sud-ouest de la ville de Budapest, dans une vallée qui est entourée des monts Dobogo, Péterhegy et Kakukhegy. C'est dans cette vallée que l'on découvrit, en 1863, une source qui contenait toutes les précieuses qualités d'une eau minérale. Après l'acquisition du terrain, M. Andréas Saxlehner, de Budapest, obéissant à une pensée patriotique, donna à cette source le nom de Hunyadi Janos, en souvenir de Jean Hunyadi, le célèbre et victorieux chef de l'armée hongroise au quinzième siècle. La mise en exploitation date de l'année 1863. Sur la place occupée jadis par un vaste étang aux bords incrustés de magnifiques cristaux de sulfate de soude, s'élève aujourd'hui un établissement grandiose, modèle du genre.

L'eau d'Hunyadi Janos est limpide; son odeur est nulle. Quant à la saveur, toujours très importante à considérer lorsqu'il s'agit d'eaux purgatives d'un usage journalier, elle offre une amertume très marquée, mais sans l'arrière-goût salé si désagréable des autres sources de la même classe. C'est que, suivant la remarque du Dr Edward Schwartz, de Vienne, elle contient une proportion infiniment moindre de chlorure de sodium, particularité que le palais distingue de suite. Le fait est qu'on la boit sans nulle difficulté, et que les personnes les plus difficiles s'en accommodent parfaitement.

Par contre, c'est de toutes les eaux dites amères, la plus riche en sulfates de magnésie et de soude. Analysée au laboratoire de l'Académie de médecine de Paris, elle a donnée, par litre, sur 43 grammes de principes fixes, environ 35 grammes de ces deux sels. Ceci explique pourquoi l'eau d'Hunyadi Janos purge sous un très petit volume : un demi-verre ordinaire, un quart de verre même, pris le matin ou dans la journée, suffit, en général, pour provoquer une ou deux évacuations. L'estomac la supporte d'autant mieux qu'elle renferme du gaz acide carbonique libre.

Nous avons déjà dit un mot de l'emploi comme hygiénique de l'eau de Janos; l'emploi thérapeutique est non moins étendu. Cette eau, en effet, convient dans tous les cas de maladies aiguës et de maladies longues, où les purgatifs sont indiqués. Et comme on peut en continuer longtemps l'usage sans que les organes digestifs en éprouvent la moindre fatigue, on comprend qu'elle pourra agir d'une façon d'autant plus efficace que son action sera plus lente et plus soutenue. Cette condition est surtout importante dans les engorgements chroniques des viscères de l'abdomen, et dans les diverses fluxions qui se répètent sur les centres nerveux, l'encéphale, par exemple, où il convient de mettre en usage une médication révulsive, en produisant une sécrétion constante et réglée et un peu plus active que d'ordinaire des glandes intestinales. On sait, d'ailleurs, combien la constipation, et l'effort d'expulsion considérable qui en résulte, sont funestes aux apoplectiques. La purgation modérée et journalière, au moyen d'une faible dose d'eau d'Hunyadi Janos, leur sera donc très profitable, tout en soutenant, en même temps qu'elle débarrassera l'intestin, l'action des fonctions gastriques, qui a une grande tendance à s'affaiblir chez ces sortes de malades.

Transport. — L'eau d'Hunyadi Janos ne s'emploie que transportée. Elle se conserve indéfiniment, et se trouve dans toutes les pharmacies, sans exception, et chez tous les marchands d'eaux minérales.

CHAPITRE VIII

ITALIE

I. — PIÉMONT, ROMAGNE.

ACQUI

Eaux et boues sulfureuses chaudes.

Acqui est une petite ville fort laide, mais assez agréablement située sur la lisière des Apennins, à six lieues d'Alexandrie et à dix de Gênes. Son nom lui vient de ses sources minérales, dont la plus chaude, appelée la *Bollente*, jaillit au centre même de la ville. Elle a été captée dans un vaste réservoir, d'où elle se distribue sur la place du *Ghetto* par deux gros robinets de bronze. L'écoulement en est continu. Sa température, qui est de 75° C., constitue pour les habitants une immense économie de combustible, car, de même qu'à Chaudes-Aigues et à Dax, on emploie l'eau thermale pour toute espèce d'usages domestiques. Elle n'est point utilisée en médecine.

C'est à un quart de lieue plus loin, au delà de la Bormida, et sur la rive droite de ce torrent, si intéressant par les ruines de son aqueduc romain, que se trouvent les sources médicinales. Celles-ci jaillissent au centre de profonds bassins qu'elles alimentent. Elles rivalisent par leur abondance avec la Bollente, et appartiennent comme elle à la classe des eaux sulfureuses calcaires. Seulement, leur température est beaucoup moindre, la source la plus chaude ne dépassant pas 46° C. ; il y en a même une, la *Source Ravanesco*, qui est tout à fait froide. Bien qu'on administre ces diverses sources en bains, l'emploi des boues qu'elles déposent constitue la spécialité thérapeutique d'Acqui.

Ces boues (*fanghi*), d'un gris cendré, friables entre les doigts, d'une odeur de marécage, ne sont autres que le limon et les éléments salins des sources accumulés là depuis des siècles. Autrefois, pour se les procurer, des plongeurs se précipitaient, munis d'un seau, jusqu'au fond des bassins, puis remontaient à la surface, rapportant leur seau plein de boue. C'était un rude métier ; c'était de plus, à cause de la chaleur des eaux, un métier dangereux qui a fait plus d'une victime. On se contente aujourd'hui d'extraire, chaque jour, à l'aide de longues pelles, la provision de boue nécessaire pour les besoins du service. La minéralisation de cette boue se rapproche beaucoup de celle des sources elles-mêmes. D'après les récentes analyses (1873) de M. Bunsen, de Heidelberg, elles renferment des borates, des sulfates, des nitrates et des chlorures à base de potasse, de strontiane, de chaux, de soude et de magnésie; de l'oxyde de fer; une matière végétale bitumeuse et du gaz sulfhydrique.

La manière de prendre les bains de boue à Acqui n'est pas tout à fait celle que nous avons indiquée en parlant de Marienbad et de Franzensbad. Voici comment on procède : Le patient (et ce nom ne lui convient que trop) s'étend tout de son long et entièrement nu sur une paillasse préalablement recouverte de boue, laquelle conserve encore sa chaleur native, puis des *fangarolli* lui badigeonnent le corps entier, moins la face, avec un enduit de même nature qu'ils pétrissent entre leurs mains comme du mortier, et qu'ils appliquent par couches de quatre à cinq centimètres d'épaisseur. Après une demi-heure ou trois quarts d'heure, on enlève cette boue ; elle se détache avec d'autant plus de facilité que, par le fait de l'évaporation opérée à sa surface, elle s'est durcie et crevassée. Enfin, un bain d'eau minérale, dit bain de propreté, clôt la séance. Il n'est pas toujours nécessaire d'entourer ainsi le corps entier d'une atmosphère de boue. Si l'affection est limitée, si, par exemple, elle occupe un membre ou seulement une articulation, on peut s'en tenir à de simples applications locales.

Le premier effet est de déterminer dans les parties qui subissent le contact des boues un prurit singulier, une vive chaleur, quelquefois même une cuisson insupportable ; il s'y développe aussi des battements insolites et profonds. Lorsque l'enveloppement est général, vous observez, de plus, du malaise, de l'anxiété, de la dyspnée. Nous avons vu des malades éprouver jusqu'à un commencement de suffocation, et pourtant l'enduit qui leur recouvrait le cou et la poitrine était disposé de manière à ne pouvoir gêner aucunement les mouvements respiratoires.

Ces boues conviennent plus particulièrement pour les cas où l'on a besoin d'éveiller dans les tissus une suràction vasculaire, et de provoquer vers la périphérie de véritables fluxions avec calorification accrue et diaphorèse. Aussi est-il d'observation que les maladies que l'on traite avec le plus de succès à Acqui sont les atrophies et les rétractions musculaires, certaines paralysies, les engorgements torpides des articulations d'origine rhumatismale ou goutteuse, les cicatrices difformes, les ulcères calleux, etc.

LA PORRETTA
Eaux sulfureuses chaudes.

Le petit village de la Porretta, situé au cœur même des Apennins, dans la Romagne, entre Pistoïa et Bologne,

19.

occupe une gorge sauvage que traverse un torrent appelé
le Reno. Là jaillissent, dans un étroit périmètre, plusieurs
sources sulfureuses chaudes, 36° C., qui, par leur composition et leurs vertus thérapeutiques, nous ont paru offrir
la plus grande analogie avec celles d'Uriage. Elles sont,
comme elles, très riches en principes salins : près de
8 grammes par litre, dont 7 grammes de chlorure de
sodium. Le soufre s'y trouve à l'état de gaz sulfhydrique.
Enfin, elles ont encore cela de commun qu'elles purgent
franchement et sont très appropriées au traitement des
maladies de la peau.

Mais les eaux de la Porretta possèdent de plus une particularité fort curieuse que nous n'avons rencontrée, du
moins au même degré, dans aucune source minérale : nous
voulons parler de la présence au sein de ces eaux d'un
gaz inflammable. Pour s'en assurer, il suffit d'approcher
de la surface des sources, principalement de la *Source du
Bue*, un corps en ignition. Il s'y produit à l'instant une
petite flamme rouge supérieurement, et d'un beau bleu à
sa partie inférieure, que traversent, par intervalles, des
étincelles accompagnées d'explosions légères. Le gaz qui
brûle ainsi n'est autre que du carbure d'hydrogène. Ce
même gaz s'échappe spontanément du sol par de nombreuses fissures, surtout au voisinage du rocher de Sasso-
Cardo. Ce fut un cordonnier nommé Spiga qui eut le
premier l'heureuse idée de l'utiliser pour l'éclairage, ainsi
que le constate le dystique gravé en son honneur dans
l'établissement Léoni et Boxi : « De même, y est-il dit,
que la nature a donné aux sources le pouvoir de chasser
les maladies, de même, ô Spiga, ton art est parvenu à
chasser les ténèbres » :

> Natura ut dederit morbos dispellere lymphis,
> Pellere jam tenebras ars tua, SPIGA, parat.

Il est de fait que le réverbère qu'il alluma en 1834 n'a
depuis lors jamais cessé de brûler : c'est une flamme
bleuâtre qui répand dans l'air quelque chose d'un peu
lugubre.

On boit les eaux, le matin, à la dose de cinq ou six verres ;
elles activent les sécrétions de l'intestin, sans provoquer en
général ni coliques ni ténesme. La *Source du Lion* est celle
que l'estomac supporte le mieux. Quant aux bains, ils sont
administrés à la température native des griffons, dont le

rendement est assez considérable pour permettre le renou-
vellement continuel de l'eau dans les baignoires.

Nous avons dit que les eaux de la Porretta sont spéciales
pour le traitement des maladies cutanées ; ce sont surtout :
l'acné rosacea, le psoriasis scrotal, le porrigo, l'impétigo,
l'eczéma et l'érythème chronique de la face. Une condition
essentielle, c'est que toute trace d'inflammation ait disparu
dans les surfaces affectées, sans quoi ces eaux, malgré la
quantité énorme de barégine qu'elles contiennent et qui
en tempère l'activité, provoqueraient une stimulation
beaucoup trop vive.

Les cinq petits établissements où les diverses sources
ont été captées sont assez bien tenus. Leur architecture,
élégante et gracieuse, contraste également avec l'aspect
austère de la gorge qu'ils occupent.

II. — TOSCANE.

MONTE-CATINI
Eaux muriatiques tièdes.

Monte-Catini a été le théâtre d'événements mémora-
bles. Ce fut à peu de distance des bains, « au pied même,
dit Salluste, de la montagne qui les domine » (*ad montis
radices*), que Catilina vint camper avec son armée avant
de livrer, « près de Pistoïa, dans le champ du Picenum »
(*in agro Piceno, juxta Pistoiam*), la bataille où il fut
défait par le consul Petreius. On nous a montré la place où il
aurait été trouvé percé de coups, « le visage encore animé de
toute sa férocité naturelle » (*ferociam animi quam habue-
rat vivus in vultu retinens*) (1). Or nous ne faisons allusion
ici qu'à des événements accomplis sous l'ancienne Rome.
Que serait-ce si, abordant le moyen âge, nous rappelions
le rôle que la vieille forteresse de Monte-Catini, dont on
admire sur les hauteurs les ruines gigantesques, a joué pendant les sanglantes luttes des Guelfes et des Gibelins ?
C'est sous ses murs qu'Uguccione della Faggiola remporta
la victoire qui décida du sort de l'Italie.

(1) Cette belle image de Salluste, l'éloquent historien de ces guerres, a été assez heureusement imitée par Silius Italicus. « La menace, dit-il, vit encore sur son front et la haine sur son visage » :

Fronte minæ durant et stant in vultibus iræ.

Les sources sont situées au pied du versant méridional des Apennins, dans la vallée de la Nievole, l'une des plus fertiles et des mieux cultivées de la Toscane. Leur nombre est considérable ; dix aujourd'hui sont utilisées. Les eaux qu'elles donnent sont thermales, mais comme elles sourdent dans de grands bassins appelés *cratères*, il est difficile d'indiquer exactement leur température au griffon. Elles renferment toutes les mêmes éléments salins ; les proportions seules varient. La *Source du Tettuccio*, qu'on cite toujours comme type, contient 8gr,508 de sels, dont 6gr,672 de chlorure de sodium. L'eau de ces diverses sources est claire, transparente, un peu gazeuse. Sa saveur offre

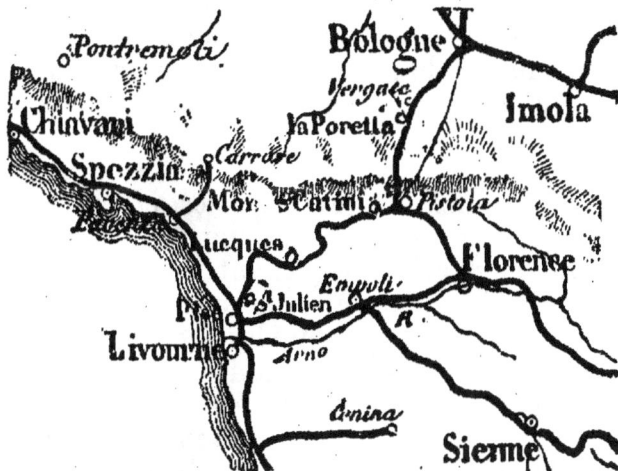

TOSCANE. — Chemins de fer.

quelque chose de salé qui n'a rien de désagréable. Nous ne saurions mieux la comparer qu'à celle de l'eau contenue dans les huîtres qu'on vient d'ouvrir.

On traite à Monte-Catini la plupart des affections rhumatismales et arthritiques que vous êtes sûr de rencontrer dans toute station thermale et qui en constituent en quelque sorte la pratique courante. Mais on y traite de plus presque tous les états morbides qui réclament une médication laxative. Telles sont tout particulièrement les hypertrophies du foie et de la rate, telles sont aussi la pléthore par suppression des hémorroïdes, la gastro-entérite lente, le catarrhe vésical ou utérin, et les diverses cachexies qui se lient au tempérament lymphatique.

On emploie ces eaux en boisson, en bains et en douches. Elles ont été aménagées dans divers établissements, dont les deux principaux sont les thermes de Léopold et de la Torretta. Si le premier est plus grandiose dans son ensemble, le second offre plus de coquetterie dans ses détails : avec ses simulacres de créneaux et de mâchicoulis, il ressemble à une miniature de forteresse du moyen âge.

La situation de Monte-Catini, à égale distance à peu près de Florence et de Livourne, distance que le chemin de fer ne met que deux heures à franchir, permet aux baigneurs de profiter des ressources de toute espèce qu'offrent ces deux villes. La campagne qui avoisine le village leur fournit encore d'agréables distractions. Mais l'excursion qu'ils préfèrent à toutes, tant par la nouveauté que par la splendeur du spectacle qui les y attend, a pour objet la Grotte de Monsummano, à une demi-heure des bains.

LUCQUES. — *Eaux salines sulfatées chaudes.* — Les bains de Lucques ne se trouvent point à Lucques même, mais dans un village qui en est distant de 20 kilomètres. On suit, pour s'y rendre, une très jolie route qui, après avoir traversé une plaine riche en vignobles et en pâturages, s'engage dans une vallée qu'ombragent des marronniers tout à fait dignes de leur réputation européenne. Vous ne verrez en chemin d'autre objet d'art qu'un pont de pierre, d'une seule arche, dont la clef de voûte est tellement à pic, que les deux rampes qui en partent le font ressembler à un V renversé. On l'appelle le *Pont du Diable*, dénomination, du reste, fort en usage dans tous les pays de montagnes.

Les sources qui les alimentent sont nombreuses et d'une extrême abondance; leur température varie de 31° à 56° C. L'eau en est limpide, inodore, onctueuse et presque sans saveur, ce qu'explique leur faible minéralisation, qui est à peu près la même pour toutes. Un litre de la *source Barnabé*, la plus employée, ne contient que $2^{gr},637$ de sels alcalins, à base de chaux et de magnésie. L'eau, en se refroidissant, dépose de légers flocons rougeâtres qui ne sont autres que de l'oxyde de fer et de manganèse; le phénomène est surtout très prononcé à la Douche basse, ce qui lui a valu le nom de Douche *rouge*, par lequel elle est quelquefois désignée. On traite à Lucques principalement les rhumatismes et les dermatoses.

III. — PROVINCES DE ROME ET DE NAPLES.

EAUX ALBULES. — *Eaux sulfureuses tièdes.* — Tout
près de Tivoli se trouve un lac appelé *Eaux Albules*, d'où
s'échappe aujourd'hui, comme du temps de Virgile, « un
nuage de vapeurs nauséabondes » :

> . . . . . Sævamque exhalat opaca mephitim.

Martial signale de même le caractère sulfureux de ces
eaux. « Elles exhalent, dit-il, des émanations de soufre » :

> Canaque sulphureis Albula fumat aquis.

C'est en effet le gaz sulfhydrique qui les minéralise et
elles offrent encore la teinte lactescente (*cana*) dont parle
le poète. Quant à leur température, elle est de 24° C. Ce
sont par conséquent des eaux presque tièdes. C'est le motif pour lequel Auguste, qui était très impressionnable au
froid (1), allait y prendre les lotions hydrothérapiques
qu'Antonius Musa lui avait fait continuer, après sa grande
maladie, pour combattre l'extrême susceptibilité de son
système nerveux. Suétone, à qui nous devons ces détails,
nous apprend de plus qu'Auguste, au lieu de se mettre le
corps tout entier dans l'eau, se contentait d'y plonger
alternativement les pieds et les mains, en se tenant assis
sur une pièce de bois qu'il désignait du mot espagnol
dureta, parce que c'était d'Espagne qu'il en avait rapporté l'usage. Du reste, les eaux Albules devaient d'autant mieux lui convenir, qu'il avait, au dire du même
historien, la peau couverte de dartres. Suétone en parle
absolument comme s'il les avait vues. « C'étaient, dit-il,
de larges plaques qui, par leur disposition, leur ordre et
leur nombre, rappelaient la grande Ourse » (*in modum,
ordinem et numerum cœlestis Ursæ*). Agrippa avait fait
construire pour l'empereur, tout près du lac, une villa
délicieuse; on y montre encore quelques débris de la belle
piscine où l'on admet, un peu sans preuves, qu'il se
baignait.

(1) Il le craignait à tel point, qu'au dire de Suétone, « il portait en
hiver quatre tuniques, une sorte de justaucorps et un gilet de flanelle » (*Per hiemen quatuor tunicis, subucula et thoraceo laneo mu-
niebatur*).

VICARELLO

Eaux alcalines gazeuses chaudes.

Il existe, non loin de Rome, au petit bourg de Vicarello, une source dite *Aqua Apollinaris* qui doit avoir été, de toutes les eaux minérales, la plus anciennement utilisée, ainsi que le démontre le fait que voici : Des ouvriers étaient occupés, en 1852, à creuser sur l'emplacement d'anciens thermes, près de Vicarello, les fondations d'un nouvel établissement, lorsqu'ils arrivèrent à un bassin rempli d'eau minérale que masquait une voûte de maçonnerie étrusque. La voûte enlevée et l'eau épuisée à l'aide de pompes, quel ne fut pas leur étonnement de voir le fond du bassin occupé par une masse énorme d'objets d'or, d'argent ou de bronze! Heureusement toutes les mesures furent aussitôt prises pour les extraire avec les précautions convenables; on en retira ainsi plus de deux mille livres pesant. La couche supérieure était formée de médailles à l'effigie des empereurs jusqu'à Trajan; au-dessous se trouvaient des types plus anciens;· plus bas encore ces monnaies massives connues sous le nom d'*æs grave signatum ;* enfin, tout à l'étage inférieur l'*æs rude*, espèces de dés de cuivre, taillés grossièrement, qui servirent aux échanges lors de l'origine des sociétés. Ainsi on venait de découvrir un établissement thermal antérieur de plusieurs siècles à la fondation de Rome, car le bassin qui renfermait ces vénérables reliques n'ayant subi aucune atteinte dans la disposition de ses couches, la place occupée par l'*æs rude* témoignait d'une époque plus reculée que la première civilisation de l'Étrurie.

Comment expliquer ces dépôts successifs dans un même bassin? Il suffit, pour cela, de se rappeler l'habitude où étaient les anciens de jeter dans l'eau de la source dont ils avaient usé une pièce de monnaie en l'honneur de la naïade. Cette offrande était connue sous le nom de *stips.* On la faisait aussi bien pour demander aux dieux la guérison que pour en rendre grâce. « Tous les ordres, dit Sué-« tone, jetaient chaque année la stips dans le lac de Cur-« tius, afin d'obtenir le salut d'Auguste »-(*omnes ordines in lacum Curtii quotannis pro salute ejus stipem jaciebant*). Les prêtres égyptiens, dans certaines solennités, payaient le même tribut aux eaux du Nil ; il fallait que la

stips fût d'or (*aurea stips*). Enfin, d'après Pline le Jeune,
on jetait aussi des stips dans le fleuve Clitumne, et,
comme c'étaient des dépôts sacrés, nul n'aurait osé en sous-
traire, « encore bien que la limpidité de l'eau permît de les
compter au fond » (*flumen adeo vitreum ut numerare jac-
tos stipes possis*).

Ces *ex-voto* ne consistaient pas uniquement en médailles et en monnaies. On a retiré du bassin de Vicarello un
grand nombre d'autres objets d'une nature toute différente
et d'un intérêt non moindre. C'étaient surtout des vases,
des coupes et des gobelets, la plupart ornés de dessins,
comme ces cristaux aujourd'hui en usage aux eaux de
l'Allemagne. Quelques-uns portaient des inscriptions. Ainsi
on lit sur une coupe de forme ovoïde et d'un très beau
travail : A Apollon, Q. Cassius, portier (1) » (*Apollini
Q. Cassius januarius*). C'était donc Apollon qui présidait
à la source. Ce premier témoignage, que vinrent appuyer
plusieurs autres aussi significatifs, se trouve encore con-
firmé par un cippe de marbre sur lequel est écrit en lettres grecques Ἀπολλίνω. Or, on savait bien, d'après l'Itinéraire d'Antonin et la Carte de Peutinger, qu'il existait
dans l'Étrurie méridionale, à 31 milles de Rome, une station du nom d'*Aqua Apollinaris;* seulement, avant les
fouilles faites à Vicarello, en 1852, il avait été impossible
d'en déterminer exactement la place.

Les pièces les plus remarquables de cette merveilleuse
collection ont été déposées et classées, par les soins de l'il-
lustre P. Marchi, dans le musée Kircher de Rome. C'est là
que vous pourrez aller les admirer. Nous vous recomman-
dons surtout trois gobelets d'argent, de forme cylindrique,
sur lesquels sont gravés en caractères droits de la belle

---

(1) Au lieu de « portier » nous aurions peut-être dû traduire
« concierge ». Remarquons en effet que ce Q. Cassius qui, à en juger
par la valeur artistique de son offrande, devait être un certain per-
sonnage, s'intitule « *januarius* » et non « *portitor* ». Or n'y avait-
il pas, même à Rome, quelque nuance entre ces deux dénominations? Nous en verrions presque une preuve dans la manière dont
Virgile qualifie le geôlier des enfers : « Cet affreux *portier*, dit-il,
Caron, dont la maigreur est si horrible, surveille ces eaux et le seuil
de ces portes : »

> PORTITOR has horrendus aquas et limina servat
> Terribili squalore Charon....

Pourquoi « portitor » plutôt que « janitor » ? Le vers eût été le même,
mais non peut-être la valeur du mot.

époque des listes de noms suivis de chiffres romains, le tout aligné symétriquement en quatre colonnes. Ces gobelets constituaient, on peut le dire, de véritables livres de poste. En effet, on lit sur la frise de chacun : *Itinéraire de Cadix à Rome;* puis, dans les quatre colonnes disposées au-dessous, se déroule l'indication des relais avec la distance qui les séparait. Ils avaient dû appartenir à des baigneurs étrangers qu'avait attirés du fond de l'Espagne la réputation de l'Eau Apollinaire.

La quantité considérable des gobelets trouvés ainsi dans son bassin prouve qu'on en faisait surtout usage en boisson. Il est de fait qu'elle réunit les conditions les meilleures pour réussir sous cette forme. Ainsi elle est limpide, gazeuse, d'une saveur aigrelette et piquante, et sa minéralisation consiste dans une heureuse proportion de sels sodiques et calcaires ; environ 2 grammes par litre.

On y a construit, il y a quelques années, un bel établissement thermal où, en plus de la boisson, l'on administre l'eau pour les usages externes (bains, douches, sudation, etc.). La température de la source, qui est de 45° C., s'y prête parfaitement. Quant à l'histoire médicale de l'Eau Apollinaire elle est encore en grande partie à faire. On ne saurait toutefois méconnaître que cette eau ne convienne contre les dyspepsies, l'aménorrhée, les embarras de la circulation veineuse, les névralgies, surtout les névralgies sciatiques, certaines paralysies, et enfin les affections goutteuses et rhumatismales.

GURGITELLO

Eaux alcalines muriatiques chaudes.

Ischia, ancienne Pythécuse des Grecs, est une île de formation volcanique. C'est pour faire allusion aux cataclysmes qui accompagnèrent sa sortie spontanée des ondes, que les légendes païennes l'attribuent à la lutte des géants contre les dieux, et portent que Typhon, foudroyé par Jupiter, fut enseveli sous l'Epomée. Les sources minérales d'Ischia sont, à juste titre, les plus célèbres de toute l'Italie. Deux stations thermales surtout méritent une description à part; ce sont Gurgitello et Citara.

Les sources de Gurgitello jaillissent dans un vallon traversé par une magnifique route. Plusieurs ont été

captées avec un soin tout particulier. Leur température
varie de 52° à 95° C. L'eau en est claire, limpide, un peu
onctueuse au toucher, sans odeur bien déterminée, d'une
saveur faiblement saline. Une grande quantité de bulles
formées de gaz acide carbonique viennent éclater à la surface du bassin, en produisant une sorte de gargouillement.
C'est de ce phénomène que dérive le nom de Gurgitello.
Lancelloti a trouvé dans ces eaux, sur 5^{gr},80 de principes
fixes, 2^{gr},55 de chlorure de sodium et 2^{gr},36 de bicarbonate
de soude.

On fait principalement usage de l'eau de Gurgitello en
bains et en douches. Son action paraît plus particulière-

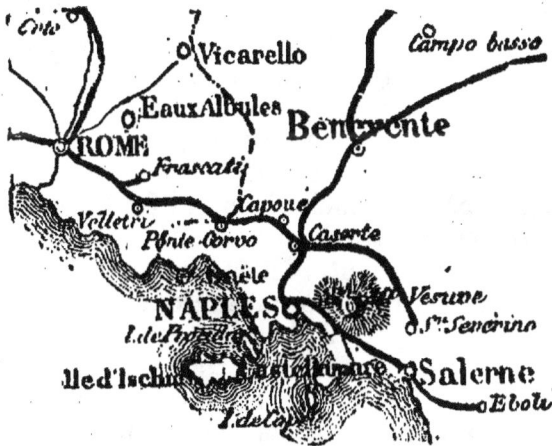

ROME ET NAPLES. — Chemins de fer.

ment se porter vers la peau, qui devient le siège d'un
travail congestif, sans toutefois qu'il s'y manifeste habituellement d'éruption. On l'emploie également à l'intérieur ;
quelques verres suffisent pour purger. Cette eau est spécialement appropriée aux tempéraments lymphatiques ;
et l'on peut voir disparaître, sous son influence, l'engorgement des tissus parenchymateux, les gonflements articulaires, les ankyloses incomplètes, et les divers flux
muqueux qu'entretenait l'atonie. Combien de malades
perclus d'un ou de plusieurs membres, par le fait de
vieilles affections rhumatismales, ont dû leur guérison à
ces puissantes eaux ! Chevalley de Rivaz vantait beaucoup
leur efficacité contre les caries osseuses; il s'appuyait du
témoignage de Dupuytren qui, pendant son séjour à
Ischia, avait été témoin de nombreuses cures. Mais c'est

surtout dans le traitement des paralysies des membres inférieurs, indépendantes de toute affection organique de la moelle, que les eaux de Gurgitello peuvent être regardées comme jouissant de propriétés réellement remarquables. Souvent, en pareil cas, on emploie, concurremment avec l'eau minérale, les étuves et les bains de sable chauffé naturellement par les émanations volcaniques du sol.

CITARA. — *Eaux salines chlorurées chaudes.* — Cette station est renommée depuis les temps les plus anciens, contre la stérilité : on croit même que le nom de *Citara* (1) lui a été donné en l'honneur de la déesse de Cythère, qui avait tout à côté un temple magnifique. Elle n'a, du reste, presque rien perdu aujourd'hui de sa célébrité.

L'eau de Citara, dont la composition rappelle celle de Gurgitello, sauf qu'elle contient plus de chlorure de sodium et moins de sels alcalins, convient surtout à ces jeunes femmes pâles et maladives qui font tout pour déterminer et entretenir cette décoloration des traits qui donne plus de relief à leur beauté. Elles sont stériles : c'est que l'atonie et la langueur qui pèsent sur leur constitution entretiennent chez la plupart d'abondantes leucorrhées et rendent la menstruation irrégulière. Dès lors, quoi d'étonnant que l'excitation minérale, en même temps qu'elle rétablit le jeu de l'organisme dans son ensemble, se fasse tout particulièrement sentir sur l'appareil utérin et réveille ses aptitudes à la conception?

(1) Vénus n'était pas la déesse qui, dans les idées païennes, présidait à la conception. Nous admettrions plutôt que le mot *citara* vient de κυθήριον, qui signifie *favorable à la grossesse*. Hippocrate donne à un médicament l'épithète d'ἀκυθήριον, pour désigner qu'il rend stérile.

TABLE NOSOLOGIQUE

OU

MÉTHODE POUR AIDER A LA DÉTERMINATION

DU GENRE ET DES ESPÈCES D'EAUX MINÉRALES
SUSCEPTIBLES DE CONVENIR

AUX DIVERS ÉTATS MORBIDES

———

Voici un simple essai de nosologie, sous forme de table raisonnée, destiné uniquement à faciliter le choix de l'eau minérale applicable à tel ou tel cas déterminé. Notre prétention ne s'étend pas au delà; et pour demeurer attaché fermement à notre sujet, nous supposerons connues la pathologie ordinaire, l'anatomie pathologique, et aussi les éléments de la thérapeutique médicale courante.

En observant l'homme malade, nous distinguons, d'abord, des états constitutionnels et des états pathologiques. Les premiers, qui entrent dans la formation du tempérament, n'ont, sans doute, rien de morbide; mais, ils peuvent être l'origine ou la cause occasionnelle de désordres divers : ils sont, enfin, susceptibles de favoriser le développement, de maintenir et d'aggraver les affections pathologiques. Dans les états pathologiques, nous discernons les termes suivants :

1º L'espèce morbide, ou maladie primitive, essentielle, existant par soi : typhus abdominal, syphilis, tuberculose, alcoolisme; et la maladie secondaire symptomatique : phtisie pulmonaire, par exemple;

2º Les éléments morbides, symptômes, lésions, qui sont les parties constitutives du mal : la fièvre, l'inflammation, le délire, les spasmes, etc.;

3º Les genres pathologiques ou affections génériques, sous lesquels on assemble ou coordonne les espèces morbides, les maladies symptomatiques et même les lésions et les symptômes : par exemple, les pyrexies, les phlegmasies, les névroses, les dermatoses;

4º Enfin, l'évolution même du mal, ou rapide ou lente, résoluble ou non résoluble, qui a fait créer la division des maladies en aiguës et en chroniques.

La médecine pratique opère premièrement sur des symptômes et des lésions, c'est-à-dire sur les éléments des maladies. Elle forme, ensuite, en combinant tous ces désordres divers, des maladies soit essentielles, soit symptomatiques. Puis elle s'élève à la connaissance des genres que détermine la pathologie. Elle observe, enfin, la durée même de l'affection, sa marche, sa fin, caractéristiques de l'état chronique ou aigu. C'est cet ordre que nous allons suivre dans le développement de notre table nosologique, en commençant par les états constitutionnels et terminant par les maladies aiguës. Car, en fait d'application des eaux minérales, il ne faut pas perdre de vue que leur emploi s'adresse, avant tout, aux maladies lentes et chroniques, et qu'après avoir étudié le tempérament, c'est bien par elles qu'il faut commencer.

Afin d'éviter des répétitions fatigantes et des nomenclatures souvent identiques de noms de localités, nous nous servirons principalement, pour désigner les eaux minérales, des expressions de la classification pharmacologique, ainsi que des termes généraux qui représentent les moyens thérapeutiques divers tirés des eaux minérales et qu'il ne faut pourtant pas confondre avec elles. Vous vous reporterez donc, pour toutes ces choses, à l'Introduction.

I. — DES ÉTATS CONSTITUTIONNELS.

DIATHÈSES DE CONFORMATION.

Ces états se rapportent à la complexion ou manière d'être corporelle de la substance vivante et au mode de ses excrétions naturelles; ils se rapportent également à l'état nerveux et l'état anémique ainsi qu'à la goutte et au diabète, lorsque ces sortes d'affections, devenant constantes, font partie du tempérament. Nous devons les considérer, ici, comme dominant à tel point sur les désordres pathologiques, qu'ils arrivent à en offusquer les indications; et à former, en tant que causes occasionnelles, l'objet principal du traitement. Or, en modifiant, au moyen des eaux minérales, les affections constitutionnelles, on peut parvenir, sans doute, à supprimer leur influence causale et à dissiper ainsi la maladie.

En prenant pour base la complexion commune, où se rencontrent un rapport assez juste entre la masse des tissus et des humeurs et un degré moyen dans la cohésion de la matière vivante, modérément sensible d'ailleurs et modérément irritable, nous pouvons, ce semble, distinguer une complexion sèche, une complexion molle, enfin même une espèce de complexion qui a reçu le nom de grêle. Parlons, d'abord, de ces diverses complexions.

Complexion moyenne. — La complexion commune ou moyenne n'est jamais causale ; et elle s'accommode de toutes les eaux. C'est par rapport à elle qu'on peut distinguer les eaux minérales en fortes et en faibles, légères ou douces. Les premières sont celles qui excitent nettement l'ensemble des fonctions et qui possèdent une action stimulante décidée sur cet état constitutionnel. Les secondes ne l'affectent pas sensiblement : elles le laissent dans la même situation, ou calment même et vont jusqu'à provoquer une action parégorique. Les eaux minérales, toujours par rapport à cette complexion qui peut servir de mesure, sont d'autant plus fortes qu'elles sont et plus chaudes et plus pesantes, c'est-à-dire chargées d'une plus grande proportion de sels ; et d'autant plus douces, qu'elles sont plus légères ou plus faiblement minéralisées et que leur température se rapproche davantage de celle du bain domestique. Au-dessous de ce degré de température, les eaux minérales deviennent d'autant plus fortes qu'elles sont et plus froides et plus pesantes. Les eaux les plus fortes seront donc, en général, les eaux salines muriatiques, les sodiques sulfatées et magnésiennes, soit chaudes, soit froides. Les plus douces, les salines simples ou communes, ainsi que les muco-sulfurées (chargées de barégine) dont la température est celle des bains ordinaires.

Mais il importe d'observer, et la chose est essentielle, que l'on peut, par artifice, rendre les eaux minérales, ou douces, ou fortes, soit en affaiblissant leur minéralisation par un mélange gradué d'eau commune, soit en modifiant leur température, soit en augmentant leur poids par le bain de piscine, par le jet de la douche, ou même par une addition de sels. Cependant, il ne faudrait pas croire que le degré d'énergie thérapeutique des eaux puisse se mesurer absolument d'après leur action douce ou forte : cette énergie, en effet, ne dépend pas du caractère même des eaux minérales, mais de leur appropriation plus ou moins exacte et complète avec l'indication à satisfaire.

Complexion molle. — Matière vivante moins rénitente, plus chargée d'humeurs, plus pâle, plus vulnérable, offrant une cohésion moindre de ses molécules : chaleur vitale affaiblie. La sensibilité et l'irritabilité, en particulier, du système des vaisseaux sont au-dessous de la moyenne. Sécrétions trop faciles ; tendance à l'obésité. L'obésité constitutionnelle, dans laquelle la surcharge graisseuse se combine ou se substitue à la surcharge humorale, appartient à cette complexion molle, qu'on nomme aussi lymphatisme. C'est l'ancienne affection scorbutique des médecins de la Renaissance et des xviie et xviiie siècles. L'état corporel, dans cette forme de tempérament, peut aller jusqu'à la torpidité, surtout dans les climats froids, humides, dans les lieux privés d'air et de lumière où se façonne l'étiolement. C'est à un tel état que se rapportent les remèdes antiscorbutiques des pharmacopées et non point seulement au scorbut de nos pathologies actuelles. Parmi ces remèdes, veuillez distinguer les espèces à essence sulfurée.

La complexion molle et torpide est comme le fondement des engorgements arthritiques et viscéraux. Elle rend persistantes les affections inflammatoires et ulcéreuses de la peau et des muqueuses. Elle domine la scrofule, le rachitis et même les affections catarrhales et rhumatismales, quelquefois la syphilis viscérale même. Enfin, elle se combine au scorbut et avec les reliquats des fièvres paludéennes.

Or, il a paru utile d'appliquer à cette sorte de complexion les eaux les plus fortes, les plus chaudes ou les plus froides, les eaux les plus odorantes, les plus chargées en principes fixes. Et l'expérience démontre combien, dans ce cas, sont efficaces les eaux sulfureuses, les eaux muriatiques, les bromoiodurées et les eaux arsenicales. Joignez-y les remèdes tirés de l'exploitation des salines et les boues hydro-minérales.

Complexion sèche. — Toutes les excrétions sont ralenties : urines peu abondantes, constipation ; peau naturellement chaude, un peu âcre. L'irritabilité est assez grande, mais proportionnée. Il convient ici d'humecter et de forcer le jeu du système des excrétions, dont l'affection constitutionnelle peut bien, parfois, s'opposer à l'entier rétablissement, à la suite des maladies aiguës vulgaires. Et, en même temps, il importe de ne point trop exciter. Employez donc des eaux minérales douces : les salines simples ou faiblement minéralisées, les muco-sulfurées ; enfin, toutes les eaux à température et à minéralisation modérée, ou rendues telles. Ajoutez-y, pour l'usage interne, les eaux gazeuses qui sont diurétiques et les sodiques sulfatées, ainsi que les magnésiennes qui, tout ensemble, sont et laxatives et diurétiques.

Complexion grêle. — Tissus fragiles et comme transparents, hémorrhagies fréquentes, système vasculaire fort irritable et grande facilité à contracter la fièvre. Cet état rare, où le sujet, comme disaient nos anciens, a plus d'esprit que de forces, ne nous paraît pas indiquer directement l'emploi des eaux minérales. Craignez l'explosion des inflammations tuberculeuses aiguës, le développement des hémoptysies ; et tenez-vous-en à quelques verres d'eau gazeuse, bien digestible et légère, à quelques bains, point trop chauds, ni frais non plus, et faiblement minéralisés.

Etat nerveux constitutionnel. — Des pathologistes récents lui ont donné le nom de neurasthénie, mot qui, en grec,
signifie nerf sans force. Dans cet état, d'après Barthez, les
fonctions nerveuses sont généralement affaiblies, et l'on y
observe tout ensemble un excès ou un défaut persistant et
remarquable de la sensibilité et de l'irritabilité. Enfin, il n'y a
pas de rapport régulier, constant, entre l'affection des forces
sensitives et les mouvements que provoquent, ou que devraient
provoquer les causes d'irritation. Toutes les eaux minérales
rendues, ou plus fortes, ou plus douces, suivant l'état du sujet, abstraction faite de la nature de la minéralisation, peuvent
convenir au traitement de cet état, surtout lorsqu'on y combine une application raisonnée de l'hydrothérapie.

L'état nerveux constitutionnel et l'anémique de même nature,
si fréquemment associés, sont comme la matrice où se forment
et se développent les désordres nerveux symptomatiques, qui
ne dépendent pas immédiatement et nécessairement d'une lésion destructive d'une partie des centres ou de la périphérie
du système des nerfs.

Etat anémique constitutionnel. — Il devient souvent
pathologique, comme dans la chlorose, et c'est par lui que
la plupart des désordres des fonctions génitales, qui ne reconnaissent point de causes extérieures, telles qu'accouchement,
fausses couches, traumatisme, inoculations diverses, etc.,
sont rappelés à la thérapeutique thermale. On peut traiter,
avec succès, cet état constitutionnel et ses conséquences, par
l'emploi de n'importe quelle eau minérale. Il est souvent fort
utile d'y associer l'hydrothérapie. C'est la même médication,
d'ailleurs, que celle de l'état nerveux, dont le but est de reconstituer l'énergie en ramenant, par des sortes d'oscillations
fonctionnelles et la trempe des organes, le jeu des fonctions
du corps vivant à leur état d'action moyenne. On admet, cependant, que les eaux ferrugineuses produisent, ici, des effets
comme spécifiques.

Du mode des excrétions naturelles. — Les excrétions sont rarement dans une proportion convenable; et la
détermination du défaut de rapport existant entre l'une ou
l'autre, ou plusieurs de ces excrétions, est un point des plus
essentiels de la médecine pratique. Cette détermination, cependant, est généralement négligée, quoiqu'elle apporte un
complément nécessaire à toutes les méthodes de traitement.

Le défaut de proportion des excrétions naturelles peut être
constitutionnel ou l'effet de quelque affection morbide. Il est
même curieux d'observer le conflit qui s'élève parfois entre
ces deux influences. Le diabète, par exemple, exagère l'excrétion des urines et diminue sensiblement la transpiration, jus-

que-là que la peau devienne extrêmement sèche et, d'ailleurs, incapable de jeter la moindre sueur. Eh bien! nous observons des diabétiques, rendant une quantité d'urine plus grande que la normale, conserver la peau moite et suer facilement. Ils doivent cette persistance du degré naturel de l'excrétion cutanée à la forme de leur tempérament, qui contrebalance l'un des effets ordinaires de la maladie.

En général, le tempérament féminin porté à la sueur, diminue l'excrétion urinaire, et réduit au minimum l'excrétion alvine. L'homme est mieux réglé, bien qu'il ne soit pas rare d'observer chez lui, avec une excrétion alvine sensiblement régulière, soit une excrétion urinaire trop restreinte, soit une peau sans moiteur. La complexion molle, dans les deux sexes, relâche tous les émonctoires, comme nous l'avons dit, et rend toutes les excrétions humorales plus abondantes; mais elle restreint l'excrétion des gaz par les poumons et par la peau, ainsi que l'émission du calorique qui, dans son genre, est une espèce d'excrétion. Toutefois, dans ce dernier mode excrétoire constitutionnel, il n'y a pas d'accumulation exagérée de calorique, malgré l'entrave mise à son émission, parce que l'excrétion gazeuse restreinte s'alliant à une absorption gazeuse également restreinte, l'activité altérante des fermentations vitales produit une quantité moindre de chaleur dans un temps donné.

La succession des âges amène, sans doute, des changements dans le mode des excrétions, comme dans les états de complexion constitutionnels; et il faut en tenir compte dans le traitement des maladies de même nature qui peuvent affecter un même sujet, à des temps divers de sa vie. Mais nous devons toujours donner une attention principale à l'influence qu'exercent, sur les sécrétions gastro-intestinales, pancréatique et biliaire, et par conséquent sur la digestion, les modes variés des excrétions urinaire et cutanée, d'autant que cette influence, très grande au point de vue de la théorie des maladies de l'estomac, ne l'est pas moins dans n'importe quel état morbide, lorsqu'il s'agit de combiner les moyens thérapeutiques qui ont du rapport aux fonctions d'absorption digestive, avec ceux qui sont destinés à restreindre, à soutenir, à forcer même l'excrétion des urines et de la sueur.

Nous avons introduit, les premiers, ces notions et bien d'autres encore dans la médecine thermale; et voici la règle que nous proposons en ce qui concerne le jeu du système des excrétions, considéré comme susceptible, par ses aberrations, d'entretenir ou de provoquer même des états pathologiques. Dans l'application de n'importe quelle eau minérale et quelle que soit, d'ailleurs, la nature de la maladie, après vous être assuré des modifications relatives subies par les excrétions, rétablissez, si c'est nécessaire, soit en modifiant la température de l'eau et son mode d'administration, soit en combinant à ces moyens la qualité même des principes minéralisateurs variés, rétablissez, si faire se peut, le rapport naturel ou concordant qui doit être nécessairement entre toutes les excrétions.

II. — DES SYMPTOMES ET DES LÉSIONS.

PARTIES ÉLÉMENTAIRES DES MALADIES.

On les suppose résolubles : car, sans cela, s'ils étaient irrémédiables, ils ne feraient point l'objet d'une indication médicale. On suppose, en outre, que ces éléments des maladies sont essentiels, ou, si vous préférez, générateurs de toute la série pathologique : de telle sorte que l'état morbide disparaîtra, s'ils viennent à se dissiper. Nous n'allons pas descendre à l'infini détail des symptômes et des lésions. Il ne faut pas prendre, en effet, pour symptômes et lésions formant des éléments pathologiques, les désordres organiques quels qu'ils soient et les phénomènes mêmes par lesquels se traduisent les lésions et les symptômes. Il y a une mesure à l'analyse ; et l'on ne doit pas la pousser, du moins dans les sciences d'application, au delà de la détermination des parties constitutives ou élémentaires des choses. Donc, lorsque, par exemple, nous prononcerons le mot de dyspepsie, on entendra, sans que nous ayons à le dire, toutes les manifestations de l'indigestion.

Anorexie. — Toutes les eaux minérales bues à la source, quelles qu'elles soient, pourvu qu'elles soient potables, forcent l'appétit et facilitent la digestion. Plus spécialement les eaux gazeuses. Eaux de table.

Dyspepsie. — C'est la même chose qu'indigestion. Toutes les eaux gazeuses et ferrugineuses. Vichy au premier rang et toutes les eaux alcalines : Vals, La Réveille, Châteauneuf, Royat, etc. ; Plombières, Ems, Spa, Bussang, source Maynard de Bourbonne, Orezza, Saint-Alban, Brides-les-Bains.

Constipation. — Les eaux salines muriatiques : les sodiques et magnésiennes sulfatées. Brides-les-Bains, Montmirail, Birmenstorf, Hunyadi Janos, Rubinat-Llorach, Villacabras, La Motte, Carlsbad, Marienbad, Niederbronn, Hombourg, Kissingen, Soden.

Diarrhée. — La plupart des eaux thermales de France amènent, pendant la cure, un certain degré de constipation, et sont, par conséquent, capables de supprimer la diarrhée.

Les eaux minérales usitées contre la dyspepsie, en rétablissant les digestions, régularisent les fonctions intestinales et suppriment du même coup la diarrhée consécutive de l'indigestion.

Ictère. — Voyez plus loin à la lithiase. On suppose, ici, que le symptôme qui représente un trouble de la sécrétion biliaire et de son excrétion, est dégagé de toutes les causes apparentes de rétention. Lésion quelconque de la sensibilité et de l'irritabilité de l'organe, engorgement muqueux des canaux, tuméfaction catarrhale ou autre, peut-être, de la muqueuse du duodénum et du canal cholédoque. Les eaux alcalines, Vichy. Les eaux muriatiques, franchement purgatives ; les eaux sulfatées sodiques et magnésiennes. Voyez à l'article constipation.

Anurie. — Il s'agit de l'anurie relative, avec ou sans albuminurie : les urines pouvant contenir, d'ailleurs, un excès d'acide urique. Toutes les eaux minérales provoqueront la diurèse, pourvu qu'on en boive suffisamment. On se sert communément des eaux gazeuses, des ferrugineuses, des calcaires en général, et des salines simples froides. Contrexéville, Saint-Alban, Orezza. Eaux de table.

Asthme. — Lié à quelque vice de la sensibilité et de l'irritabilité des organes pulmonaires. Les eaux sulfurées. Toutes les stations où l'on peut administrer l'air atmosphérique chargé de matières minérales, d'hydrogène sulfuré, de gaz acide carbonique, ainsi que les vapeurs forcées et les brouillards médicamentaires. Royat, Mont-Dore, Saint-Honoré, Argelès-Gazost, Allevard, Challes.

Paralysie. — C'est l'impuissance motrice, symptomatique, dont il s'agit : la cause ayant perdu, d'ailleurs, tout ou partie de son influence sur le désordre locomoteur. Ici conviennent les eaux les plus chaudes, administrées extérieurement, avec une certaine énergie. Il importe, en effet, de provoquer vivement la sensibilité et l'irritabilité. La qualité des principes minéralisateurs ne paraît pas avoir d'influence bien sensible sur le traitement. Toutefois, les eaux gazeuses chaudes, les sulfureuses, les muriatiques, sont principalement recommandées : Bourbonne, Barèges, le Mont-Dore, Balaruc, Bourbon-l'Archambault, Aix-la-Chapelle, Wiesbaden, Wildbad. Les boues hydro-minérales, Barbotan, sont également utiles.

Il y va de soi que la médecine thermale ne convient qu'aux paralysies remédiables ; et qu'il ne faut pas soumettre à ce traitement des sujets atteints d'hémorrhagie cérébrale, de tumeurs et autres lésions des méninges et de l'encéphale, chez lesquels les moyens excitants, qui sont stimulants tout ensemble,

provoquent aisément des mouvements congestifs vers la tête :
mouvements déjà sollicités par la présence de la lésion. Chez de
tels sujets, la boisson d'eaux minérales muriatiques, laxatives,
d'eaux sodiques et magnésiennes sulfatées, convient très bien
pour obvier à l'effort de la défécation, dans la constipation opiniâtre si fréquemment associée aux maladies du cerveau, qui
maintient souvent avec violence le sang dans les parties encé-
phaliques, et peut être cause de quelque nouvelle déchirure vasculaire. On traite les suites d'hémorrhagies cérébrales, par
cette méthode purgative, à Balaruc, à Bourbonne, à Châtel-
Guyon, à Niederbronn et dans toutes les localités dont il a été
parlé à propos de la constipation.

III. — DES MALADIES ESSENTIELLES.

ESPÈCES MORBIDES.

Règle générale, vous appliquerez à chaque espèce morbide
l'eau qui renferme l'agent pharmaceutique ordinaire, empiriquement employé, ou rationnellement mis en usage, dans sa curation. Dans la syphilis, les eaux qui contiennent de l'iode ; et
de même dans le goitre tellurique endémique. Dans l'impaludisme, les eaux arsenicales. Dans l'intoxication saturnine, les
eaux sulfureuses, les iodées ; de même dans l'intoxication mercurielle, soit simple, soit compliquée avec la syphilis : et, alors,
le soufre paraît dégager la cause syphilitique et lui communiquer
un nouveau degré d'activité. Les eaux de Loëche paraissent
avoir, comme les eaux sulfureuses, la propriété de manifester
les syphilis les plus cachées. Si vous admettez la chlorose au
nombre des maladies essentielles, vous la traiterez par les
eaux contenant du fer. Ceux qui considèrent la goutte et l'herpétisme comme formant des espèces morbides réelles, déclarent
aussi que la soude est le remède empirique de la première affection et l'arsenic de la seconde ; ils adressent donc la goutte aux
eaux alcalines, l'herpétisme aux arsenicales. Ceux qui font des
mots goutte et arthritis des expressions synonymes, appliquent
à l'arthritis le remède de la goutte et par conséquent les eaux
sodiques bicarbonatées. Chacun, avec un peu d'imagination, se
fera aisément une idée de la médecine thermale traitée de la
sorte ; et pourra, sans doute, à sa fantaisie, inventer de nouvelles applications des eaux : ainsi que des cures dites combinées, par l'envoi du malade, successivement, soit dans un laps
de temps court, soit d'une année à l'autre, à deux ou trois stations ; ou encore par l'application simultanée de plusieurs eaux
minérales différentes.

Tuberculose. — Maladie constituée par une cause occasionnelle spécifique ou susceptible de faire espèce. Nous allons traiter de l'espèce morbide en soi, ou considérée dans sa cause occasionnelle et dans l'évolution de cette cause. Nous considérerons les diverses affections tuberculeuses à l'article des maladies symptomatiques. Or, la tuberculose, vue ainsi, et dans son élément le plus simple, la granulation ou l'infiltration granuleuse, abstraction faite de tout autre élément pathologique, ne paraît pas susceptible d'être modifiée avantageusement par l'usage des eaux minérales. Toutefois, comme on admet généralement que la cause tuberculeuse est capable d'être atténuée et même dissipée par certains remèdes, comme l'arsenic, le brome, l'iode, le chlorure de sodium, le soufre, rien n'empêche de tenter, d'ailleurs avec les précautions convenables, et en tenant compte de la forme du tempérament du sujet, l'emploi des eaux qui contiennent l'un quelconque de ces agents médicateurs.

Intoxication palustre. — Elle peut, en tant qu'espèce morbide, se traiter par n'importe quelle eau minérale : le déplacement seul ou l'éloignement des pays à malaria étant déjà une condition de rétablissement suffisante. Notez, toutefois, l'influence que peuvent avoir, sur cette affection, les eaux renfermant de l'arsenic, d'après les données de la thérapeutique ordinaire. Les eaux les plus spécialement indiquées, d'ailleurs, par l'état palustre des organes digestifs et par l'anémie, sont toutes les gazeuses, les ferrugineuses et les salines un peu fortes, surtout chaudes, pouvant développer des effets laxatifs, en même temps que diurétiques.

Alcoolisme. — Toutes les eaux gazeuses et ferrugineuses, les salines légères pouvant servir de boisson. Voyez ce que nous en avons dit à l'article de Vichy, où il est parlé en même temps du nicotisme.

IV. — DES MALADIES SYMPTOMATIQUES.

Scrofule. — État symptomatique tuberculeux. Nous prenons ici cette expression dans le sens étroit : tumeurs blanches extérieures du tissu cellulaire, des ganglions lymphatiques, des articulations et des os, qu'elles soit indolentes et froides, ou douloureuses, animées, chaudes, subinflammatoires; mais susceptibles de détruire les organes ou parties d'organes qui les portent : amenant des ulcérations et des fistules et capables, d'ailleurs, de guérir par cicatrisation scléreuse indélébile. Ainsi, nous rapportons à ce titre toute la partie arthritique et dartreuse de la scrofule : adénites et abcès froids, ostéites et caries, arthrites, etc., de nature tuberculeuse.

Les eaux appropriées au traitement de la scrofule sont celles

20.

que nous avons signalées à propos de la tuberculose : eaux sulfureuses, eaux muriatiques, eaux arsenicales, eaux bromo-iodurées, eaux salines muriatiques gazeuses. Et parmi les stations les plus distinguées en ce genre, nous pouvons citer : Dax, Barèges, La Bourboule, La Mouillière-Besançon, Bourbonne, La Motte, Uriage, Nauheim, Kreutznach, Ischl, Salins-Moutiers.

Les tumeurs blanches ouvertes et non pas seulement les articulaires, les caries, etc., se traitent dans ces diverses localités, plus particulièrement à Bourbonne, à Barèges ; enfin dans les stations où l'on fait usage des eaux mères : à Bex, à La Mouillière, à Dax, à Nauheim, etc. Il va sans dire qu'on doit aider à ce traitement, si c'est nécessaire, par les procédés chirurgicaux usités en pareil cas.

Les plaies de guerre, viciées et entretenues par la présence de corps étrangers, mais généralement sur des sujets de complexion molle et torpide ou qui ont perdu, par épuisement des forces, le ton et la cohésion naturelle des parties malades, ces plaies ont quelque chose de commun avec la scrofule ; et se traitent, d'ailleurs, par les mêmes eaux et par les mêmes procédés. On peut les comparer avec les ulcères et les fistules entretenus par une carie ou quelque séquestre d'os nécrosé. Les eaux minérales agissent, après débridement, s'il y a lieu, en détergeant ou assainissant, en animant, en réveillant la sensibilité et l'irritabilité des parties : et en aidant ainsi à l'expulsion des causes occasionnelles. Nous n'insistons pas sur l'influence qu'elles peuvent, en même temps, développer sur le système entier des fonctions, et dont la grande utilité, dans de tels cas, est manifeste. Chez nous, trois stations : Barèges, Bourbonne et Guagno, sont spécialement affectées à ce traitement. En Allemagne, c'est Wiesbaden.

Phtisie pulmonaire. — Etat symptomatique caractérisé par une inflammation lente des bronches, de la plèvre et du parenchyme pulmonaire, avec consomption et reprises faciles de fièvre. La phtisie décidément tuberculeuse, la tumeur blanche des poumons, ne paraît pas être du ressort des eaux minérales. Voyez à l'article tuberculose. Si l'on y emploie des eaux minérales, ce n'est pas à titre directement curatif, mais pour satisfaire à des indications accessoires.

La phtisie pulmonaire qui n'est qu'une convalescence retardée de maladies inflammatoires des bronches et des poumons, et dans laquelle le rôle de la cause occasionnelle tuberculeuse n'est pas le fait essentiel, ou dans laquelle même cette cause ne joue pas le moindre rôle, s'améliore et guérit très bien par l'application de la médecine thermale et d'un très grand nombre d'eaux des plus différentes : Eaux-Bonnes, le Mont-Dore, Ems, pour citer immédiatement des types très distincts, et qui, sous le rapport chimique, n'ont rien de commun.

On traite la phtisie pulmonaire auprès de toutes les eaux sulfureuses : à Cauterets, à Argelès-Gazost, à Saint-Honoré, etc. On la traite surtout dans les diverses localités où l'on peut créer aisément des atmosphères médicamentaires, comme dans les diverses stations que nous venons de citer, et, en outre, à Challes, à Allevard. Voyez aussi Soden, Weilbach, Ischl.

V. — DES AFFECTIONS GÉNÉRIQUES.

Les genres pathologiques, dont nous allons nous occuper, sont fondés, soit sur des localisations organiques identiques, soit sur des manifestations morbides communes. Sous le premier rapport, et par analogie avec des genres déjà existants, avoués de tous, nous diviserons les maladies, soumises d'habitude à la médecine thermale, en dermatoses, névroses, viscéroses, arthroses. Par rapport à la seconde distinction générique comprenant les pyrexies, les phlegmasies, les hydropisies, etc., nous ne descendrons pas au détail ; nous ne traiterons que des affections diabétiques, lithiasiques, goutteuses, herpétiques. Voyez, d'ailleurs, pour ce qui est du lymphatisme et des maladies scorbutiques, de la chlorose et de l'anémie, etc., aux états constitutionnels.

L'expérience démontre que les eaux, plus spécialement appropriées, par des circonstances tirées ou de leur minéralisation, ou de leur thermalité, ou de quelque mode d'administration, à tel ou tel genre pathologique de ceux dont il vient d'être question, guérissent, à peu près indistinctement, les maladies de natures diverses qui forment ces genres. Et, comme ce résultat de faits bien observés pourrait toutefois paraître paradoxal, il importe de chercher à se faire une idée nette de ce mode d'action commun, générique, que développent les eaux minérales. Pour cela, nous n'avons qu'à nous attacher à considérer l'action élective des principes constitutifs des eaux ; et les caractères de l'influence qu'un état de faiblesse, absolu ou relatif, est susceptible d'exercer sur le fond même de tout désordre morbide.

L'action élective des eaux minérales a du rapport à ce que nous connaissons des agents toxiques ou autres qui, venant au contact de la matière vivante, organisée ou disposée en systèmes organiques distincts, la touchant et la pénétrant, font sentir leur action, non pas indifféremment à toute la masse, mais plus spécialement à certaines de ses parties. Or, il est assuré que les principes constitutifs de ces eaux, l'agent minéralisateur, la thermalité, tout en affectant le corps entier, impressionnent plus vivement, les uns et les autres, tel ou tel groupe d'organes, tel organe en particulier. L'eau, par exemple, soutiendra, dans son ensemble, le système organique des excrétions, et forcera plus spécialement l'excrétion rénale. La chaleur affectera davantage la peau et développera surtout la sueur. La minéralisation, en général, modifiera les surfaces, ou cutanée, ou muqueuse, les excitera favorisera principalement le jeu des reins; et, en considérant l'espèce de minéralisation, il sera aisé de constater, par exemple, l'action puissante des eaux gazeuses sur l'estomac, des salines sur l'intestin et les reins, des eaux sulfurées sur la peau et le système des poumons, des eaux chaudes et fortement minéralisées sur les plaies et les parties extérieures du corps, etc. Or, il est évident que l'état de mal quel qu'il soit, entravant nécessairement la fonction de l'organe ou du système organique sur lequel il se centralise, le maintien ou le rétablissement du jeu de cet organe, malgré la maladie, par une application raisonnée des eaux minérales fondée sur leur action élective, ne pourra qu'être utile, en ramenant, en quelque sorte, le jeu de la partie affectée à une concordance plus exacte avec le jeu du système entier des fonctions.

Et maintenant, jetons un coup d'œil plus approfondi sur l'application des eaux minérales aux plaies ulcéreuses; analysons cette action, susceptible d'ailleurs d'être développée par des eaux de différents genres, pourvu qu'elles soient poussées sur la plaie avec d'autant plus de force qu'elles sont et moins chaudes et moins minéralisées. C'est une action métasyncritique dont le produit manifeste, lorsqu'il est tel qu'on le désire, est le rétablissement de la sensibilité, de l'irritabilité, dans la partie malade; et l'organe arrive à se déterger, d'abord; ensuite à se restituer dans sa forme normale, ou comme normale, par voie de réparation histologique ou de cicatrisation. Or, cette action médicinale, dont nous suivons directement le progrès, étant considérée exclusivement dans la suite des modifications fonctionnelles qu'elle suscite, est évidemment de cause interne et indépendante de la qualité même de l'occasion morbide ulcéreuse, autrement dit de la nature de la maladie. Ainsi, sous l'influence d'une action thérapeutique rationnelle, nous voyons, sous nos yeux, une partie malade, par la seule reconstitution de son énergie vitale, arriver à détruire spontanément, à annuler, à éliminer enfin les causes quelconques qui troublent son jeu.

Cette donnée expérimentale, que nous venons de dégager des faits tirés de la cicatrisation des plaies ulcéreuses résolubles, par simple restitution des forces radicales de la partie affectée, peut s'appliquer, sans doute, à la théorie de la guérison en général. C'est ce que nous allons démontrer en déterminant les caractères de l'influence que l'état de faiblesse, absolue ou relative, est susceptible d'exercer sur le fond même de la maladie. La faiblesse, en effet, innée ou acquise, constitue une diathèse du système des forces vitales ou diathèse d'énergie, dont l'influence est manifeste sur la génération et la persistance des désordres pathologiques. Et, par exemple, dans l'état de convalescence, il est évident que lésions et symptômes, reliquats de maladies, ne pourront arriver à guérir que tout autant que le corps convalescent finira par surmonter sa faiblesse et rétablir ses forces radicales, par reprendre progressivement sa cohésion naturelle, sa sensibilité entière et son irritabilité, enfin l'équilibre de ses forces motrices ou la stabilité d'énergie qui lui est propre. Ce que nous admettons de l'organisme vu dans son ensemble, convient aussi bien à chacune de ses parties ; car enfin, la faiblesse n'est pas toujours générale : elle peut être particulière et locale ; et, de même, à côté de la convalescence universelle, nous sommes forcés d'admettre une convalescence organique, localisée plus ou moins, et susceptible d'affecter soit un organe isolé, soit un ensemble d'organes, dont le rétablissement n'a pas suivi parallèlement, par une cause quelconque, le retour à l'état normal de tous les autres systèmes.

Nous parlerons de la convalescence en soi, à propos des maladies aiguës. Arrêtons-nous ici, seulement à la faiblesse locale, amenant une convalescence particulière ou d'un organe isolé, convalescence qui se prolonge d'ailleurs, en rendant persistants des symptômes et des lésions capables pourtant de résolution. Eh bien ! nous pouvons, par analogie, considérer les maladies comprises dans les divers genres dont il va être traité tout à l'heure, comme devant la résistance qu'elles opposent à la guérison, non à la nature de l'espèce morbide que chacune d'elles représente, mais à la faiblesse de l'organe dont elles manifestent les désordres fonctionnels, et qui, demeurant assidûment en état de convalescence, ne peut pas venir à bout de se reconstituer dans son état naturel. Dès lors, il sera aisé de concevoir que, s'il nous est possible de satisfaire à cette indication commune dérivée de la faiblesse organique ou localisée, par une administration raisonnée des eaux minérales, appliquées chacune suivant son action élective, nous arriverons à dissiper cette faiblesse qui influe tant sur l'évolution de ces maladies diverses ; et que nous finirons par surmonter indifféremment, ces maladies, pour si variées qu'elles soient dans leur nature, par une médication générique, constante, uniforme, mais susceptible de restaurer l'énergie de la partie affectée.

Viscéroses. — Nous traiterons d'abord des viscéroses abdominales, moins l'appareil génital de la femme ; et, en second lieu, des viscéroses pectorales. Les maladies de l'utérus et de ses annexes viendront en troisième lieu. Il est entendu que nous attribuons aux viscéroses pectorales les maladies du larynx, de la gorge et des fosses nasales ; et que nous ne par-

lerons pas, à leur sujet, des affections cardiaques. Les maladies
du cœur, sous le rapport du traitement par les eaux minérales,
doivent être liées aux lésions des reins avec anurie et à la
constipation. On y emploiera donc, avec succès, les eaux diurétiques, c'est-à-dire toutes les gazeuses et les salines proprement dites, sous forme de boisson ordinaire ; et les laxatives
diurétiques, telles que les sodiques magnésiennes sulfatées, à
la façon des purgatifs ordinaires. Le bain n'y est applicable
que tout autant qu'il ne provoque ni n'augmente l'oppression.
Et s'il survient à ces maladies quelques désordres des fonctions digestives, on pourra, sans crainte, traiter ces désordres,
d'ailleurs avec les précautions convenables, par l'emploi des
eaux alcalines. Mais la lésion du cœur, en elle-même, n'indique pas directement l'usage des eaux minérales.

Les viscéroses abdominales résolubles, centralisées dans
les organes digestifs, ou dans les organes urinaires, les viscéroses affectant tout ensemble ces deux systèmes d'organes,
sont le véritable triomphe des eaux minérales. Voyez à la station de Vichy, et ci-dessus au chapitre des symptômes et lésions. Voyez aussi à l'alcoolisme, à la lithiase, etc. Toutes les
eaux gazeuses, les gazeuses ferrugineuses, la plupart des
salines, principalement les laxatives, les diurétiques, sont employées avec le plus grand succès au traitement de ces affections. Comme stations thermales de premier ordre pour le
traitement de ces viscéroses, nous citerons Vichy, Carlsbad,
Marienbad, Plombières, Royat, Ems, Contrexéville, Evian,
Pougues, etc. ; puis Châtel-Guyon, Montmirail, Niederbronn,
La Motte, Hombourg, Kissingen, etc., où l'action laxative est
plus particulièrement recherchée.

Les viscéroses pectorales sont plus particulièrement du domaine des eaux sulfurées et c'est par là qu'elles touchent aux
dermatoses. Voyez également au mot herpétisme. Toutefois,
on les traite au Mont-Dore, à Ems, à Soden, à Penticouse, etc.
Elles sont moins activement influencées que les viscéroses
précédentes. Et, ici, il a paru nécessaire, pour compléter la
médication, de porter directement le principe médicamentaire
extrait des eaux, en le mélangeant avec l'air atmosphérique,
jusque sur la muqueuse même. Voyez, à l'Introduction, le chapitre consacré aux agents médicinaux et moyens thérapeutiques divers qui ont du rapport aux eaux minérales. Cependant,
on modifie avantageusement ces maladies, en influençant les
diverses parties de l'organisme, comme la peau et les reins
d'abord, ensuite les organes digestifs, qui ont des rapports
fonctionnels très étendus avec les poumons. Toutes les eaux
chaudes, en général, et pour boisson les eaux thermales aisément digestibles, eaux qui soutiennent et forcent la diaphorèse, la bronchophorèse, la diurèse, en même temps qu'elles
provoquent l'action des organes digestifs, conviennent ici. Ici

également se rapporte l'application des eaux en gargarisme
et en injection dans les fosses nasales et le pharynx. Voyez,
pour compléter, ce que nous venons de dire aux articles
asthme, phtisie pulmonaire, maladies catarrhales et rhumatismales,

Les maladies des organes génitaux de la femme, en tant que
susceptibles d'une résolution bénigne et n'exigeant pas d'intervention directe, chirurgicale, peuvent être heureusement
attaquées par la pratique ordinaire de tous les établissements
thermaux, à laquelle on associe les irrigations vaginales, les
douches sur le col et même, dans bien des cas, simultanément,
les pratiques de l'hydrothérapie. Aucune eau minérale n'est
spécialement indiquée par la nature du mal, et l'on peut indifféremment adresser les malades à n'importe quelle station
convenablement outillée. Toutefois, parmi celles qui sont renommées pour le traitement de ces affections, nous citerons
Saint-Sauveur, Ussat, Salins-Moutiers, Néris, Saint-Honoré,
Bourbonne, Plombières, Luxeuil, Royat, La Motte, Ems,
Schlangenbad, Baden-Baden, Téplitz, Pfeffers, Eaux-Chaudes,
Dax, La Mouillère-Besançon et toutes les eaux muriatiques,
qu'elles soient froides ou chaudes. L'état de grossesse ne saurait, en aucun cas, suspendre l'emploi d'eaux minérales, d'ailleurs formellement indiquées. Mais il importe de ne point déplacer les femmes enceintes arrivées proche de leur terme, et
dans les derniers mois mêmes de la gestation, sans nécessité
réelle. Les bains minéraux quels qu'ils soient appliqués raisonnablement, cela va de soi, si la femme grosse est bien portante sous le rapport des organes sexuels, ne peuvent pas, par
eux-mêmes, provoquer l'avortement. Si l'utérus est malade, ou
les ovaires, les accidents susceptibles de survenir dépendront,
ou de la nature même de la maladie, ou de telle disposition
personnelle qu'il est généralement impossible de prévoir, en
supposant toujours un emploi des eaux rationnel. Beaucoup de
stations se vantent de dissiper la stérilité, de posséder des
sources fécondantes : voyez, à ce sujet, Ems, Spa, Citara,
Schwalbach, et toutes nos stations françaises qui possèdent
des eaux martiales ; et celles où l'on traite spécialement les
affections des organes génitaux.

Dermatoses. — De quelque nature qu'elles soient, quelle
que soit leur forme anatomique, leur caractère aigu ou chronique, les dermatoses qui arrivent à affecter le fonctionnement
de la peau, sont susceptibles de recevoir une impression favorable de l'application des eaux minérales : mais il faut que
cette application ait pour but de rétablir le jeu normal de l'organe ; et aussi de ramener à des conditions régulières l'ensemble du système des excrétions, habituellement dénaturé
dans ces maladies, lorsqu'elles sont intenses et étendues. Ainsi,

l'usage en boisson des eaux gazeuses qui sont rafraîchissantes et diurétiques, des eaux muriatiques, sodiques, magnésiennes sulfatées qui sont diurétiques et laxatives, l'usage des bains d'eau ordinaire, simple, chargée de divers principes mucilagineux, de faibles doses même de carbonate de soude, de bicarbonate ou de sulfate de soude, de chlorure de sodium, etc., bains pris, d'ailleurs, à une température convenable, est certainement des plus utiles dans le traitement des dermatoses aiguës, des dermatoses faciles à échauffer où la peau est chaude, ardente, et les excrétions amoindries. Il nous semble aisé de comprendre qu'à de tels cas, qui se prolongent sous une forme sub-aiguë, puissent convenir des bains minéraux, comme ceux de Saint-Sauveur, d'Ussat, de Molitg, de Bagnères-de-Bigorre, de Bourbon-Lancy, de Néris, de Royat, de Luxeuil, de Bains-en-Vosges, de Bagnoles de l'Orne, de Saint-Gervais, de Gastein, d'Ems, de Widbad, de Schlangenbad, de Ragatz, etc., dont l'action est décidément humectante, émolliente, calmante, parégorique, rafraîchissante.

Supposons, maintenant, avec des excrétions troublées, amoindries, des dermatoses lentes, froides, la peau étant sans chaleur, sèche ou couverte d'une sueur froide, et vous saisirez immédiatement l'utilité de forcer la minéralisation, le poids de l'eau, sa température. Cette dernière application d'une stimulation plus ou moins forte, accrue progressivement, est de pratique courante dans plusieurs stations célèbres qui possèdent des eaux d'une activité variable : Cauterets, Luchon, etc.; ou qui font varier cette activité par des procédés de balnéation, ou par l'addition d'eaux mères, etc., comme à Uriage, à Bourbonne, à Aix-la-Chapelle, à Schinznach, pour les premières ; et pour les secondes, dans tous les établissements médicinaux élevés auprès des salines.

Faisons abstraction, pour le moment, des dermatoses vraiment aiguës, des maladies exanthématiques fébriles, de celles qui dépendent de la syphilis et de la scrofule, qui ne sont point spontanément résolubles, pour nous en tenir aux dartres proprement dites : l'expérience démontre que les eaux minérales agissent principalement sur celles qui sont extrêmement superficielles, qui affectent la forme eczémateuse, ou sèche, ou humide. Il est probable que cette action souvent remarquable des eaux que nous avons citées ci-dessus, surtout des sulfureuses et des muriatiques, n'est pas seulement due à leurs effets généraux : mais qu'elles y développent, en outre, une action médicinale particulière, détersive, antizymotique, dont l'influence sur la résolution du mal nous a paru souvent manifeste. Remarquons, d'ailleurs, que l'action curative est identique, soit qu'il survienne ou ne survienne pas d'exacerbation inflammatoire au cours de la cure. Et encore ceci : que s'il y survient une poussée, comme on dit, cette poussée est indifférente dans bien des cas, et ne doit pas interrompre l'usage des bains. Ainsi, à Loëche, à Uriage, à Saint-Honoré, à Aix-la-Chapelle, à Schinznach et dans bien d'autres localités, on continue le traitement malgré le développement de la phlegmasie thermale, portée parfois jusqu'à former une fébriphlegmasie : et l'on observe que c'est encore le moyen le plus efficace de modérer cette irritation intercurrente accidentelle et d'en amener promptement la résolution.

Les dartres squameuses, qui sont encore des affections très superficielles, viennent après les dartres eczémateuses, sous le rapport de la facilité de guérison. Elles résistent souvent, en effet, à l'emploi le mieux entendu des eaux minérales ; et le psoriasis en est la forme la plus rebelle avec l'ichtyose. Ces dartres exigent une application soutenue des eaux les plus chaudes, les plus minéralisées, les plus odorantes : sulfurées comme Schinznach, chlorurées sodiques comme Bourbonne, arsenicales comme La Bourboule, bromo-iodurées comme Bex, chargées d'eaux mères comme les eaux salines à la Mouillère-Besançon, à Dax, à Nauheim, à Kreuznach, etc. On peut, ici, joindre aux bains les douches. Cette méthode de traitement est également celle que vous appliquerez à l'acné, à la couperose, à la mentagre, au lichen, aux dermatoses scrofuleuses, tant superficielles que profondes. Elle a pour but d'animer fortement les parties atteintes, d'y provoquer une action médicinale stimulante et à la fois métasyncritique. Malheureusement, alors, le résultat est loin de répondre constamment à nos espérances, malgré ce qu'il y a de rationnel dans une telle médication.

Aux formes les plus rebelles, enfin, les plus profondes, aux dermatoses ulcéreuses, vous réserverez les bains muriatiques les plus actifs, les plus chargés d'eaux mères, de sels d'eaux mères, ainsi que les applications locales de ces moyens médicateurs et des boues hydro-minérales, en cataplasmes, en irrigations, en fomentations.

Névroses. — Nous donnons ce nom, par analogie, à l'ensemble des symptômes et des lésions qui ont leur origine, leur localisation, leur foyer, dans les fonctions et les organes nerveux. Toutefois, mais sous le point de vue exclusif des phénomènes d'innervation, dans lesquels les nerfs sont considérés comme provoquant, dominant et dirigeant les forces motrices, il convient d'associer à ces organes, l'ensemble des parties vivantes susceptibles de mouvement. En somme, il s'agit, par rapport à l'usage des eaux minérales, des troubles de la sensibilité et de l'irritabilité, les désordres intellectuels étant exceptés : car les différents délires et l'aliénation mentale pure ne paraissent pas être pour le moment, de même que l'idiotie, la démence et l'imbécillité, du ressort de la médecine thermale.

21

Il va de soi que les maladies de l'esprit, hypochondriaques et hystériques, qui, d'après la force étymologique des mots, so nt des symptômes de viscéroses abdominales, doivent suivre le traitement des affections qui les causent et les entretiennent, et qu'elles sont, par conséquent, susceptibles de recevoir une impression favorable de l'emploi des eaux minérales consacrées au traitement des maladies des organes digestifs et des organes génitaux.

Sans doute, les affections morales pénibles, la lypémanie purement nerveuse et la nosomanie, sont susceptibles de bien se trouver d'un traitement analogue, qu'il y ait ou qu'il n'y ait pas d'état morbide concomitant de l'estomac, du foie et des intestins, ou enfin de l'utérus même. Toutefois, il importe de considérer, dans ces cas, comme élément principal de la cure, le déplacement et les distractions. On comprend tout le parti que de tels malades peuvent tirer d'un séjour aux stations bien agencées, agréables ou très fréquentées ou solitaires, si, surtout, on y trouve de bons moyens de balnéation et des installations hydrothérapiques suffisantes.

C'est dans le traitement des névroses que la médecine thermale finit par se joindre naturellement aux pratiques d'hydrothérapie. On y prescrit généralement, en effet, des bains tempérés, ou un peu au-dessous de la chaleur ordinaire du bain domestique. Et ces bains tempérés provoquent, quoique d'une façon très douce et souvent insensible, le mouvement d'antipéristase qui est le moyen physiologique curatif essentiel de l'hydrothérapie. On vante aussi, contre les névroses, et à bon droit, les bains d'eau gazeuse, dont la température, est fraîche, 28°, 30° C. Le gaz acide carbonique qui s'en dégage, par le prurit et le sentiment de chaleur qu'il provoque, offusque l'impression de froid. Mais cela n'empêche pas l'eau d'agir tout de même, par son degré faible de température, sur la sensibilité corporelle et de provoquer l'antipéristase. Ces phénomènes s'observent nettement à Lamalou, dans les bains de César à Royat, et encore à Châtel-Guyon.

Lorsqu'il n'y a pas, dans les névroses, de lésion destructive des organes vous devez leur appliquer la théorie de l'état nerveux constitutionnel, et les traiter en conséquence de cette manière de voir. S'il y existe quelque lésion destructive, cette lésion, sans doute, causera des effets directs, immédiats, nécessaires : ainsi la paralysie ; et ce symptôme venant à s'isoler en quelque manière de sa cause, à lui survivre, par exemple, ou à perdre toute proportion avec elle, — car enfin, la lésion peut se cicatriser et se restreindre et même guérir, — ce symptôme pourra éprouver quelque amélioration, et parfois disparaître, sous l'influence d'un traitement thermal convenablement appliqué. Voyez, ci-dessus, au chapitre des lésions et des symptômes.

Mais la lésion des organes nerveux, résoluble ou bien irrémédiable, constitutive des névroses, en tant que cause irritante, est susceptible d'affecter les forces sensitives et motrices, qui se troublent, ou plus, ou moins, suivant la disposition des sujets. Et c'est cette disposition, cette prédisposition ou diathèse, qu'il est possible d'amoindrir, qu'elle soit acquise ou native, accidentelle ou constitutionnelle, par un usage raisonné des eaux.

Les névroses spasmodiques vaporeuses sont celles sur lesquelles le traitement thermal agit avec le plus d'efficacité : les douloureuses ne viennent qu'en seconde ligne. Les névroses paralytiques dans lesquelles, sans lésion appréciable, les nerfs viennent à perdre leur influence sur les parties irritables, quoique susceptibles d'ailleurs de la récupérer tout d'un coup et de la perdre encore d'une façon non moins prompte, ces paralysies sont d'une extrême ténacité et n'ont pas grand'chose à voir aux eaux minérales ; et de même les névroses complexes, l'épilepsie, le somnambulisme, la catalepsie, l'hystéro-épilepsie, etc. Il faut ranger également au nombre des plus tenaces, et nous ne parlons pas des lésions inflammatoires ou autres qu'il est convenu d'éloigner des établissements thermaux, les névroses que caractérise une paraplégie incertaine, l'incoordination des mouvements, l'ataxie locomotrice et qui sont l'objet des applications de l'eau de Lamalou, de Gastein et de Wildbad. Les névroses limitées aux organes digestifs sont plus aisées à déraciner. Néris, Plombières en viennent souvent à bout. L'état nerveux douloureux, spasmodique, vaporeux, décrit sous le nom d'hystéralgie, qui affecte non seulement les régions génitales, mais encore les organes digestifs et, dans les grands accès, les vaisseaux, le cœur et même les organes respiratoires, est aussi une névrose limitée que peuvent arriver à éteindre Saint-Sauveur, Ussat, Ems, etc. A ces quelques stations que nous venons de citer, nous ajouterons les suivantes, où l'on s'occupe également avec succès du traitement des névroses : Molitg, Luxeuil, Royat, Bagnères-de-Bigorre, Bains-en-Vosges, Ragatz, Bade, Brides-les-Bains, etc.

Arthroses. — Nous entendons par cette expression tous les désordres, symptômes ou lésions, qui se localisent sur les membres, ou plus généralement sur les parties extérieures du corps. N'établissons pas de limite plus précise, si nous voulons demeurer dans la vérité de l'observation. C'est à l'ensemble de ces désordres que nous donnons le nom d'arthritis ou d'arthritisme.

On ne saurait méconnaître les rapports étroits qui unissent d'un côté les dermatoses et de l'autre les névroses, avec les arthroses. Et ces rapports sont tels que, dans bien des cas, ces distinctions disparaissent ; et qu'il n'est plus possible de maintenir fermement ces divisions. Ce sont les dispositions et les relations même des parties qui en sont cause. La peau, en effet, ou si vous voulez le siège des dermatoses, est commun au tronc et aux membres. D'un autre côté, le système des nerfs embrasse les parties extérieures, aussi bien que les intérieures ; et l'on peut dire, de ce point de vue, que s'il y a des névroses proprement dites, il y a également, et des névroses arthritiques et des névroses viscérales. Nous verrons à l'article herpétisme une combinaison de ces diverses localisations. Quoi qu'il en soit, tout ce qui, dans l'arthritisme, peut avoir du rapport aux dermatoses se traite comme les dermatoses ; tout ce qui a du rapport aux névroses doit se traiter comme des névroses. Voyez donc aux articles concernant ces deux genres organo-pathologiques.

Les arthroses proprement dites consistent en des troubles de la sensibilité et de l'irritabilité dus à des lésions mêmes des parties constitutives des membres : anesthésies et paralysies localisées. Joignez-y les atrophies musculaires, les lésions diverses des jointures, les douleurs superficielles ou profondes dans la masse des chairs, les névralgies, les spasmes limités à un muscle, à quelque groupe de muscles, etc.; et nous comprenons, bien entendu, dans cette énumération, toutes les affections de l'épaule, du cou, des parties extérieures de la tête et du tronc, des hanches, de la colonne vertébrale même en tant qu'appareil locomoteur. Or, la médecine thermale, dans son expression la plus simple et comme méthode uniforme de traitement, convient très bien à l'ensemble de ces maladies. Il est inutile de rechercher ici des distinctions basées sur des différences chimiques. Il s'agit, en effet, de faire pénétrer, non point de l'eau ou des principes minéralisateurs, dans la profondeur des parties, mais la chaleur ; et d'ajouter à l'excitation que cet agent est capable de produire l'excitation que le poids de l'eau, ou naturel, ou accru par une projection plus ou moins forte, est susceptible de provoquer. Le poids de l'eau dormante, dans la piscine, se rapproche de ce dernier moyen d'excitation ; et c'est pourquoi, dans les arthroses, on préfère ce bain, où d'ailleurs le malade, en s'agitant, peut encore recevoir les éclats de l'eau, au bain de baignoire. Notez aussi l'action de l'eau courante dans la baignoire, de l'eau dans laquelle du gaz se dégage au contact du corps et roule sur la peau, comme rentrant dans l'ordre des moyens que représentent, d'une façon éminente, le bain de piscine et la douche.

C'est aussi dans le traitement des arthroses que les agents médicateurs accessoires, tirés des eaux, sont particulièrement applicables : étuves, bains et douches de gaz acide carbonique, eaux mères, bains et applications de boues hydro-minérales, et encore l'emploi du massage, soit isolé, soit pratiqué sous la douche même.

Toutes les stations thermales bien agencées et pourvues des moyens accessoires dont nous venons de parler sont capables de traiter efficacement les arthroses. Cependant, nous ne devons point laisser ignorer que, d'après les idées courantes, les arthroses qui s'accompagnent d'une décharge habituelle d'acide urique par les urines et qui sont liées à la couperose, à des éruptions fugaces ortiées, etc., doivent être plus spécialement soumises à l'action externe et interne des eaux gazeuses alcalines. Voyez, ci-après, l'article des maladies goutteuses. Voyez aussi la scrofule.

Maladies goutteuses. — Voyez ce que nous en avons dit à l'article de Vichy. Il est bien entendu que nous donnons le nom de goutte (1) à la dyspepsie duodénale spéciale uratique, et celui de maladies goutteuses à l'ensemble des états morbides, tant aigus que chroniques, tant essentiels que symptomatiques, qui représentent dans leur évolution le symptôme commun donné par la formation en excès, absolue ou relative, de l'acide urique. Cette formation, devenue pathologique, est un vice de la digestion qui altère les humeurs ; par conséquent, c'est un désordre de la fermentation spécifique vitale qui constitue ce que nous appelons nutrition. Nous définissons ce désordre par le phénomène, sans doute, le plus apparent ; mais nous sommes persuadé que ses manifestations sont plus étendues que ne semble le dire la seule apparition en excès de l'acide urique. En tout cas, le vice de la digestion qui donne une tournure acide aux humeurs ne va pas sans une certaine affection de la sensibilité et de l'irritabilité de l'appareil duodénal, qui doit fréquemment se reproduire sympathiquement dans les diverses parties de l'organisme.

(1) Nous aurions voulu supprimer ce mot dont l'origine est absurde : mais il est tellement répandu, si profondément fixé dans l'esprit du public et les têtes médicales, que nous avons reculé : le philosophe doit savoir aussi se soumettre à l'opinion. Le mot goutte représente, dans notre langage, une expression générique, comme celui d'arthritis ; mais c'est au point de vue séméiologique et non pas organo-pathologique que nous voulons le définir. C'est une expression qui prend rang, pour nous, à côté de celles de fièvre, d'hydropisie, d'inflammation, de dyspepsie, etc. Il y aura donc des maladies goutteuses, comme il y a des maladies fébriles, inflammatoires, dyspeptiques, convulsives. Et, de même que, dans ces maladies, c'est le symptôme commun, fièvre, indigestion, œdème, convulsion qui sert à constituer le genre ; de même en sera-t-il ainsi dans les maladies goutteuses. Or le symptôme commun ou générique des maladies goutteuses est la production, en excès, relative ou absolue, de l'acide urique, par exemple ; et, dans notre manière de voir les faits, qui est diamétralement opposée à la théorie classique, ce n'est point cet excès qui engendre des maladies, mais ce sont ces maladies mêmes, que nous appelons goutteuses, qui le provoquent.

A côté de Vichy, de Carlsbad, des eaux gazeuses en général et des alcalines en particulier, de Contrexéville, etc., nous rappellerons que toutes les eaux minérales lithinées ont été proposées pour le traitement des maladies goutteuses, comme aidant singulièrement, à titre de dissolvant chimique, analogue à la soude, à la prompte et facile dissolution et élimination de l'acide urique : ainsi La Bourboule, Royat, Bourbonne.

Diabète. — Voyez ce que nous en avons dit à l'article de Vichy. On vante, en outre, contre cette affection, l'ensemble des eaux gazeuses, et des eaux martiales ; et plus particulièrement les arsenicales alcalines.

Herpétisme. — Expression générique qui représente la coïncidence ou l'alternance possible de certaines dartres, des eczémateuses et des ortiées en particulier, avec des manifestations fluxionnaires viscérales, se portant plus spécialement sur les muqueuses, et qui surviennent à l'état nerveux constitutionnel, chez des sujets de complexion sèche. On admet que les eaux minérales salines simples, les muco-sulfurées ou sulfureuses douces, chargées de barégine, enfin les arsenicales, sont des remèdes comme spécifiques de cet état. Nous devons observer que les migraines, les difficultés de respiration et les désordres gastriques, qui surviennent parfois aux dermatoses superficielles, suintantes ou desquamatives, ou simplement érythémateuses, peuvent être sous la dépendance de quelque lésion des reins provoquant de l'anurie.

Lithiase. — Nous rassemblons sous ce titre générique toutes les maladies lithiques, ainsi que la colique hépatique et cœliaque, la colique néphrétique et les coliques iliaques qui dépendent des calculs. La formation de pierres s'observe principalement dans les conduits excréteurs du foie, des reins et dans l'intestin (matières fécales durcies, accumulation de ces matières, entérolithes, constipation habituelle opiniâtre). La théorie de la lithiase est celle-ci : il existe, sans doute, des modifications dans la composition des humeurs et des matières qui vont former l'élément des pierres ; mais la persistance du dépôt, son accroissement, son accumulation, comme nous avons eu l'occasion de le dire à l'article de Vichy, sont l'effet direct de l'insensibilité relative de la muqueuse, dont la conséquence est le défaut d'irritabilité des plans musculaires et la sécheresse de la surface interne des conduits.

Les eaux minérales de tout genre guérissent admirablement la lithiase et les désordres, douleurs ou autres, qu'elle produit. Les eaux salines fortes, les chlorurées, les sulfatées sodiques et magnésiennes, remédient à l'intestinale. Toutes les eaux minérales douces, légères, chaudes ou froides, la Preste,

Evian, Contrexéville surtout, ainsi que les salines simples, bues en quantité suffisante, sont d'excellents remèdes de la lithiase urinaire. Les gazeuses, particulièrement les gazeuses alcalines, conviennent principalement à la biliaire. Vichy est le grand remède de cette dernière lithiase, et aussi de la gravelle urinaire, surtout uratique. Contrexéville appelle toutes les gravelles urinaires, et son effet y est vraiment remarquable. On peut citer encore, comme pouvant être de quelque utilité dans ces gravelles urinaires, les eaux de Capvern, de Siradan, de Pougues, de Vittel, d'Aulus, et de toutes les gazeuses calciques carbonatées. Voyez à l'article maladies goutteuses. Quant à la lithiase biliaire, Carlsbad peut très bien la dissiper, et dans les mêmes conditions qu'à Vichy, mais pas mieux.

VI. — DES MALADIES AIGUËS.

Une expérience immémoriale et l'observation vulgaire ont mis hors de doute la vertu curative des eaux minérales, et démontré qu'elles étaient particulièrement applicables au traitement des maladies lentes ou chroniques, susceptibles de résolution. Ce n'est pas qu'on ne puisse faire usage de ces eaux dans les maladies aiguës, comme nous l'avons déjà dit et constamment enseigné, puisque l'eau douce ou commune, qui est à sa façon une eau minérale, s'y trouve d'une si grande utilité. Rien ne serait plus aisé, en effet, que de démontrer leur intervention salutaire dans bien des cas de ces maladies. Ainsi, nous pourrions citer en exemple l'emploi, dans ces maladies, de la plupart des eaux gazeuses carboniques à titre de boisson rafraîchissante et diurétique, antiseptique même : l'action bienfaisante, pour y maintenir le bon état de l'intestin, des effets laxatifs des eaux sulfatées sodiques et magnésiennes ; l'usage des eaux alcalines et des calcaires bicarbonatées, pour aider le lait à passer, dans les fièvres et les inflammations gastro-intestinales aiguës, etc. On pourrait démontrer encore, combien serait utile la boisson des eaux minérales sulfureuses, ou alcalines, tièdes et chaudes, pour forcer la diaphorèse et favoriser l'expectoration, dans les phlegmasies bronchiques et pulmonaires, si nous nous trouvions en état, loin des sources, d'en faire couramment usage.

Mais de telles applications, dont il nous a été donné d'apprécier l'utilité, sont généralement impossibles, par l'effet de la distance ; et, de plus, elles sont rendues superflues par l'emploi de l'eau ordinaire et l'usage des remèdes tirés de la pharmacie. Enfin, la raison majeure qui fait que les eaux minérales, en général, n'entretiennent point de rapport régulier avec les maladies aiguës, est que leur action fondamentale sur la digestion et l'absorption des matières alimentaires n'y saurait trouver d'application, si ce n'est dans la convalescence, et encore dans celle qui se prolonge et qui devient, par sa durée même, la cause de la persistance des reliquats de l'évolution pathologique.

Convalescence. — Le traitement de la convalescence, c'est-à-dire de la faiblesse des forces agissantes et des radicales, qui est la suite de la maladie et de l'action immédiate de ses causes occasionnelles sur la matière vivante, est le trait d'union de la cure des maladies par l'eau commune et par les eaux minérales : la première, moyen essentiellement apéritif, étant d'autant plus indiquée que l'affection rétrograde vers l'état aigu : les secondes, forçant à la fois les fonctions d'absorption et d'excrétion, que l'état morbide s'affaiblit, se prolonge et passe à l'état chronique. Toutes les eaux minérales, les sulfureuses, les gazeuses, les ferrugineuses, aussi bien que les salines, peuvent être appliquées utilement à cette cure : la reconstitution de l'état naturel du système des forces étant, en effet, au nombre des actions universelles et communes de ce genre d'eaux terrestres.

La convalescence imparfaite et qui se prolonge fait persister les reliquats des maladies aiguës, qui se maintiennent et constituent des états chroniques dont la fréquence est extrême. Les désordres ainsi formés reconnaissent généralement, pour cause de leur persistance, l'insuffisance d'action du système des organes d'absorption et d'excrétion, ou encore l'imperfection et le défaut de rétablissement de la calorification ; et se rapportent, pour la plupart, à des affections aiguës de nature catarrhale et rhumatismale.

Maladies catarrhales. — Commençons par les cas les plus opposés. Dans le catarrhe des organes digestifs, les eaux gazeuses ; dans le catarrhe des organes pulmonaires, toutes les eaux chaudes, principalement celles qui se boivent et, pour les établissements thermaux, tous ceux où l'on fait respirer du gaz extrait des eaux, de l'air atmosphérique chargé de matières hydrominérales et des brouillards médicamentaires.

Considérons maintenant quelques cas intermédiaires. Affection catarrhale pulmonaire modérée où dominent des désordres abdominaux persistants : anorexie, constipation, anurie : les eaux gazeuses, martiales, les muriatiques légères, surtout gazeuses. Affection catarrhale gastrique avec nuance de catarrhe des bronches : mêmes eaux que dans le cas précédent, Ems et les eaux analogues, Vichy au besoin. Mais si l'affection catarrhale pulmonaire prend le dessus, usez, même avec de l'anorexie, des eaux sulfurées.

Les affections catarrhales combinées avec les rhumatismales se traitent, en général, comme ces dernières. Le Mont-Dore convient très bien à ces cas.

Voyez pour le complément de cet article, ce que nous avons dit de la phtisie pulmonaire, au chapitre des maladies symptomatiques.

Maladies rhumatismales. — Toute eau minérale chaude quelconque, dont on peut faire varier la température, qu'on peut, d'ailleurs, administrer extérieurement, de manière à développer des effets plus ou moins stimulants, est applicable à la curation des rhumatismes, ou arthritiques, ou viscéraux, ou constituant des névroses rhumatismales. Vous adresserez les malades aux stations de voisinage : c'est la règle ; et, comme exception, suivant le degré et l'état même des symptômes, douloureux, paralytiques, convulsifs, aux stations, ou plus, ou moins éloignées.

Quant au choix des eaux, d'une façon générale, nous conseillerons ceci : eaux d'autant plus légères, douces, tempérées, que le rhumatisme est plus mobile, plus irritant ; d'autant plus lourdes, plus fortes et plus chaudes que le rhumatisme est plus fixe et s'accompagne d'une impuissance motrice plus grande, d'atrophie musculaire et d'embarras des jointures.

A un point de vue plus particulier, dans les névroses rhumatismales, eaux légères, douces, tempérées ; les eaux gazeuses en bains, s'il s'agit de rhumatisme à centralisation rachidienne, causant de la paraplégie simple, avec incoordination des mouvements, avec douleurs névralgiques. Dans les arthroses rhumatismales bien localisées sur les parties articulaires, eaux et douches fortes, muriatiques ou sulfurées, boues hydrominérales comme celles de Barbotan. Mêmes eaux, s'il y a tendance vers la formation d'une tumeur blanche.

Plus spécialement encore, et pour descendre jusqu'au détail, la sciatique rhumatique se traite surtout à Aix en Savoie, à Lamalou, à Royat, à Barèges, à Plombières, à Moligt, à Gastein, à Wildbad, à Téplitz, etc.; le rhumatisme viscéral et principalement abdominal à Plombières ; la fausse ankylose et les rétractions à Bourbonne, à Barbotan ; le rhumatisme qui finit par se confondre avec l'état nerveux constitutionnel à Néris, à Saint-Sauveur, à Ragatz ; celui qui prend une allure d'état anémique, chlorotique, à Royat, etc. Mais à quoi bon pousser plus loin ces nuances d'indications qui obstruent la science hydrologique ? Vous n'avez qu'une chose à retenir : c'est que toute eau minérale chaude, agencée convenablement, dans un établissement suffisamment aménagé, suffit à remplir toutes ces indications. Reportez-vous donc, pour le rhumatisme, à la partie descriptive de ce traité.

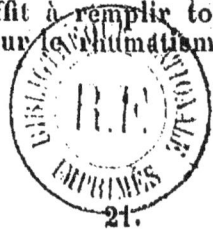

21.

INDEX ALPHABÉTIQUE

ITINÉRAIRES

Les livrets des chemins de fer sont, aujourd'hui, si répandus, et d'ailleurs la forme des voyages varie maintenant avec tant de facilité, qu'il ne nous a pas paru nécessaire de reproduire les anciens itinéraires en tête de chaque station, et d'en donner de nouveaux. Et, de même, nous avons supprimé la carte des eaux minérales, qui ne présentait plus aucun intérêt, étant donné le développement actuel des connaissances géographiques. Cependant, nous avons cru devoir établir sommairement la correspondance de nos grandes lignes ferrées avec les régions hydrominérales, soit françaises, soit étrangères, que nous avons admises dans ce traité. Nous y joignons un aperçu de diverses manières de se rendre aux stations thermales et hivernales, aux bains de mer, etc. ; et ce dernier exemple nous a été fourni gracieusement par la Compagnie des Chemins de fer d'Orléans, que l'on trouve toujours à la tête de tous les progrès. (Voy. à la fin du volume.)

FRANCE

Région des Pyrénées. — Chemins de fer d'Orléans et du Midi.

Région de la Méditerranée. Les Cévennes et le Rhône. Chemins de fer d'Orléans, du Midi, de Lyon.

Région du Centre. — Chemin de fer d'Orléans ; Chemin de fer de Lyon par le Bourbonnais.

Région de l'Est. — Chemins de fer de l'Est et de Lyon.

Région des Alpes. — Chemin de fer de Lyon.

Régions du Nord. — Chemins de fer du Nord, de l'Ouest, d'Orléans.

ÉTRANGER

Suisse. — Chemins de fer de Lyon et de l'Est.

Belgique. — Chemin de fer du Nord.

Prusse Rhénane. — Chemins de fer du Nord et de l'Est.

Bords du Rhin. — Chemins de fer du Nord et de l'Est.

Taunus, Duché de Nassau, etc. — Chemins de fer du Nord et de l'Est.

Wurtemberg, Bavière, Saxe-Meiningen. — Chemin de fer de l'Est.

Bohême. — Chemin de fer de l'Est.

Autriche-Hongrie. — Chemin de fer de l'Est.

Italie. — Chemin de fer de Lyon.

TABLE DES MATIÈRES

9596-95. — CORBEIL. Imprimerie ÉD. CRÉTÉ.

Glycérophosphates

Phosphate Vital

de JACQUEMAIRE

La préparation **INDUSTRIELLE** des **Glycérophosphates** de **Chaux** et de **Soude** a été réalisée par L. JACQUEMAIRE en 1893, et ses produits ont été les premiers expérimentés dans les hôpitaux de Paris.

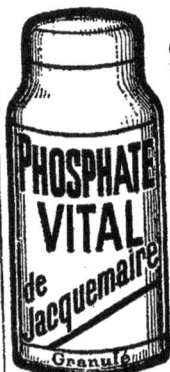

Phosphate Vital

injectable

de Jacquemaire

A base de CHAUX, SOUDE ou FER.
En Boîtes de 10 Tubes.

CES MÊMES SUBSTANCES EXISTENT SOUS LA FORME SIRUPEUSE

Prière à MM. les Docteurs de prescrire sous les désignations suivantes :
Phosphate vital de Chaux, de Soude ou de Fer

A base de CHAUX, SOUDE ou FER.

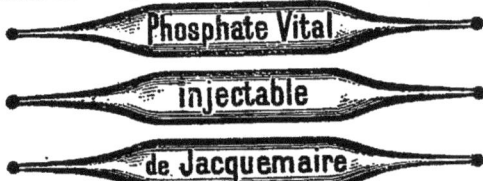

PHOSPHATE VITAL de Jacquemaire

Granulé

A base de CHAUX, SOUDE ou FER.

PHOSPHATE VITAL de Jacquemaire

Solution Gazeuse

A base de CHAUX SOUDE ou FER.

L. JACQUEMAIRE, Pharmacien de 1re classe, à Villefranche (Rhône)

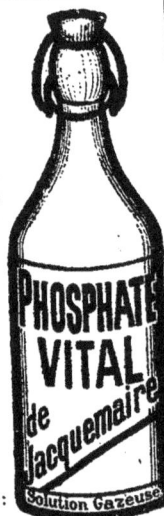

BAGNÈRES-DE-LUCHON

HAUTE-GARONNE (PYRÉNÉES)

Hôtel de LUCHON & du CASINO

Le seul avec Ascenseur

Annexes } **Villa Raphaël**, avec ses jardins, et la **Laiterie**
de l'hôtel : } **et Chalets de la Pique.**

Situés dans un Parc d'une étendue de six hectares

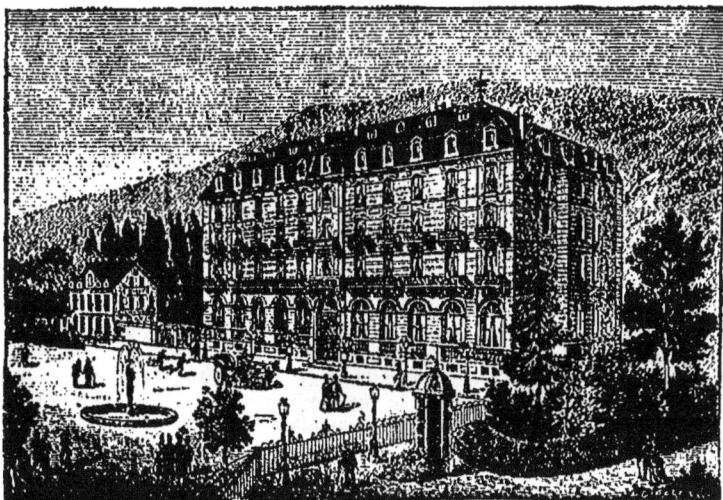

Voitures, chevaux et guides pour la montagne.

Omnibus à tous les trains avec interprète.

Ce nouvel Établissement, magnifiquement situé dans le plus beau quartier de la ville, à l'entrée d'une des principales portes du Casino, en face le Théâtre, est construit à l'instar des plus beaux hôtels modèles, et offre tout le confort recherché par la haute société. L'emplacement de l'hôtel, au **centre de la vallée de Luchon, est exceptionnellement hygiénique** et a l'avantage de ne pas avoir de **moustiques.** Un ASCENSEUR PERFECTIONNÉ (**système Heurtebise**) dessert tous les étages. Grands et petits appartements. Salons de lecture, de famille et de réception, Fumoir, Bar-room, Terrasse. Restaurant à la carte et à prix fixe, et une splendide Table d'hôte. Prix modérés. Arrangements pour long séjour.

Cuisine et Cave de tout premier ordre.

Adresse télégraphique : Hôtel Casino Luchon.

Adresse postale : AU DIRECTEUR.

BAINS de MER de l'OCÉAN

BILLETS D'ALLER ET RETOUR A PRIX RÉDUITS
VALABLES PENDANT 33 JOURS

Du **1er Mai** au **31 Octobre**, il est délivré des *Billets Aller et Retour* de toutes classes, par toutes les gares du réseau pour les stations balnéaires ci-après :

Saint-Nazaire.
Pornichet (Sté-Marguerite).
Escoublac-la-Baule.
Le Pouliguen.
Batz.
Le Croisic.
Guérande.

Vannes (Port-Navalo, St-Gildas-de-Ruiz).
Plouharnel-Carnac.
Saint-Pierre-Quiberon.
Quiberon (Belle-Isle-en-Mer).
Lorient (Port-Louis, Larmor).
Quimperlé (Pouldu).

Concarneau (Beg-Meil, Fouesnant).
Quimper (Benodet).
Pont-l'Abbé (Langoz, Loctudy).
Douarnenez.
Châteaulin (Pentrey, Crozon, Morgat).

Voyage d'excursion aux Plages de la Bretagne

Du **1er Mai** au **31 Octobre**, il est délivré des *Billets de Voyages et d'excursion* aux plages de la Bretagne, à prix réduits et comportant le parcours ci-après :

Le Croisic — Guérande — Saint-Nazaire — Savenay — Questembert — Ploërmel — Vannes — Auray — Pontivy — Quiberon — Lorient — Quimperlé — Rosporden — Concarneau — Quimper — Douarnenez — Pont-l'Abbé, Châteaulin.

ALLER ET RETOUR

PRIX DES BILLETS : 1re classe, **45 fr.** — 2e classe, **36 fr.**

DURÉE DE VALIDITÉ : 30 JOURS

Il est délivré des Billets complémentaires du Voyage d'excursion aux **Plages de Bretagne**, réduits de 40 0/0, sous condition d'un parcours minimum de 150 kilom. Ces billets sont délivrés de toute station du réseau d'Orléans et séparément : le premier, pour aller rejoindre le voyage d'excursion ; le second, s'il y a lieu, pour quitter le voyage d'excursion et permettant de se rendre à un point quelconque du réseau d'Orléans.

Excursions en Touraine, aux Châteaux des Bords de la Loire

ET AUX STATIONS BALNÉAIRES
De la ligne de St-NAZAIRE au CROISIC et à GUÉRANDE

BILLETS DÉLIVRÉS TOUTE L'ANNÉE

1er ITINÉRAIRE	2me ITINÉRAIRE
Durée : 30 jours.	Durée : 15 jours.
PRIX DES BILLETS :	
1re classe, **86 fr.** ; 2e classe, **63 fr.**	PRIX DES BILLETS :
Paris, Orléans, Blois, Amboise, Tours, Chenonceaux et retour à Tours, Loches et retour à Tours, Langeais, Saumur, Angers, Nantes, St-Nazaire, Le Croisic, Guérande et retour à Paris *via* Blois ou Vendôme ou par Angers *et* Chartres, *sans arrêt sur le réseau de l'Ouest.*	1re classe, **54 fr.** ; 2e classe, **41 fr.** Paris, Orléans, Blois, Amboise, Tours, Chenonceaux, et retour à Tours, Loches, et retour à Tours, Langeais et retour à Paris, *via* Blois ou Vendôme.

BILLETS DE PARCOURS SUPPLÉMENTAIRES A PRIX RÉDUITS

Il est délivré à toutes les gares du réseau des Billets Aller et Retour à prix réduits, pour aller rejoindre les itinéraires ci-dessus, ainsi que de tout point de ces itinéraires pour s'en éloigner.

22

CHEMIN DE FER DE PARIS A ORLÉANS

SAISON THERMALE (LE MONT-DORE / LA BOURBOULE)

Pendant la saison thermale (de Juin à Septembre), la *Compagnie d'Orléans* organise chaque année un double service direct de jour et de nuit, qui circule entre **Paris** et la gare de **Laqueuille**, par **Vierzon, Montluçon** et **Eygurande**, pour desservir, par la voie la plus directe et le trajet le plus rapide, les stations thermales du **Mont-Dore** et de **La Bourboule**.

Ces trains comprennent des voitures de toutes classes et, habituellement, des wagons à lits-toilette, au départ de **Paris** et de **Laqueuille**.

La durée totale du trajet, y compris le parcours de terre entre la gare de **Laqueuille** et les stations thermales du **Mont-Dore** et de **La Bourboule**, est de 11 heures à l'aller et au retour.

Prix des places, y compris le trajet dans le service de correspondance de **Laqueuille** au **Mont-Dore** et à **La Bourboule**, et *vice-versâ* :

1re Classe, **53 fr. 90** ; — 2e Classe, **36 fr. 85** ; — 3e Classe, **23 fr. 75**

BILLETS D'ALLER ET RETOUR DE FAMILLE
POUR LES STATIONS THERMALES DE

Chamblet-Néris (**Néris**), **Evaux-les-Bains** ; *Moulins* (**Bourbon-l'Archambault** ; *Laqueuille* (**La Bourboule et le Mont-Dore**) ; *Rocamadour* (**Miers**), **Vic-sur-Cère**

Réduction de 50 0/0 pour chaque membre de la famille en plus du deuxième.

Ces billets sont délivrés du **15 Mai** au **15 Septembre**, dans toutes les gares du réseau d'Orléans, sous condition d'effectuer un parcours minimum de 300 kilomètres (aller et retour compris).

Durée de validité : **30 jours**, non compris le jour du départ.

EXCURSIONS en AUVERGNE et dans le LIMOUSIN
Avec arrêt facultatif à toutes les gares du parcours.

La Compagnie d'Orléans délivre, du 1er **Juin** au 30 **Septembre**, des billets d'**EXCURSION EN AUVERGNE** et dans le **LIMOUSIN**, valables pendant 30 jours, au départ des gares dénommées ci-dessous, ainsi qu'aux gares et stations intermédiaires, aux prix réduits ci-après et comportant les itinéraires A, B et C, déterminés comme suit :

ITINÉRAIRE A

L'itinéraire A comprend :

1o Le parcours circulaire ci-après défini :
Vierzon, Bourges, Montluçon, Chamblet-Néris (Bains de Néris), **Evaux** (Bains d'Evaux), **Eygurande, Laqueuille** (Bains du Mont-Dore et de la Bourboule), **Royat** (Bains de Royat), **Clermont-Ferrand, Largnac, Ussel, Limoges** (par **Tulle, Brive** et **Saint-Yrieix**, ou par **Eymoutiers**), **Vierzon** ;

2o Le parcours, aller et retour, entre le point de départ et le point de contact avec le circuit ci-dessus.

Le point de contact avec le circuit est **Vierzon** pour les points de départ **Paris, Orléans, Blois, Tours, Le Mans, Angers** et **Nantes** ; **Saint-Sulpice-Laurière**, pour le point de départ **Poitiers** ; **Limoges-Bénédictins** pour le point de départ **Angoulême** ; **Brive** pour les points de départ **Périgueux, Bordeaux, Agen, Montauban, Toulouse.**

ITINÉRAIRE B

L'itinéraire B comprend :

1o Le parcours aller et retour du point de départ à **Vierzon** ;

2o Le parcours circulaire ci-après défini :
Vierzon, Bourges, Montluçon, Chamblet-Néris (Bains de Néris), **Evaux** (Bains d'Evaux), **Eygurande, Laqueuille** (Bains de la Bourboule et du Mont-Dore), **Royat** (Bains de Royat), **Clermont-Ferrand, Largnac, Vic-sur-Cère, Arvant, Figeac, Rodez, Decazeville, Rocamadour, Brive, Limoges** (par **Saint-Yrieix** ou par **Uzerche**), **Vierzon.**

ITINÉRAIRE C

L'itinéraire C comprend :

1o Le parcours circulaire ci-après défini :
Limoges-Bénédictins, Meymac, Eygurande, Laqueuille (Bains de la Bourboule et du Mont-Dore), **Royat** (Bains de Royat), **Clermont-Ferrand, Largnac, Vic-sur-Cère, Arvant, Figeac, Rodez, Decazeville, Rocamadour, Brive, Limoges** (par **Saint-Yrieix** ou par **Uzerche**) ;

2o Le parcours aller et retour entre le point de départ et le point de contact avec le circuit ci-dessus.

Le point de contact avec le circuit ci-dessus est **Limoges-Bénédictins**, pour les points de départ **Poitiers** et **Angoulême** ; **Brive**, pour les points de départ **Bordeaux** et **Périgueux** ; **Capdenac**, pour les points de départ **Agen, Montauban** et **Toulouse.**

PRIX DES BILLETS

GARES DE DÉPART	Itinéraire A		Itinéraire B		Itinéraire C	
	1e Cl.	2e Cl.	1e Cl.	2e Cl.	1e Cl.	2e Cl.
	fr. c.	fr. c.	fr. c.	fr. c.	fr. c.	fr. c.
PARIS......	98 »	73 »	120 »	90 »	» »	» »
ORLEANS....	86 »	64 »	108 »	81 »	» »	» »
BLOIS......	86 »	64 »	108 »	81 »	» »	» »
TOURS......	91 »	68 »	113 »	85 »	» »	» »
LE MANS....	103 »	77 »	125 »	94 »	» »	» »
ANGERS.....	103 »	77 »	123 »	94 »	» »	» »
NANTES.....	113 »	87 »	133 »	104 »	» »	» »
POITIERS...	91 »	68 »	» »	» »	91 »	68 »
ANGOULEME..	91 »	68 »	» »	» »	86 »	64 »
PERIGUEUX..	80 »	64 »	» »	» »	81 »	60 »
BORDEAUX...	86 »	73 »	» »	» »	98 »	73 »
AGEN.......	98 »	73 »	» »	» »	91 »	68 »
MONTAUBAN..	98 »	73 »	» »	» »	86 »	64 »
TOULOUSE...	103 »	73 »	» »	» »	91 »	68 »

AVIS ESSENTIEL. — *Les prix ci-dessus ne comprennent pas les parcours de terre dans les services de correspondance avec le Chemin de fer.*

BILLETS DE PARCOURS SUPPLÉMENTAIRES A PRIX RÉDUITS

CHEMIN DE FER DE PARIS A ORLÉANS

BILLETS D'ALLER ET RETOUR
à prix réduits
Pour ROYAT et LAQUEUILLE

Pendant la Saison thermale, du 1er Juin au 30 Septembre, la Cie d'Orléans délivre, à toutes les gares de son réseau : 1° pour la station de **Laqueuille** desservant les stations thermales du **Mont-Dore** et de **La Bourboule** ; 2° pour la station de **Royat**, des billets aller et retour réduits de 25 % en 1re classe et de 20 % en 2e et 3e classes sur le double des prix des billets simples.

Durée de validité : **10 jours**, non compris les jours de départ et d'arrivée.

BILLETS DE FAMILLE
POUR LES
STATIONS THERMALES, HIVERNALES ET BALNÉAIRES
des Pyrénées et des Bords du Golfe de Gascogne

Des Billets de famille de 1re, 2e et 3e classe, comportant une réduction de 20 à 40 %, suivant le nombre des personnes, sont délivrés toute l'année, à toutes les gares du réseau d'Orléans pour les stations thermales, hivernales et balnéaires du Midi, sous condition d'effectuer un parcours minimum de 300 kil. (aller et retour compris) :

Alet, Arcachon, Argelès-Gazost, Ax-les-Thermes, Bagnères-de-Bigorre, Bagnères-de-Luchon, Balaruc-les-Bains, Banyuls-sur-Mer, Biarritz, Boulou-Perthus (le), Cambo-Ville, Capvern, Céret (Amélie-les-Bains, La Preste, etc.), Couiza-Montazels, Dax, Guéthary (*halte*), Hendaye, Laluque (Préchacq-les-Bains), Lamalou-les-Bains, Lannemezan (Cadéac, Vielle-Aure), Larung (Les Eaux-Bonnes, Les Eaux-Chaudes), Oloron-Sainte-Marie (Saint-Christau), Pau, Pierrefitte-Nestalas (Barèges, Cauterets, Luz, Saint-Sauveur), Prades (Le Vernet et Molitg), Quillan (Ginoles, Carcanières, Escouloubre, Usson-les-Bains), Saint-Girons (Aulus), Saint-Jean-de-Luz, Saint-Flour (Chaudes-Aigues), Salies-de-Béarn, Salies-du-Salat et Ussat-les-Bains.

Durée de validité : **33 jours**, non compris les jours de départ et d'arrivée.

EXCURSIONS
Dans le Centre de la France, les Pyrénées
ET SUR LES BORDS DU GOLFE DE GASCOGNE

Des billets d'excursion à prix réduits, permettant de visiter le Centre de la France, les Pyrénées et les bords du Golfe de Gascogne, sont délivrés toute l'année.

Ces Billets donnent droit aux parcours ci-après, savoir :

1er ITINÉRAIRE. — Paris, Bordeaux, Arcachon, Mont-de-Marsan, Tarbes, Bagnères-de-Bigorre, Montréjeau, Bagnères-de-Luchon, Pierrefitte, Pau, Bayonne, Bordeaux, Paris.

2e ITINÉRAIRE. — Paris, Bordeaux, Arcachon, Mont-de-Marsan, Tarbes, Pierrefitte, Bagnères-de-Bigorre, Montréjeau, Bagnères-de-Luchon, Toulouse, Paris.

3e ITINÉRAIRE. — Paris, Bordeaux, Arcachon, Dax, Bayonne, Pau, Pierrefitte, Bagnères-de-Bigorre, Montréjeau, Bagnères-de-Luchon, Toulouse, Paris.

1re classe, **163 fr. 50** ; 2e classe, **122 fr. 50.** Durée : **30** jours.

Billets de parcours supplémentaires à prix réduits.

EXCURSIONS

AUX

STATIONS THERMALES, HIVERNALES ET BALNÉAIRES

des Pyrénées et des Bords du Golfe de Gascogne

Des Billets d'aller et retour, avec réduction de 25 % en 1re classe et de 20 % en 2e et 3e classes sur les prix calculés au Tarif général d'après l'itinéraire effectivement suivi, sont délivrés toute l'année, à toutes les stations du Réseau d'Orléans, pour les stations thermales, hivernales et balnéaires ci-après du réseau du Midi :

Alet, Arcachon, Argelès-Gazost, Ax-les-Thermes, Bagnères-de-Bigorre, Bagnères-de-Luchon, Balaruc-les-Bains, Banyuls-sur-Mer, Biarritz, Boulou-Perthus (le), Cambo-Ville, Capvern, Céret (Amélie-les-Bains, La Preste, etc.), **Couiza-Montazels, Dax, Guéthary** (*halte*) **Hendaye, Laluque** (Préchacq-les-Bains), **Lamalou-les-Bains, Lannemezan** (Cadéac, Vieille-Aure), **Laruns** (Les Eaux-Bonnes, Les Eaux-Chaudes), **Oloron-Sainte-Marie** (Saint-Christau), **Pau, Pierrefitte-Nestalas** (Barèges, Cauterets, Luz, Saint-Sauveur), **Prades** (Le Vernet et Molitg), **Quillan** (Ginoles, Carcanières, Escouloubre, Usson-les-Bains), **Saint-Girons** (Aulus), **Saint-Jean-de-Luz, Saint-Flour** (Chaudes-Aigues), **Salies-de-Béarn, Salies-du-Salat** et **Ussat-les-Bains**.

Durée de validité : **25 jours** non compris les jours de départ et d'arrivée.

BILLETS D'ALLER ET RETOUR DE TOUTES CLASSES

à destination de LOURDES

La Compagnie d'Orléans délivre dans toutes ses gares des Billets d'aller et retour de toutes classes à destination de LOURDES, à prix réduits et avec une durée de validité suivant la longueur des parcours.

Ces Billets sont délivrés par l'itinéraire le plus court. Toutefois, les voyageurs peuvent à leur gré choisir, soit pour l'aller, soit pour le retour, un autre itinéraire abrégeant la durée du voyage. Dans ce cas, les Billets sont établis d'après les parcours choisis.

A l'aller comme au retour, le voyageur a droit à un arrêt en route lorsque la gare de départ est située à 400 kilomètres au moins de LOURDES. Si la station de départ est située à 700 kilomètres au moins de LOURDES, le porteur du Billet a droit à deux arrêts dans chaque sens du parcours.

Au départ de Paris, la réduction est de 40 % en 1re classe, de 35 % en 2e classe et de 30 % en 3e classe, et la durée de validité des Billets est de 8 jours à 10 jours suivant l'itinéraire, non compris le jour de départ. Exceptionnellement le coupon de retour est valable dans les trains arrivant à destination le lendemain de l'expiration du délai ci-dessus fixé, pourvu que le départ du voyageur ait lieu dans ce délai.

PROLONGATION DE DURÉE DE VALIDITÉ DES BILLETS

La durée de validité de la plupart des Billets ci-dessus peut être prolongée moyennant supplément.

Pour plus amples renseignements, s'adresser : à Paris, à la Gare d'Orléans (quai d'Austerlitz) et dans les Bureaux-succursales, ainsi qu'à toutes les Gares et stations du réseau.

Les billets doivent être demandés à l'avance

Envoi franco de Prospectus détaillés et de Livrets de voyages circulaires, etc., sur demande.

Adresser les demandes à l'Administration centrale, 1, place Valhubert, Paris.

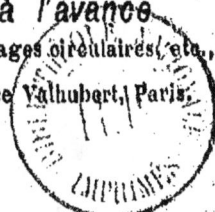

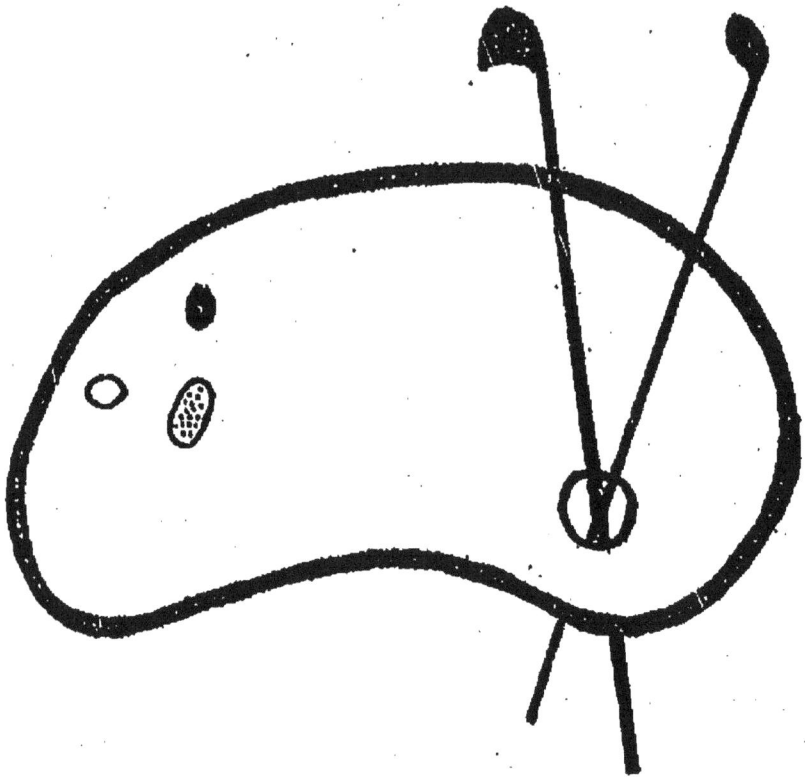

ORIGINAL EN COULEUR
Nᴵ Z 43-120-8

www.ingramcontent.com/pod-product-compliance
Lightning Source LLC
Chambersburg PA
CBHW061005220326

41599CB00023B/3833